JN040672

改訂 応用栄養学実習書 第2版

—PDCAサイクルによる栄養ケア—

柳沢幸江・松井幾子

編著

岸　昌代
伊藤智子
佐久間理英
酒井治子
池谷真梨子
増野弥生
平岡真実
豊島裕子
加藤理津子
小池亜紀子

共著
（執筆順）

建帛社
KENPAKUSHA

はじめに

　応用栄養学は，栄養ケア・マネジメントの基本的な考え方を修得する管理栄養士の要となる専門分野である。その実習としての「応用栄養学実習」は，これらを理論から実践に展開する能力を修得する，まさに管理栄養士教育の実践的な基盤となる教科であり，授業では，各ライフステージ・ライフスタイルにおける栄養ケア・マネジメントの具体化を目指すものである。

　具体化とは，栄養ケア・マネジメントおよび食事摂取基準の基礎的な理解のもと，アセスメント事例から導く，P（計画）・D（実施）・C（評価・検証）・A（改善）の具体的な展開，さらに実際的な食事計画への展開である。本書は，これまでの食事計画中心の実習書から，栄養ケア・マネジメントに焦点をあて，PDCAサイクルを用いて管理栄養士がそれぞれの対象に対して実施するべき内容を整理した。

　今回，応用栄養学実習を担当している教員に執筆いただく上で，応用栄養学実習の授業での問題点・課題を議論する場を設け，それらを少しでも解決できるような教科書にすべく本書の方針を検討した。その結果，ライフステージごとに，そのステージ期の特性，アセスメントの要点，栄養ケア計画の要点，栄養目標量としての食事摂取基準，食品構成例を示すこととした。さらに個人または集団の事例に基づいた栄養ケアの実際を，アセスメント事例を具体的に提示し，問題点の抽出，栄養目標量の設定，1日の食事計画例を解説した。その後のPDCAサイクルの流れを学生が理解できるように，演習課題とするのではなく，事例を個別に解説した。

　このように，各ライフステージのPDCAサイクルの実際を，学生が手順を追って修得できるように構成したことが，本書の最大の特徴である。また，栄養ケア・プログラムにおいては，食事計画への展開を含むため，食事摂取基準・食品構成はもちろんのこと，献立および調理上の注意点も詳しく示したため，本書に従って食事計画の実習を行うことも可能である。

　完成した本書は，当初の目的が十分に果たせていない部分もあるが，利用いただく方々からのご批判，ご助言をもとに，今後さらに改めていき，管理栄養士・栄養士を目指し勉強する皆さんに，一層活用願えれば幸いである。

　最後に，本書を執筆するにあたって諸先輩方の多くの論文・教科書を参考とさせていただいた。巻末に御著書を記してお礼申し上げる。

2015年3月

編者　柳沢　幸江

松井　幾子

改訂第2版にあたって

　本書改訂版刊行後，2020年12月に『日本食品標準成分表2020年版（八訂)』が文部科学省より公表された。『日本食品標準成分表2020年版（八訂)』では，エネルギー値が組成成分値にエネルギー換算係数を乗じて算出する方法に見直されており，たんぱく質，脂質，炭水化物（エネルギー産生栄養素）の値も含め大きな変更があった。本書では，それらの値を反映して各食事計画例の栄養計算を新たな成分値にあらためた。

　また，2021年2月には，学校給食実施基準が改正され，同年3月には「妊娠前からはじめる妊産婦のための食生活指針」が厚生労働省より公表された。それらの改正・改定内容を反映させるとともに，その他，必要な統計の更新等も行い，「改訂第2版」とする。これまでにも増して，活用いただければ幸いである。

　　2022年2月

編者　柳沢　幸江

　　　松井　幾子

目　次

本書を学ぶにあたって：
PDCAサイクルによる栄養ケアプログラム

　本書では，「応用栄養学」で学んだ栄養ケア・マネジメントに基づいて，栄養ケアの実際について学んでいく。はじめに，PDCAサイクルによる栄養ケアについて，その実際の工程を説明する。

　栄養ケアプログラムとは，管理栄養士・栄養士がそれぞれの対象（個人・集団）に応じた，栄養マネジメントや食事改善をするにあたって必要となる，具体的な作業工程を示したものである。これらの栄養ケアプログラムの作成にあたって，まず，対象のスクリーニングとアセスメントが必要となる。これらは対象のライフステージや状況によって，的確な栄養ケアプログラムにつながる項目を設定し，得られた情報を評価する。

　以下，アセスメントに基づいたPDCAサイクルによる栄養ケア（プログラム）の概要を示す。

　P（Plan）：栄養ケア計画　⇒D（Do）：栄養ケア計画の実施　⇒C（Check）：栄養ケア計画の評価・検証　⇒A（Act）：栄養ケア計画の改善

（1）P（Plan）：栄養ケア計画
1）栄養ケア計画の作成の要点

　栄養ケア・マネジメントとは，各対象にとって良好な栄養状態（健康な状態）とはどのような状態か，何がそれを阻害する因子（問題点）なのかを検証（アセスメント）し，その改善のための方法を検討，実行することである。具体的にはスクリーニングとアセスメントから集めた情報を整理し，問題点を導く。その際，原因をとらえて意欲・行動・参加を妨げている要素を探る。そこから解決すべき課題を明らかにし妨げる要素を取り除き，解決策を見つけ出す。問題点の改善にあたっては，障害を取り除き能力を高める方法を，本人の希望に対しては，本人の目標をかなえる方法を，それぞれ具体的に考える。

2）問題点の抽出

　食事や栄養状態に関する問題は何か，どのような原因によって引き起こされているのか，結果的にどのようなアセスメントデータによって示されているのか，などを箇条書きで整理する。生活習慣や周囲の環境，意欲なども含めて考える。

3）栄養目標量の設定

　栄養アセスメントによる栄養診断と問題点を反映させた目標摂取量を設定する。基本的には食事摂取基準を活用する。

4）食生活の方針

　問題点や課題を解決するための具体的な食生活の方針を考える。まず優先順位の高い問題への対処方法を決めて，対象者の生活習慣などを考慮した上で，多職種協働による必要なサポート方法も含めて方針を立てる。

5）目標の設定

目標の設定では，対象者が具体的に実行可能な目標を設定すること，栄養状態の改善によって健康の維持・増進あるいは疾病の予防・治療などが期待できるものであること，どの課題が重要であるか優先性を考慮すること，などが重要である。

① 長期目標

生活の質（quality of life，QOL）の向上，健康の維持・増進，疾病の改善および重症化の予防を視野に，QOLに関連した主観的健康感を目標とする。達成の目安は6か月〜1年後とする。

② 中期目標

長期目標を達成させるための目標であり，より具体的な数値目標を設定する。

③ 短期目標

中期目標を達成させるために，できるだけ具体的な目標とする。実現可能な行動内容で，生活する上で最も解決が必要なことを優先し，評価のできる目標を設定する。

6）食品構成例，食事計画

① 食品構成例

設定した栄養目標量から食品構成例の表を作成する。

② 食事計画（1日の献立作成）

計画立案の際は，朝・昼・夕（・間食）からの栄養素等摂取量について，おおまかでも目標とする構成配分を設定しておくと対応しやすい。食事を構成する主要素である，主食・主菜・副菜を主軸とし，加えて果物・乳製品の付加を意識することにより，比較的容易に食事計画の骨格を立案することができる。

　本書の「食事計画例」は，日本食品標準成分表2020年版（八訂）に即し，エネルギー産生栄養素については，下記に基づき栄養素値を示している。

たんぱく質：「アミノ酸組成によるたんぱく質」の値（ただし，本項目が未記載の場合は「たんぱく質」の値）

脂　　　質：「脂肪酸のトリアシルグリセロール当量」の値（ただし，本項目が未記載の場合は「脂質」の値）

炭 水 化 物：エネルギー計算に「利用可能炭水化物（単糖当量）」を使用している場合は「利用可能炭水化物（質量計）」の値。そうでない場合は「差引き法による利用可能炭水化物」の値

　また，PFC比率：エネルギー産生栄養素バランス（％エネルギー）における炭水化物の値は，差引き法により，100％からたんぱく質と脂質の値を引いたものである。

（2）D（Do）：栄養ケア計画の実施

　栄養ケア計画の内容は関連職種すべてが共有することが重要である。対象者の食事摂取状況や全般的な日常生活の様子を確認して，計画の実施状況の確認や評価を行い，必要に応じて計画を調整する。栄養ケア提供経過記録に実施したケア内容を本人，家族にわかりやすく経過を追って記入する。

（3）C（Check）：栄養ケア計画の評価・検証

　食事摂取状況や対象者の健康状態をモニタリングした結果から，目標が達成されたかを評価，検証する。

（4）A（Act）：栄養ケア計画の改善

　検証結果に基づいて，栄養アセスメントの方法，栄養ケアの目的，方法が適切であったかなど栄養ケア計画について検討する。

　改善する必要がある場合は，対象の栄養リスクが改善されるまでPDCAサイクルを繰り返す。

> 本書の食品成分値は，「日本食品標準成分表2020年版（八訂）」による。

第1章 妊娠期・授乳期

1. 妊 娠 期

1.1 妊娠期の特性

（1）妊娠前からはじめる妊産婦のための食生活指針

　妊娠前から妊娠期における栄養状態は，胎児の成長や発達だけでなく，その児の将来の健康にまで影響する重要な時期である（「成人病（生活習慣病）胎児期発症説」）。しかし，日本では，低体重（やせ）の妊婦の割合が高く，低出生体重児が増加している。その対策の1つとして，厚生労働省は『妊産婦のための食生活指針』を2006年に公表した。2021年にはその改訂版として『妊娠前からはじめる妊産婦のための食生活指針』が出された。そこには「妊娠中の体重増加量指導の目安」や「妊産婦のための食事バランスガイド」が示されている。

> 「妊娠前からはじめる妊産婦のための食生活指針」
> 1．妊娠前から，バランスのよい食事をしっかりとりましょう
> 2．「主食」を中心に，エネルギーをしっかりと
> 3．不足しがちなビタミン・ミネラルを，「副菜」でたっぷりと
> 4．「主菜」を組み合わせてたんぱく質を十分に
> 5．乳製品，緑黄色野菜，豆類，小魚などでカルシウムを十分に
> 6．妊娠中の体重増加は，お母さんと赤ちゃんにとって望ましい量に
> 7．母乳育児も，バランスのよい食生活のなかで
> 8．無理なくからだを動かしましょう
> 9．たばことお酒の害から赤ちゃんを守りましょう
> 10．お母さんと赤ちゃんのからだと心のゆとりは，周囲のあたたかいサポートから
>
> （厚生労働省：妊娠前からはじめる妊産婦のための食生活指針〜妊娠前から，健康なからだづくりを〜，2021）

（2）妊 娠 期 間

　妊娠は，卵巣から排卵された卵子が卵管内で精子と出会って受精し，受精卵が子宮腔内に運ばれ，子宮内膜に着床した時点で始まる。その後，胎芽または胎児および付属物の排出をもって終了する。妊娠期間は，最終月経初日より約280日で，分娩予定日は28日（4週）を1か月として，40週0日として計算される。胎児の組織や器官を形成する時期を妊娠初期（15週まで），胎盤がほぼ完成し，胎児の組織や器官が分化・増殖する時期を妊娠中期（16週〜27週），組織や器官の機能が充実する時期を妊娠後期（28週以降）として，3区分に分ける。なお，「日本人の食事摂取基準（2020年版）」では，妊娠初期（〜13週6日），妊娠中期（14週

表1-1　妊娠中の体重増加量指導の目安[*1]

妊娠前の体格[*2]		体重増加量指導の目安
低体重（やせ）	18.5未満	12〜15kg
普通体重	18.5以上25.0未満	10〜13kg
肥満（1度）	25.0以上30.0未満	7〜10kg
肥満（2度以上）	30.0以上	個別対応（上限5kgまでが目安）

＊1　「増加量を厳格に指導する根拠は必ずしも十分ではないと認識し，個人差を考慮したゆるやかな指導を心がける」産婦人科診療ガイドライン産科編2020　CQ010より
＊2　日本肥満学会の肥満度分類に準じた。
出典）厚生労働省：妊娠前からはじめる妊産婦のための食生活指針　解説要領，p.15，2021

0日〜27週6日），妊娠後期（28週0日〜）としている。

（3）母体の変化

妊娠後，母体ではさまざまな物質代謝の変化が起こる。乳腺組織が発達し，出産後の乳汁分泌に備える。胎児の成長とともに循環血液量が増加し，母体の体重も増加する。

母体の血液量は，妊娠後期にかけて約50％増加するが，血液量の増加は赤血球の増加を上回るため，妊娠貧血が起こりやすい（p.8参照）。世界保健機関（WHO）の勧告では，ヘモグロビン（Hb）値11g/dL未満，ヘマトクリット（Ht）値33.0％未満を妊娠貧血の基準としている。腎臓では腎血流量，糸球体濾過量が増加する。

妊娠中の体重増加については，妊娠前の体格（BMI；body mass index）に応じた体重増加量指導の目安が公表されている（表1-1）。妊娠中の低体重群では，胎児の発育不良のリスクが高まる。肥満群では，妊娠高血圧症候群，妊娠糖尿病などを発症しやすい（p.11参照）。胎児の発育と母体の変化を表1-2にまとめた。

（4）胎児の発育

妊娠8週未満までを胎芽と呼び，8週以降を胎児と呼ぶ。推定体重は妊娠18週では180g，24週では650g，32週では1,800g，40週では3,000g程度になる。妊娠22週未満で妊娠が終わることを流産という。それ以降は分娩となり，早産（22週から37週未満），正期産（37週から42週未満），過期産（42週以降）に分けられる。

胎児は，胎盤を通じて，母体より酸素や栄養物の摂取を受けて成長していくので，母体の栄養摂取状況が，胎児の発育に大きく影響する。母体が低栄養状態の場合には，胎児の発育不良，くる病，貧血などのリスクが生じる。そのため，母体における適切な栄養摂取は大切である。

1.2　妊娠期の栄養ケア

（1）栄養アセスメント

妊婦は，通常23週までは4週間ごとに健診を受ける。その後35週までは2週間ごと，36週以降は毎週受診し，母体の身体状況や胎児の発育状況を確認する。

1）身体計測

身長・体重を計測し，週当たりの体重増加量を確認する。また，胎児の発育状況の目安と

表1-2　胎児の発育と母体の変化

妊娠期	初　期			中　期	
	第2月(4～7週)	第3月(8～11週)	第4月(12～15週)	第5月(16～19週)	第6月(20～23週)
胎児の発育	妊娠7週 体重 約4g からだの各器官の形成が始まる。	妊娠11週 体重 約30g 人間らしい顔つきになって，四肢の区別ができる。	妊娠15週 体重 約120g 髪の毛が生え始め，身長が伸び始める。	妊娠19週 体重 約250g 胎盤が完成する。全身にうぶ毛が生え，からだが胎脂という脂におおわれ始める。	妊娠23週 体重 約600g 皮膚にしわが出てきて，手指に爪が生え，まつ毛がはっきりしてくる。
母体の変化	つわりが始まる。下腹が張ったり，腰が重くなる。基礎体温は高温相が続く。	尿の回数が多くなる。便秘になりやすい。乳房が張る。乳頭や乳輪が黒ずんでくる。	つわりがおさまり，食欲が出てくる。おなかが少しふくらんでくる。基礎体温は4か月後半からは下がり，出産までは低温相となる。	乳房が大きくなる。体重が増え，おなかのふくらみが目立つようになる。早い人は胎動を感じはじめる。	ほとんどの人が胎動を感じるようになる。おなかがせり出してくる。こむらがえりが起こりやすい。

妊娠期	中　期	後　期		
	第7月(24～27週)	第8月(28～31週)	第9月(32～35週)	第10月(36～39週)
胎児の発育	妊娠27週 体重 約1,000g 耳が聞こえるようになり，手指にも爪が生える。まばたきができる。皮膚が赤く，しわが多い。	妊娠31週 体重 約1,600g 皮下脂肪が増え始め，おなかの中で位置がほぼ定まってくる。	妊娠35週 体重 約2,400g からだが丸みをおびてきて，各臓器の機能がほぼ成熟に近づく。	妊娠39週 体重 約3,000g 皮下脂肪が完全について，胎外生活の準備が完了する。
母体の変化	足にむくみや静脈瘤（りゅう）が出やすくなる。妊娠線が現れることがある。	動悸，息切れ，胃のもたれなどを感じやすい。	心臓や胃が圧迫され，一度にたくさんのものが食べられなくなる。動悸や息切れが激しくなる。下腹やもものつけ根に鈍重感。	子宮の位置が下がり，おなかが前に突き出てくる。胃の圧迫感がなくなり，食欲が出る。頻尿になる。

資料）母子衛生研究会：母子健康手帳副読本

して，腹囲および子宮底長の計測を行う。

2）臨床診査

健診時には，問診による臨床診査を行い，母親の状況（年齢，病歴，服薬状況，妊娠および分娩回数，家族構成，就労状況など）を把握する。喫煙（受動喫煙も含めて）の有無，アルコール飲料やカフェインの摂取状況も確認する。喫煙は，胎児の低出生体重のリスクや乳幼児突然死症候群（SIDS）のリスクを高める。飲酒は，胎児の発育遅延，中枢神経の障害などを引き起こすことがある。

妊娠により女性ホルモンが急激に増加することで，唾液の粘性が高まり，歯肉の炎症や出血が起こりやすくなる。つわりによる食嗜好の変化や歯みがきの困難などにより，むし歯や歯周疾患のリスクは高くなる。そのため，歯科健診も必要となる。

3）臨床検査

尿検査・血液検査・血圧測定の結果は，妊娠に伴う疾病のリスク判定および早期発見の指標となる。尿検査では，尿糖や尿たんぱくの結果から，糖尿病，妊娠高血圧症候群のチェックを行う。血液検査では，赤血球数（RBC），ヘモグロビン，ヘマトクリットなどの値を貧血の指標とする。超音波検査による胎児の心拍数および発育状況を確認する。また，母子感染を予防するため，B型肝炎，HIV（human immunodeficiency virus，ヒト免疫不全ウイルス），風疹などの検査を行う。

4）食事摂取状況

1日の食事回数，食事内容から1日のエネルギーおよび各栄養素の摂取状況を把握する。また，メチル水銀の含有量が多い魚介類，カフェイン，アルコール飲料など摂取状況を含めた食習慣を確認する。

（2）栄養ケア計画

1）栄養目標量の設定

① 食事摂取基準

「日本人の食事摂取基準（2020年版）」に基づき，非妊娠時の食事摂取基準値に付加量を加えて，給与栄養目標量を決める。付加量は，エネルギー，たんぱく質，ビタミンA，ビタミンB_1，ビタミンB_2，ビタミンB_6，ビタミンB_{12}，葉酸，ビタミンC，マグネシウム，鉄，亜鉛，銅，ヨウ素，セレンに設定されている。カルシウムには付加量の設定はされていない。新生児の身体に含まれるカルシウムは，妊娠後期に母体より供給され，蓄積される。また，妊娠中は母体の代謝動態が変化し，腸管からの吸収率は著しく増加する。日本人を対象とした出納試験でも，カルシウム吸収率は，非妊娠時23±8％に対し，妊娠後期42±19％に上昇していたとの報告があり，胎児側にカルシウムは蓄積される。通常より多く母体に取り込まれた場合は，尿中排泄量が増加することから，付加量は必要がない。エネルギー，主な栄養素の付加量を表1-3に示した。

脂質，飽和脂肪酸，炭水化物，食物繊維，食塩相当量などは，非妊娠時と同様の値を用いる。

表1-3 妊娠期におけるエネルギー，栄養素の付加量

栄養素	期 別	付加量	設定理由
エネルギー (EER, kcal/日)	初 期 中 期 後 期	＋50 ＋250 ＋450	妊婦の最終的な体重増加量は11kg。妊婦の総エネルギー消費量の増加率は妊娠期別妊婦の体重増加量とほぼ一致しているので，初期＋19kcal/日，中期＋77kcal/日，後期＋285kcal/日と計算される。これにたんぱく質と体脂肪の蓄積量を推定し，エネルギー蓄積量を求めた。妊婦個々の体格や妊娠中の体重増加量および胎児の発育状況の評価を行うことが必要である。
たんぱく質 (RDA, g/日)	初 期 中 期 後 期	＋0 ＋5 ＋25	体たんぱく質蓄積量は体カリウム増加量より間接的に算定できる。体たんぱく質蓄積量は妊娠中の体重増加量により変化するので，最終的な体重増加量を11kgとして補正した。妊娠各期におけるたんぱく質蓄積量の比は，初期：中期：後期は0：1：3.9の報告から総体たんぱく質蓄積量を算出し，初期0g/日，中期1.94g/日，後期8.16g/日になる。たんぱく質の蓄積効率を43%として，付加量を求め，推奨量算定係数1.25を乗じて，推奨量を求める。妊娠初期・中期の目標量は13〜20%エネルギー，妊娠後期の目標量は15〜20%エネルギーとした。
ビタミンA (RDA, μgRAE/日)	初 期 中 期 後 期	＋0 ＋0 ＋80	体内で合成できないが，胎児の発達にとって必須の因子。妊娠最後の3か月で，ほとんどが蓄積される。胎児後期にビタミンAの移行蓄積として付加量を設定した。
ビタミンD (AI, μg/日)	全期間	8.5*	妊婦はカルシウム要求性が高まる。日照を受ける機会の少ない妊婦では，不足がみられ，7μg/日以上の摂取が必要と考えられる。非妊娠時と同じ8.5μg/日を目安とした。
ビタミンB₁ (RDA, mg/日)	全期間	＋0.2	エネルギー要求量に応じて増大するという代謝特性から算定した。推定平均必要量0.45mg/1,000kcal。推奨量算定係数は，1.2。
ビタミンB₂ (RDA, mg/日)	全期間	＋0.3	エネルギー要求量に応じて増大するという代謝特性から算定した。推定平均必要量0.50mg/1,000kcal。推奨量算定係数は，1.2。
ビタミンB₆ (RDA, mg/日)	全期間	＋0.2	胎盤や胎児に必要な体たんぱく質の蓄積を考慮して設定した。
ビタミンB₁₂ (RDA, μg/日)	全期間	＋0.4	胎児の肝臓中の蓄積量を推定して，吸収率を考慮して設定した。
葉酸 (RDA, μg/日)	中 期 後 期	＋240	不足すると，胎児の神経管閉鎖障害や無脳症を引き起こし，母体には巨赤芽球性貧血を起こす。妊娠は葉酸の必要量を増大させる。100μg/日のプテロイルモノグルタミン酸を補足すると，妊婦の赤血球中の葉酸濃度を適正量に維持することより，付加量を設定した。この量は食事性葉酸の値に換算すると200μg/日となる。推奨量算定係数は，1.2。
ビタミンC (RDA, mg/日)	全期間	＋10	新生児の壊血病を防ぐことができるといわれ，付加量を設定した。推奨量算定係数は，1.2。
マグネシウム (RDA, mg/日)	全期間	＋40	妊婦に対するマグネシウムの出納試験の結果を基に算定した。
鉄 (RDA, mg/日)	初 期 中 期 後 期	＋2.5 ＋9.5 ＋9.5	基本的損失に加え，①胎児の成長に伴う鉄貯蔵，②臍帯・胎盤中への鉄貯蔵，③循環血液量に伴う赤血球の増加による鉄需要の増加があり，各妊娠期によって異なることから，それぞれの必要量の合計値を求め，吸収率（妊娠初期25%，中期・後期40%）を加味して設定した。
亜 鉛 (RDA, mg/日)	全期間	＋2	妊娠期間中の亜鉛の蓄積量の平均値に，非妊娠女性の吸収率を加味して設定した。
銅 (RDA, mg/日)	全期間	＋0.1	アメリカ・カナダの食事摂取基準における胎児の銅保有量を基に，妊婦ではないものの，信頼度の高い方法で測定された吸収率を加味して設定した。
ヨウ素 (RDA, μg/日)	全期間	＋110	新生児の甲状腺内ヨウ素量を基に，その代謝回転率を考慮して設定した。
セレン (RDA, μg/日)	全期間	＋5	セレンの栄養状態が適切であれば，体重1kg当たりのセレン含有量は約250μgと推定されている。出生時体重の平均値である約3kgの胎児に，胎盤（胎児の約6分の1の重量）を合わせた約3.5kgに対して必要なセレン量と，妊娠中に生じる血液増加に伴って必要となるセレン量を合わせた量に，食事中セレンの吸収率を加味して設定した。

＊：付加量ではない。
EER：推定エネルギー必要量，RDA：推奨量，AI：目安量

２）食生活の方針

① 妊娠期の食事

　妊娠期には，母体の急激な変化による疾病が発症する可能性があり，適切な食事および栄養管理が必要になる。つわりの重症化により起こる妊娠悪阻，妊娠貧血，妊娠高血圧症候群，妊娠糖尿病に注意が必要である。

　つわりは妊娠２か月頃より始まり，妊娠３〜４か月頃には消失する。食欲不振，吐き気などの症状があるので，食事量が減り，脱水症状や便秘になることがある。著しい体重減少，脱水や電解質異常がある場合には，妊娠悪阻と診断される。

　つわりで食事摂取量が減少しても，胎児の発育に影響することはないといわれている。においに敏感になるので，においが少なく，食べやすい料理を取り入れる。また，心理的な影響もあるので，食事の場所を変えたり，食後は休息をとるなどの工夫をするとよい。妊娠悪阻の場合には，心身の安静と休養で症状をやわらげ，食事や水分の摂取を少量頻回にする。皮膚や口腔内乾燥などの所見があり，５％以上の体重減少，経口で水分補給ができない場合などには輸液を行う。ウエルニッケ脳症予防のために，ビタミンB_1を投与する。

　妊娠中期から後期では，エネルギーおよび各栄養素の必要量が増加する。一方で，母体では子宮が大きくなり，胃腸を圧迫するので，食事量が減少しやすく，便秘になりやすい。そのため，栄養価の高い食品を選択し，食事づくりを行うような配慮が必要となる。便秘予防には，食物繊維の多い食品や水分をとるようにするとよい。また，妊娠高血圧症候群などの疾病予防のために，継続して体重管理を行うことが望ましい。

　全妊娠期において，メチル水銀の含有量が多い魚介類の多量の摂取を控えるようにすることが推奨されている。また，妊婦はリステリアやトキソプラズマなど食品由来の感染症には感染しやすく，妊産婦が感染した場合，胎盤を介して胎児に感染することがある。そのため，肉や魚，またそれらの加工品は完全に加熱するとよい（表1-4）。

表1-4　妊娠期の食事のポイント

初　期 つわりの あるとき	好きなものを食べられるときに，少量ずつとる 冷やすことで食べやすくなる 好ましい香りのものを選ぶ 空腹時に症状が出ることがあるため，少量つまめるものを用意しておく 嘔吐のあるときには，十分に水分補給をする 〔料理・食品例〕おにぎり，寿司，茶漬け，そば，そうめん，パスタ，サンドイッチ，シリアル，さしみ，ゆで豚，茶碗蒸し，酢の物，おひたし，冷奴，枝豆，サラダ，冷やしトマト，みそ汁，冷たいスープ，ゼリー，ヨーグルト，アイスクリーム，プリン，果物，レモネード，イオン飲料
全妊娠期	食品由来の感染を予防する－リステリア，トキソプラズマ 　肉や魚（またのその加工品）は完全に加熱する 水銀濃度の高い魚介類を多量にとらない アルコール飲料は避ける カフェインは控える 付加量に応じたエネルギー，たんぱく質，ビタミン，ミネラルをとる 食塩のとり方が増えないようにする

3）食品構成・食事計画の作成

① 食品構成

　食事計画の作成においては，対象者を把握することが重要である。年齢，性，BMI，身体活動レベル，現在の食事量，食事時間，体調，嗜好などをもとに食事計画を作成する。

　1日3食とることを基本として考え，食事摂取基準値を配分する。日本では，夕食に重き（ボリューム）をおく傾向にあるので，一般に朝食：昼食：夕食の配分はおおよそ3：4：4になる。妊娠初期・後期において，一度に食べられる食事量は少なくなる傾向にあるので，食事の回数を増やしてもよい。食事構成では「主食，主菜，副菜」をそろえると，穀類，たんぱく質源となる食品，野菜類などをバランスよくとることができる。

　食品構成とは，給与栄養目標量に見合った食事内容とするためには，「どのような食品からどのくらい摂取すればよいのか」ということを，食品群ごとに目安量を示したものである。食品群数は18群に分類することが多い。食品構成を作成する際には，食品群別荷重平均成分を用いる。食品群別荷重平均成分とは，各食品群に属する食品の構成割合（使用頻度に応じた割合）に基づいて算出した栄養成分の平均値である。

　食品構成を作成する際は，対象者の給与栄養目標量（エネルギーおよび各栄養素）を設定する。はじめに目標とする推定エネルギー必要量を設定し，次にエネルギー産生栄養素の目標量から，たんぱく質，脂質，炭水化物のエネルギー量を算出する。エネルギー産生栄養素バランス（％エネルギー：％E）は，たんぱく質（13〜20％E），脂質（20〜30％E），炭水化物（50〜65％E）とする。エネルギー量（kcal）を重量（g）に換算する際には，炭水化物およびたんぱく質は4kcal/g，脂質は9kcal/gを用いる（表1-5）。なお，妊娠後期のたんぱく質目標量は15〜20％Eである。

　妊娠期（20歳代，30歳代）の食品構成例を表1-6に示した。

② 食事計画

　作成した食事計画の推定エネルギー必要量は，給与栄養目標量の±10％の範囲内とする。たんぱく質および脂質は目標量の範囲内とする。「日本人の食事摂取基準（2020年版）」で

表1-5　食品構成表の作成（参考）

炭水化物	炭水化物50〜65％E（57.5％E*） 18〜29歳，女性，身体活動レベルⅠ	1,700（kcal/日）× 0.575 ÷ 4（kcal/g）≒ 244g
炭水化物	A：穀類エネルギー比50％ 　　穀類の量を決める。米での重量に換算	1,700（kcal/日）× 0.5 ÷ 3.42（kcal/g）≒ 249g
たんぱく質	B：たんぱく質13〜20％E（16.5％E*）	1,700（kcal/日）× 0.165 ÷ 4（kcal/g）≒ 70g
たんぱく質	動物性たんぱく質比40〜45％	乳類，卵類，肉類，魚介類に分ける
脂質	C：脂質20〜30％E（25％E*）	1,700（kcal/日）× 0.25 ÷ 9（kcal/g）≒ 47g
脂質	油脂類・種実類の量を決める	
その他	D：緑黄色野菜，その他の野菜，きのこ類， 　　海藻類，果実類	国民健康・栄養調査で推奨されている1日の野菜摂取量350g（緑黄色野菜120gを含む）と摂取量の参考値より設定

＊算出には，エネルギー産生栄養素バランス値の中央の値を用いた。

表1-6　妊娠期の食品構成例

年齢層	20歳代						30歳代		
身体活動	レベルⅠ			レベルⅡ			レベルⅠ		
妊娠期	初期	中期	後期	初期	中期	後期	初期	中期	後期
エネルギー（kcal）	1,750	1,950	2,150	2,050	2,250	2,450	1,800	2,000	2,200
たんぱく質*(g)	70	80	95	85	95	105	75	85	95
脂質(%E)	20〜30			20〜30			20〜30		
食品構成	**重量(g)**	**重量(g)**	**重量(g)**	**重量(g)**	**重量(g)**	**重量(g)**	**重量(g)**	**重量(g)**	**重量(g)**
穀　類	300	340	380	360	400	440	320	360	400
魚介類	50	60	60	60	70	70	50	60	60
肉　類	60	60	60	60	70	80	60	60	60
卵　類	40	45	45	45	45	50	45	45	70
豆　類	80	80	90	80	100	100	80	80	90
緑黄色野菜	150	150	150	150	150	150	150	150	150
その他の野菜	200	200	200	200	200	200	200	200	200
いも類	100	100	100	100	100	100	100	100	100
海藻・きのこ類	15	15	15	15	15	15	15	15	15
乳　類	200	200	250	200	250	250	200	200	250
果物類	150	150	200	200	200	200	150	200	200
油脂類	15	15	20	15	20	20	15	15	20
砂糖・甘味料	15	15	20	20	20	20	15	20	20

＊妊娠初期のたんぱく質付加量は＋0gであるが，目標量13〜20％Eより中央の値16.5％で算出すると，たんぱく質量は72gになる。中期・後期は付加量を加味し，中期はエネルギーの16.5％，後期は17.5％を目安とした。

は，生活習慣病の発症予防および重症化予防の観点から，脂質ならびに炭水化物については各栄養素の質，構成成分である脂肪酸（飽和脂肪酸）や糖（食物繊維）の構成に配慮し，飽和脂肪酸は7％E以下，食物繊維は目標量を摂取することが推奨されている。

　妊娠期では，食塩摂取量〔ナトリウム(mg)×2.54÷1,000〕が過剰にならないように配慮する必要がある。だし汁や酢の酸味などを活かし，うす味でも食欲が増すような調理の工夫をしていくことが望ましい。

　妊娠初期および後期の食事計画例を示した（p.9，p.10）。

（3）妊娠期の疾患と栄養ケア

1）妊娠貧血

　妊娠貧血は，妊娠月齢が進むにつれて多くなる。貧血になると，母体の貯蔵鉄が消費され，胎児の発育や分娩後の止血作用の遅れなどに影響する（WHO勧告の判定基準はp.2参照）。鉄欠乏性貧血では，鉄を多く含む食品を摂取するとよい。食品中の鉄には，ヘム鉄と非ヘム鉄がある。ヘム鉄は主に動物性食品（レバー，赤身の肉など）に含まれ，非ヘム鉄よりも体内での吸収率が高い。たんぱく質，銅，ビタミンB₁₂，葉酸なども造血に関与する栄養素なので，十分にとる。鉄の吸収を高めるビタミンCなどもとるようにする。貧血が重症の場合には，食事療法だけでは改善しないため，医師と相談し，鉄剤等での治療を行う。

20歳代女性（身体活動レベルⅠ）妊娠初期の食事計画例

区分	料理名	食品名	摂取量(g)
朝食	おにぎり	めし（精白米）	170
		さけ（焼き）	25
		炒りごま	1
		青じそ	0.5
	野菜スープ	じゃがいも	50
	ポーチドエッ	たまねぎ	20
	グ添え	キャベツ	50
		ベーコン(ショルダー)	20
		水	100
		固形ブイヨン	1
		こしょう	0.01
		鶏卵	60
	いちごミル	低脂肪牛乳	120
	ク	いちご	30
昼食	そうめん	そうめん（ゆで）	200
		めんつゆ（三倍濃縮）	13
		みょうが	5
		しょうが	5
	豚肉の冷し	豚肩ロース(脂身つき)	60
	ゃぶサラダ	レタス	10
		ブロッコリー	30
		きゅうり	20
		トマト	40
		かいわれだいこん	5
		和風ドレッシング	10
	春菊の白和	しゅんぎく	30
	え	木綿豆腐	30
		くるみ（炒り）	5
		ごま油	2
		穀物酢	4
		こいくちしょうゆ	2
	かぼちゃの	かぼちゃ	50
	いとこ煮	あずき（ゆで）（缶）	25

区分	料理名	食品名	摂取量(g)
間食	プリン	カスタードプリン	80
夕食	まぐろ丼	めし（精白米）	170
		まぐろ	50
		みりん	2
		こいくちしょうゆ	5
		アボカド	60
		みずな	20
		わさび	3
		こいくちしょうゆ	5
		焼きのり	0.5
	小松菜と厚	こまつな	60
	揚げの煮浸	厚揚げ	50
	し	とうがらし（乾）	0.5
		みりん	2
		こいくちしょうゆ	4
	酢の物	きゅうり	30
		わかめ	10
		あさり（缶）	15
		しょうが	2
		砂糖	3
		穀物酢	5

■栄養指導上のポイント■

　つわりの症状があるときには，冷やしたもの，少量ずつ食べることができるものを用意するとよい。脱水にならないように，十分に水分補給をする（表1-4参照）。

食事区分	エネルギー (kcal)	たんぱく質 (g)	脂質 (g)	炭水化物 (g)	食物繊維 (g)	ビタミンA (μgRAE)	ビタミンB₁ (mg)	ビタミンB₂ (mg)	ビタミンC (mg)	葉酸 (μg)	カルシウム (mg)	鉄 (mg)	食塩 (g)
目標値*	1,750	72.2	48.6	255.9	18以上	650	1.30	1.50	110	480	650	9.0	6.5未満
朝食	541	25.2	11.0	79.1	8.8	153	0.37	0.63	63	123	241	2.1	1.4
昼食	563	20.7	20.2	66.5	9.4	343	0.63	0.39	82	188	128	3.2	2.9
夕食	580	25.2	16.6	73.8	9.3	228	0.26	0.35	47	185	312	9.4	1.9
間食	93	4.2	3.6	11.0	0.0	18	0.03	0.16	1	14	65	0.4	0.2
合計	1,777	75.3	51.4	230.4	27.5	742	1.29	1.53	193	510	746	15.1	6.4
PFC比率（%）		16.9	26.0	57.1	PFC比率：エネルギー産生栄養素バランス（%エネルギー）								

*目標値：エネルギー産生栄養素バランス；たんぱく質16.5%エネルギー，脂質25%エネルギー

20歳代女性（身体活動レベルⅠ）妊娠後期の食事計画例

区分	料理名	食品名	摂取量(g)
朝食	トースト	全粒粉パン	120
		プロセスチーズ	18
		いちごジャム（低糖度）	8
	ココット	バター（無発酵・有塩）	2
		じゃがいも	50
		トマト	40
		鶏卵	60
		食塩	0.1
		こしょう	0.01
		パセリ	0.5
	ホットミルク	低脂肪牛乳	150
昼食	あさりのアーリオオーリオ風	スパゲッティ（ゆで）	220
		オリーブ油	6
		にんにく	3
		たまねぎ	40
		あさり（缶）	25
		アスパラガス	30
		ぶどう酒（白）	10
		食塩	0.8
		こしょう	0.01
		とうがらし（乾）	0.5
		パセリ	1
	ほうれんそうとコーンのソテー	バター（無発酵・有塩）	2
		ほうれんそう	60
		スイートコーン（ホール・缶）	30
		食塩	0.2
		こしょう	0.01
	きのこのスープ	だし汁（かつお・昆布だし 荒節）	120
		にんじん	25
		エリンギ	20
		ぶなしめじ	20
		鶏肉（ささみ）	30
		木綿豆腐	80
		酒	1
		食塩	0.2
		こいくちしょうゆ	3
		切りみつば	5

区分	料理名	食品名	摂取量(g)
間食	白玉団子	白玉粉	20
		水	25
		きな粉（黄大豆・全粒）	7
		砂糖	2
夕食	ごはん	めし（精白米）	200
	さばのカレームニエル	まさば	70
		食塩	0.5
		薄力粉	4
		カレー粉	0.05
		オリーブ油	6
		ブロッコリー	50
		ミニトマト	20
	だいこんと豚肉の煮物	だいこん	70
		豚肩ロース肉（脂身つき）	40
		みりん	5
		こいくちしょうゆ	6
		さやいんげん	10
	さつまいもレモン煮	さつまいも	75
		レモン	10
		砂糖	3
	フルーツヨーグルト	ヨーグルト（全脂無糖）	50
		キウイフルーツ	100

■ 栄養指導上のポイント ■

　妊娠後期では，食塩摂取を控えめにする。そのためには，酸味や香辛料を上手に使う。便秘になりがちなので，野菜を十分にとる。

食事区分	エネルギー(kcal)	たんぱく質(g)	脂質(g)	炭水化物(g)	食物繊維(g)	ビタミンA(μgRAE)	ビタミンB₁(mg)	ビタミンB₂(mg)	ビタミンC(mg)	葉酸(μg)	カルシウム(mg)	鉄(mg)	食塩(g)
目標値*	2,150	88.7	59.7	314.4	18以上	730	1.30	1.50	110	480	650	16.0	6.5未満
朝食	573	25.3	19.5	66.9	10.4	224	0.37	0.67	21	115	360	3.0	2.3
昼食	602	30.9	13.4	78.6	13.9	424	0.46	0.46	33	254	181	12.4	2.2
夕食	867	28.6	24.6	121.4	12.3	111	0.68	0.60	187	244	186	3.1	1.8
間食	109	3.5	1.9	18.3	1.4	0	0.01	0.02	0	18	14	0.8	0.0
合計	2,151	88.3	59.4	285.2	38.0	759	1.52	1.75	241	631	741	19.3	6.3
PFC比率（%）		16.4	24.9	58.7	PFC比率：エネルギー産生栄養素バランス（％エネルギー）								

*目標値：エネルギー産生栄養素バランス：たんぱく質16.5％エネルギー，脂質25％エネルギー

表1-7 妊娠高血圧症候群の生活指導および栄養指導

---

1. 生活指導
   ＊安静　　＊ストレスを避ける［予防には軽度の運動，規則正しい生活が勧められる］
2. 栄養指導（食事指導）
   a）エネルギー摂取（総カロリー）
   　非妊時BMI24以下の妊婦：30 kcal×理想体重（kg）＋200 kcal
   　非妊時BMI24以上の妊婦：30 kcal×理想体重（kg）
   　〔予防には妊娠中の適切な体重増加が勧められる：
   　　　BMI＝体重（kg）／（身長（m））^{2}
   　　　BMI＜18では10〜12 kg増　　BMI18〜24では7〜10 kg増　　BMI＞24では5〜7 kg増〕
   b）食塩摂取
   　7〜8 g/日程度に制限する（極端な食塩制限は勧められない）。
   　［予防には10 g/日以下が勧められる］
   c）水分摂取
   　1日尿量500 mL以下や肺水腫では前日尿量に500 mLを加える程度に制限するが，それ以外
   　は制限しない。口渇を感じない程度の摂取が望ましい。
   d）たんぱく質摂取量
   　理想体重×1.0 g/日　［予防には理想体重×1.2〜1.4 g/日が望ましい］
   e）動物性脂肪と糖質は制限し，高ビタミン食とすることが望ましい。
   　［予防には食事摂取カルシウム（1日900 mg）に加え，1〜2 g/日のカルシウム摂取が有効と
   　の報告もある。また海藻中のカリウムや魚油，肝油（不飽和脂肪酸），マグネシウムを多く含
   　む食品に高血圧予防効果があるとの報告もある］
   注）重症，軽症ともに基本的には同じ指導で差し支えない。混合型ではその基礎疾患の病態に応じ
   　た内容に変更することが勧められる。

（日本産科婦人科学会周産期委員会，1998）

2）妊娠高血圧症候群（HDP：hypertensive disorders of pregnancy）

　2018年に妊娠高血圧症候群の定義・分類改定が行われ，妊娠時に高血圧（収縮期血圧140 mmHg/拡張期血圧90 mmHg以上）を認めた場合を妊娠高血圧症候群とし，①妊娠高血圧腎症，②妊娠高血圧，③加重型妊娠高血圧腎症，④高血圧合併妊娠の4病型が定義された（日本妊娠高血圧学会，2018）。

　妊娠高血圧症候群は，妊婦の5〜10％に発症し，母体合併症や周産期死亡の原因となる。重症になると，母体の血圧上昇，たんぱく尿に加えて，けいれん発作（子癇），肝臓や腎臓の機能障害，肝機能障害に溶血と血小板減少を伴うHELLP症候群などを引き起こすことがある。胎児には，胎児発育不全，常位胎盤早期剥離，死産などのリスクがある。治療は，安静と入院が中心となる。妊娠高血圧症候群の生活指導および栄養指導については表1-7に示した。食事においては，食塩の極端なエネルギー制限は行わないが，過剰な食塩摂取は避ける。極端なエネルギー制限は行わない（日本妊娠高血圧学会編：妊娠高血圧症候群の診療指針2015）。重症妊娠高血圧症候群に対して体重コントロール目的で過度のカロリー制限を行うことは子宮内の低栄養環境を助長することになるため，避けるべきである（同診療指針2021）。

3）妊娠糖尿病（GDM：gestational diabetes mellitus）

　妊娠糖尿病は，「妊娠中にはじめて発見または発症した糖尿病にいたっていない糖代謝異常である。妊娠中の明らかな糖尿病，糖尿病合併妊娠は含めない」（日本糖尿病・妊娠学会と

日本糖尿病学会との合同委員会，2015）と定義され，妊娠中の明らかな糖尿病と糖尿病合併妊娠とは区別される。糖尿病に至らない軽い糖代謝異常でも，児の過剰発育が起こりやすく周産期のリスクが高くなることから，妊娠中の糖代謝異常の有無のスクリーニングは妊娠初期から開始する。

　妊娠中は，胎盤から分泌されるホルモンの影響でインスリン抵抗性が高まるので，妊

表1-8　妊娠糖尿病の診断基準

１）妊娠糖尿病（GDM）
75gOGTTにおいて次の基準の１点以上を満たした場合に診断する
１．空腹時血糖値　≧92mg/dL（5.1mmol/L）
２．１時間値　≧180mg/dL（10.0mmol/L）
３．２時間値　≧153mg/dL（8.5mmol/L）
２）妊娠中の明らかな糖尿病
以下のいずれかを満たした場合に診断する
１．空腹時血糖値≧126mg/dL
２．HbA1c（NGSP値）≧6.5%
＊随時血糖値≧200mg/dLあるいは75gOGTTで2時間値≧
200mg/dLの場合は，妊娠中の明らかな糖尿病の存在を念
頭に置き，1または2の基準を満たすかどうか確認する。
３）糖尿病合併妊娠
１．妊娠前にすでに診断されている糖尿病
２．確実な糖尿病網膜症があるもの

（日本糖尿病・妊娠学会と日本糖尿病学会との合同委員会，2015）

娠中期以後に血糖値が上昇しやすくなる。リスク因子には，尿糖陽性，糖尿病家族歴，肥満，過度の体重増加，巨大児出産の既往，加齢などがある。診断基準を表1-8に示した。

　妊娠中の血糖コントロールは，母体や児の合併症を予防するために厳格に行う。非肥満妊婦の摂取エネルギー量は目標体重×30kcalを基本とし，妊娠中に増大するエネルギー需要量を付加する。肥満妊婦の場合は目標体重×30kcalを基本とし，エネルギー付加を行わない（日本糖尿病学会編・著：糖尿病治療ガイド2020-2021）。「日本人の食事摂取基準（2020年版）」の付加量も参考にし，対象者に応じたエネルギー調整を行うことが望ましいと考えられる。1日の必要エネルギー量を4～6回に分けて摂取すると，食後の高血糖予防や食前の低血糖予防につながる。

1.3　事例に基づいた栄養ケアの実際

【妊娠期の事例】

対象者プロフィール	
30歳主婦（身体活動レベルⅠ），妊娠36週，初産	

栄養アセスメント	
身体状況	身長158cm，体重61kg，体重非妊時より8kg増加，腹囲91cm，子宮底長32cm
臨床検査	血圧125/70mmHg　浮腫：± 尿検査：尿たんぱく±，尿糖− 血液検査：Hb11.5g/dL，TG45mg/dL HDLコレステロール60mg/dL，空腹時血糖80mg/dL
臨床症状	既往歴なし，便秘，疲労感が強い
食事摂取状況	食事回数2回，間食3～4回。 たんぱく質源となる食品・野菜の摂取量が少ない。 加工食品（漬物，カップめん，菓子類など）の摂取量が多い。魚料理が嫌い。 アルコール飲料はとっておらず，カフェインも控えている。
生活状況	喫煙なし，家族からの受動喫煙もなし。不規則な生活を送り，睡眠不足。

Hb：ヘモグロビン，TG：トリグリセリド（中性脂肪）

（1）栄養アセスメント

　対象者より便秘，貧血気味との主訴があったが，血液検査結果では，すべて基準値の範囲内であった。尿たんぱく±，浮腫±については，医師の診断により，経過観察をすることになった。食事は1日2食，間食は1日3～4回とっている。食事内容では，たんぱく質源となる食品や野菜類の摂取量が不足している（たんぱく質 約50g，野菜類 約150g）。加工食品（漬物，カップめん，菓子類など）の摂取量が多く，食塩摂取量が多い（食塩相当量 約12g）。

（2）栄養ケア計画（Plan）

1）問題点の抽出

① 食事を定刻にとる習慣がなく，1日2回である。食事からとるエネルギー量が少なく，間食からとるエネルギー量が多い。

② 副食（主菜・副菜）の摂取量が少ないため，たんぱく質やミネラル，ビタミン，食物繊維の摂取量が不足している。

③ 不規則な生活を送っており，睡眠不足である。疲労感が強い。

2）栄養目標量の設定

① エネルギー：基礎代謝量×身体活動レベルⅠ（30歳代・低い），または推定エネルギー必要量より1,750kcal＋付加量（妊娠後期）450kcalで2,200 kcalで設定。

② たんぱく質：エネルギー産生栄養素バランス15～20％エネルギー（％E）から算出すると，330～440kcal＝82.5～110.0g，エネルギー産生栄養素バランス17.5％Eを目安とすると，96.3gになる。成人期のたんぱく質量の推奨量（RDA）50gに付加量25g（妊娠後期）から算出すると，75gになるため，それより多くとるようにする。

③ 脂質：エネルギー産生栄養素バランス20～30％Eから算出すると48.9g～73.3g，25.0％Eを目安とすると61.1gになる。

④ 炭水化物：エネルギー産生栄養素バランスより，$2,200 - (96.3 \times 4 + 61.1 \times 9) \fallingdotseq 1,265$ kcal，316.3gとなる。

⑤ ビタミン：ビタミンB_1，B_2がエネルギー要求量に応じて増大するという特性より，ビタミンB_1，B_2の値は推定エネルギー必要量から算出することができる。

　ビタミンB_1は推定平均必要量0.45mg/1,000 kcalに，推奨量算定係数1.2を乗じて，推奨量を算出する方法と，推奨量1.1mgに付加量0.2mgを加えて，1.3mgとする方法がある。

　ビタミンB_2は推定平均必要量0.50mg/1,000kcalに，推奨量算定係数1.2を乗じて，推奨量を算出する方法と，推奨量1.2mgに付加量0.3mgを加えて，1.5mgとする方法がある。

3）食生活の方針

① 1日3回の食事を定刻にとり，食事から十分なエネルギー量を確保できるようにする。

② 主菜・主食・副菜をそろえた食事とする。

③ 加工食品の摂取回数，摂取量を減らす。

4）目標の設定

長期目標：出産後，1日3回の食事を中心に，生活リズムを整え，体調管理を行うことができる。

短期目標：出産に向けて，食生活を含めたライフスタイルを見直し，体調不良を改善する。

（3）実施状況（Do），評価（Check），改善（Act）

栄養ケア計画の実施から評価，モニタリング，改善までの流れを表1-9に示した。

表1-9　栄養ケア計画の実施から改善まで

	栄養改善ができている場合	再計画が必要な場合
実施状況 （Do）	① 毎日の食事をほぼ定刻にとっている ② 主食・主菜・副菜を組み合わせた食事である ③ 間食の回数は1日1～2回である ④ 加工食品の摂取回数が減少している ⑤ 毎日体重を計測している	① 食事をとる時刻が不規則である ② 主菜・副菜の摂取量が少ない ③ 間食の摂取量が多い ④ 加工食品の摂取量が多い ⑤ 体重計測は，健診時だけである
評価 （Check）	① 対象者に対応した方法で，食事調査を行う（食事記録法，食物摂取頻度調査，写真撮影法，聞き取りなど） ② 生活状況を確認し，排便状況や疲労感が改善している。体重増加量が適正である	① 主菜，副菜の摂取量が少ない。間食からの摂取エネルギー量が多い ② 便秘や疲労感が改善していない ③ 体重が急激に増加している。あるいは，体重の増加量が少ない
改善 （Act）	このまま栄養ケア計画を継続して実施し，出産に備える	食生活を含むライフスタイルが整えられるように支援する

コラム　葉酸

　妊娠前からのプレコンセプションケア*において重要な栄養素は葉酸である。葉酸は，生体内でDNA（デオキシリボ核酸）やRNA（リボ核酸）の合成やアミノ酸代謝，たんぱく質の合成などにかかわり，細胞の増殖と深い関係がある栄養素である。胎児の神経管形成期である受胎前後から妊娠初期までの間に，母体が葉酸（プテロイルモノグルタミン酸）を摂取すると，胎児の神経管閉鎖障害のリスクが低減されることが報告されている。2000年に厚生労働省は，妊娠を計画している女性，妊娠の可能性がある女性において，通常の食品からの葉酸に加えて，いわゆるサプリメントなどの栄養補助食品を1日400μgとるように通知を出した。葉酸を多く含む食品には，緑黄色野菜や豆類，かんきつ類，レバーなどがある。また，葉酸が強化された食品として米，鶏卵なども市販されている。

＊プレコンセプションケア：適切な時期に適切な知識・情報を女性やカップルを対象に提供し，将来の妊娠のためにヘルスケアを行うこと。

2. 授 乳 期

2.1 授乳期の特性

　授乳期は，新生児・乳児に母乳を与える期間をいう。妊娠・分娩により変化した身体が，形態的・機能的に妊娠前の状態に戻るまでの期間の産褥期も含まれる。産褥期は，通常6〜8週間程度である。母親は，授乳を通じて子どもへ栄養素を与えるとともに，母子・親子の絆を深めていく。母乳の分泌には，乳児に母親の乳首を吸わせることが重要で，吸綴刺激により母乳分泌が増す。母乳の射出に関与するホルモンであるオキシトシンは，子宮の復古を促すので，母乳を飲ませることは母親の回復にもつながる。十分な母乳量の分泌は，母親としての自信にもつながる。乳児にとって良質な母乳が出るような適切な食事をし，安静な生活を送るようにする。同時に妊娠前の状態に体重を戻すために，エネルギー摂取量を控えることも必要である。

　母親と乳児が落ち着いて授乳環境を保てるように配慮し，母乳が順調に分泌されるようにする。「授乳・離乳の支援ガイド」（2019年改定版，厚生労働省）では，授乳・離乳を通した育児支援の視点を重視している。親子の個性を尊重するとともに母親等の気持ちや感情を受けとめて寄り添いを重視した支援を促進し，妊産婦や子どもにかかわる保健医療従事者が望ましい支援のあり方について基本的事項を共有し，授乳・離乳への支援内容が異なることのないように一貫した支援を推進することが示されている。

授乳等の支援のポイント

妊娠期	・母子にとって母乳は基本であり，母乳で育てたいと思っている人が無理せず自然に実現できるよう，妊娠中から支援を行う。 ・妊婦やその家族に対して，具体的な授乳方法や母乳（育児）の利点等について，両親学級や妊婦健康診査等の機会を通じて情報提供を行う。 ・母親の疾患や感染症，薬の使用，子どもの状態，母乳の分泌状況等の様々な理由から育児用ミルクを選択する母親に対しては，十分な情報提供の上，その決定を尊重するとともに，母親の心の状態に十分に配慮した支援を行う。
授乳の開始から授乳のリズムの確立まで	・特に出産後から退院までの間は母親と子どもが終日，一緒にいられるように支援する。 ・子どもが欲しがるとき，母親が飲ませたいときには，いつでも授乳できるように支援する。 ・母親と子どもの状態を把握するとともに，母親の気持ちや感情を受けとめ，あせらず授乳のリズムを確立できるよう支援する。 ・子どもの発育は出生体重や出生週数，栄養方法，子どもの状態によって変わってくるため，乳幼児身体発育曲線を用い，これまでの発育経過を踏まえるとともに，授乳回数や授乳量，排尿排便の回数や機嫌等の子どもの状態に応じた支援を行う。 ・できるだけ静かな環境で，適切な子どもの抱き方で，目と目を合わせて，優しく声をかける等授乳時の関わりについて支援を行う。 ・父親や家族等による授乳への支援が，母親に過度の負担を与えることのないよう，父親や家族等への情報提供を行う。

（厚生労働省：授乳・離乳の支援ガイド，2019より抜粋）

2.2　授乳期の栄養ケア

（1）栄養アセスメント

産後の母体回復，母乳の分泌状況を踏まえて栄養アセスメントを行う。母親とともに乳児の健康状況を確認する。

1）身体計測

体重測定から産後の体重変化を確認し，妊娠前体重との比較をする。

2）臨床診査

分娩の状態および産後の母親の健康状態（体温，悪露，月経），母乳分泌の状況を問診する。産後はホルモンの関係により，うつ状態（マタニティブルーズ）や摂食障害になりやすいので，産後の住居環境，協力態勢なども把握する。母乳は量がわからないので，不安になる母親は多い。授乳回数，授乳時間や体重計を使用して計る哺乳量（新生児期）などを把握する。乳房の状態も診察する。母乳の出が悪い場合は，マッサージなども勧める。

乳児の健康状況を，母乳の飲み方・哺乳力の状態や排便の状態を含めて把握する。

3）臨床検査

産後健康診査では，尿検査，血圧測定，体重測定を行う。分娩時の出血が多い場合は貧血の検査を行う。

4）食事摂取状況

アルコール，喫煙，カフェインや服薬などは，母乳を通じて乳児に移行するので，母親の摂取状況を把握する。良い母乳が出るように，良質のたんぱく質，バランスの良い食事ができるように，摂取状況を把握し，食事のアドバイスをする。味の濃いもの，脂肪量の多いもの，刺激物，香りの強い食品は避ける。水分は十分にとり，身体を冷やさないようにする。

（2）栄養ケア計画

1）栄養目標量の設定

① 食事摂取基準

授乳期に重要な栄養素は，妊娠期同様に付加量が示されている。エネルギー量では，正常な妊娠・分娩を経た授乳婦が妊娠前と比べて余分に摂取すべき量を付加量で示している。推定平均必要量（EAR）の設定が可能な栄養素は，母乳含有量を基に付加量を設定している。付加量は1日の平均泌乳量780mLを基に算定している。目安量（AI）の設定に留まる栄養素は，原則として，児の発育に問題ないと想定される日本人授乳婦の摂取量の中央値を用い，その値が明らかでない場合は成人期の目安量を授乳期の基準値としている。授乳期におけるエネルギー，主な栄養素の付加量を表1-10に示した。

2）食品構成・食事計画の作成

授乳期の食品構成例（表1-11），およびそれを用いた授乳期の食事計画例を示した（p.19）。分娩は，体力の消耗と同時に，大変なストレスになる。消化管の機能も低下しており，消化の良い身体を温める料理が適する。母乳産生のためには，十分な睡眠，精神的安定，バランスのとれた食事が基本になる。母乳の質は，母親の食事が大きく影響するので，十分な水分，良質なたんぱく質食品，鉄，亜鉛，高ビタミン食を摂取するようにする。過剰にアルコ

表1-10 授乳期におけるエネルギー，栄養素の付加量

栄養素	付加量	設定理由
エネルギー (EER, kcal/日)	+ 350	母乳のエネルギー量は，泌乳量を哺乳量（0.78L/日）と同じとみなし，また母乳中のエネルギー含有量は663kcal/Lとすると，母乳のエネルギー量は517kcal/日と計算される。分娩後における体重減少によりエネルギーが得られる分，必要なエネルギー摂取量が減少する。体重減少分のエネルギーを体重1kg当たり6,500kcal，体重減少量を0.8kg/月とすると，体重減少分のエネルギー量は約173kcal/日となる。正常な妊娠・分娩を経た授乳婦が，授乳期間中に妊娠前と比べて余分に摂取すべきと考えられるエネルギーを授乳婦のエネルギー付加量とすると，授乳婦のエネルギー付加量（kcal/日）＝母乳のエネルギー量（kcal/日）－体重減少分のエネルギー量（kcal/日）として求められる。付加量は517 － 173 ＝ 344kcal/日となる。
たんぱく質 (RDA, g/日)	+ 20	妊娠によるたんぱく質蓄積残と体重増加残に対するたんぱく質付加量とは相殺されるものとしたので，泌乳に対する付加量のみとなる。1日当たりの平均泌乳量を0.78L/日とし，母乳中のたんぱく質濃度の平均値を12.6g/Lとした。食事性たんぱく質から母乳たんぱく質への変換効率は，70%で計算した。12.6g/L×0.78L/日÷0.70≒15g/日とした。推奨量算定係数1.25を乗じて，推奨量を求める。目標量は15～20%エネルギーとした。
ビタミンA (RDA, μgRAE/日)	+ 450	母乳中に分泌される量（320μgRAE/日）を付加することとした。推奨量算定係数1.4を乗じて推奨量とした。
ビタミンD (AI, μg/日)	8.5*	母乳中ビタミンD濃度は測定法により大きく異なる値が報告されていることから，母乳への分泌量に基づいて策定することは困難であると考え，非授乳時の18歳以上の目安量と同じ8.5μg/日とした。
ビタミンB₁ (RDA, mg/日)	+ 0.2	母乳中の濃度0.13mg/Lに泌乳量を乗じ，相対生体利用率60%を考慮して算出，0.2mg/日とした。推奨量算定係数は，1.2。
ビタミンB₂ (RDA, mg/日)	+ 0.6	母乳中の濃度0.40mg/Lに泌乳量を乗じ，相対生体利用率60%を考慮して算出，0.5mg/日とした。推奨量算定係数は，1.2。
ビタミンB₆ (RDA, mg/日)	+ 0.3	母乳中の濃度（0.25mg/L）に泌乳量を乗じ，相対生体利用率73%を考慮して算出，0.3mg/日とした。推奨量算定係数は，1.2。
ビタミンB₁₂ (RDA, μg/日)	+ 0.8	母乳中の濃度（0.45μg/L）に泌乳量を乗じ，吸収率50%を考慮して算出，0.7μg/日とした。推奨量算定係数は，1.2。
葉酸 (RDA, μg/日)	+ 100	母乳中の濃度（54μg/L）に泌乳量を乗じ，相対生体利用率50%を考慮して算出，84μg/日となる。推奨量算定係数は，1.2。
ビタミンC (RDA, mg/日)	+ 45	母乳中の濃度（50mg/L）に泌乳量を乗じ，相対生体利用率100%を考慮して算出，40mg/日とした。推奨量算定係数は，1.2。
鉄 (RDA, mg/日)	+ 2.5	母乳中の濃度（0.35mg/L）に泌乳量と吸収率（15%）から算定し，2.0mg/日とした。推奨量算定係数は，1.2。月経がない場合の推定平均必要量および推奨に付加する値である。通常の分娩であれば，授乳婦の付加量設定において，分娩時失血に伴う鉄損失については考慮する必要がない。
亜鉛 (RDA, mg/日)	+ 4	母乳中の濃度（2.01mg/L）に泌乳量と吸収率（53%）から算定，3.0mg/日とした。推奨量算定係数は，1.2。
銅 (RDA, mg/日)	+ 0.6	母乳中の濃度（0.35mg/L）に泌乳量と吸収率（55%）から算定，0.5mg/日とした。推奨量算定係数は，1.3。
ヨウ素 (RDA, μg/日)	+ 140	授乳に必要なヨウ素は0～5か月児の目安量である100μg/日と考え，ヨウ素の吸収率を100%と仮定した。推奨量算定係数は，1.4。母乳のヨウ素濃度を極端に高くしない観点から，過剰摂取に注意が必要である。
セレン (RDA, μg/日)	+ 20	母乳中セレン濃度の代表値（17μg/L）に基準哺乳量，吸収率90%に基づき，15μg/日とした。推奨量算定係数は，1.2。

＊付加量ではない
EER：推定エネルギー必要量，RDA：推奨量，AI：目安量

ールを摂取すると，プロラクチンの分泌低下により母乳分泌量が低下する。また，カフェインは中枢神経を刺激するため，母乳分泌量の低下につながるという報告もあるので，授乳中はできるだけ摂取しないようにする。母親の栄養が悪いと母乳に影響し，乳児の下痢や便秘にもつながる。そのような場合には，人工栄養に切り替える。

表1-11　授乳期の食品構成例

年齢層	20歳代		30歳代
身体活動	レベルⅠ	レベルⅡ	レベルⅠ
エネルギー（kcal）	2,050	2,350	2,100
たんぱく質（g）	80	90	80
脂質（%エネルギー）	20〜30		
食品構成	**重量（g）**	**重量（g）**	**重量（g）**
穀　類	360	430	380
魚介類	60	70	60
肉　類	60	60	60
卵　類	50	50	50
豆　類	70	70	80
緑黄色野菜	150	150	150
その他の野菜	200	200	200
いも類	100	100	100
海藻・きのこ類	15	15	15
乳　類	200	200	250
果物類	200	200	200
油脂類	15	15	20
砂糖・甘味料	20	20	20

2.3　事例に基づいた栄養ケアの実際

【授乳期の事例】

対象者プロフィール	
31歳主婦（身体活動レベルⅠ），産後1か月	
栄養アセスメント	
身体状況	身長158cm，体重57kg，体重非妊時より6kg増加，腹囲70cm
臨床検査	血圧110/65mmHg　尿検査：尿たんぱく±，尿糖− 子宮の回復状況は問題ない。
生活状況	育児中心の生活。睡眠不足，朝が起きられない。授乳回数は10〜12回，母乳量がわからない。喫煙歴はなし。 乳児の状況：哺乳力は普通，栄養法は混合栄養，ビタミンK_2シロップ投与済み，体重増加量（27g/日）
食事摂取状況	食事回数は3回，朝食はトースト・菓子パン等，昼食はめん類など単品メニューが多い。間食にケーキ，ドーナツを食べている。アルコールは飲んでいない，カフェインは控えている。

（1）栄養アセスメント

　対象者は，混合栄養であることにより，精神的な焦りがある。対応には，本人の話をよく聞き，母乳育児に頑張っていることをほめ，対象者の保育支援状況を確認する。乳児の体重量が範囲内（25〜30g/日）であることより，母乳はほぼ足りている。母親の体重はやや増加傾向であるが，母乳の分泌が順調であれば，問題のない範囲である。食事調査により，食事量を把握する。

30歳代女性（身体活動レベルⅠ） 授乳期の食事計画例

区分	料理名	食品名	摂取量(g)
朝食前 (起床後)	ホットミルク	低脂肪牛乳	100
朝食	トースト	食パン	90
		バター（無塩）	5
	ハムエッグ	鶏卵	60
		ロースハム	10
		調合油	2
	カブのスープ	かぶ	70
		かぶ の葉	20
		たまねぎ	20
		にんじん	15
		固形ブイヨン	1
	ヨーグルト	ヨーグルト(全脂無糖)	100
		ブルーベリージャム	10
	果物	キウイフルーツ	80
	ハーブティー	ハーブティー	200
間食	ホットはちみつレモン	はちみつ	10
		レモン 果汁	5
		水	200
昼食	スパゲッティミートソース	スパゲッティ・乾	80
		牛ひき肉	50
		にんにく	2
		たまねぎ	30
		ピーマン	15
		にんじん	20
		オリーブ油	3
		トマト	50
		トマトケチャップ	10
		バター（無塩）	3
		こしょう	0.01
		固形ブイヨン	0.5
		パセリ・葉	1
	ミニサラダ	トマト	20
		キャベツ	15
		きゅうり	15
		ブロッコリー	15
	果物	りんご	100

区分	料理名	食品名	摂取量(g)
間食	くし団子	くし団子 つぶあん	80
	麦茶	麦茶（浸出液）	200
夕食	ごはん	めし（精白米）	160
	清し汁	木綿豆腐	50
		ねぎ	10
		カットわかめ	1
		だし汁	150
		うすくちしょうゆ	3
	ぶり	ぶり	70
		食塩	0.6
	肉じゃが	じゃがいも	100
		ぶた肉（かた，脂身つき）	50
		たまねぎ	50
		しらたき	50
		にんじん	30
		グリンピース(冷凍)	5
		だし汁	100
		砂糖	3
		酒	6
		みりん	3
		こいくちしょうゆ	8
	お浸し	こまつな	50
		えのきたけ	10
		うすくちしょうゆ	3
		かつお節	0.5
	果物	みかん	100

■栄養指導上のポイント■

　母乳分泌をよくし，体の回復を図るには，水分を十分にとり，温かい料理を食べる。良質なたんぱく質や野菜，果物をしっかりとる。高脂肪食品，味の濃いもの，刺激物，アルコール飲料，カフェインの強いものは避ける。

食事 区分	エネルギー (kcal)	たんぱく質 (g)	脂質 (g)	炭水化物 (g)	食物繊維 (g)	ビタミンA (μgRAE)	ビタミンB₁ (mg)	ビタミンB₂ (mg)	ビタミンC (mg)	葉酸 (μg)	カルシウム (mg)	鉄 (mg)	食塩 (g)
目標値*	2,100	78.8～105	58.3	315.0	18以上	1,100	1.30	1.80	145	340	650	9	6.5未満
朝食**	591	25.2	20.7	72.8	8.7	372	0.34	0.77	92	159	460	2.6	2.3
昼食	565	18.7	16.5	77.9	9.4	234	0.32	0.20	61	98	60	3.1	0.6
夕食	743	34.1	18.9	95	18.5	464	0.9	0.64	90	154	247	5.2	3.3
朝間食	34	0.0	0.0	8.3	0.0	0	0.00	0.00	3	2	1	0.0	0.0
昼間食	141	2.3	0.3	31.7	0.9	0	0.03	0.01	0	5	8	0.4	0.1
合計	2,074	80.3	56.4	285.7	37.5	1,070	1.59	1.62	246	418	776	11.3	6.3
PFC比率（%）	15.5	24.5	60.0	PFC比率：エネルギー産生栄養素バランス（%エネルギー）									

*目標値：エネルギー産生栄養素バランス：たんぱく質15％エネルギー，脂質25％エネルギー，炭水化物60％エネルギー
**朝食の値は，朝食前（起床後）のホットミルクを含む

（2）栄養ケア計画（Plan）

1）問題点の抽出

① 混合栄養なので，母乳が十分出るように水分を十分にとり，良質なたんぱく質，ビタミン・ミネラルを十分に摂取する。

② 気持ちを安静にさせるように，育児の支援を行う。

③ 乳房のマッサージなどを行う。

2）栄養目標量の設定

① エネルギー：授乳期の推定エネルギー必要量は，妊娠前の推定エネルギー必要量に授乳期のエネルギー付加量を加えて算出する。30歳代，身体活動レベルⅠ（低い）の場合，推定エネルギー必要量1,750 kcal に付加量350kcalを加え，授乳期の推定エネルギー必要量は2,100kcalと設定する。母体の回復につれて身体活動量が増加する場合は，身体活動レベルⅡ（ふつう）を用いて推定エネルギー必要量を算出する。

② たんぱく質：エネルギー産生栄養素バランスの目標量15～20％エネルギー（％E）から算出すると，78.8～105gとなる。成人期のたんぱく質推奨量（RDA）50gに付加量（20g）を加えると70gになる。目標量の下限値15％Eを目安にして，多めにとるようにする。

③ 脂質：エネルギー産生栄養素バランスの目標量20～30％エネルギーから算出すると，46.6～70gとなる。25.0％Eを目安にすると58.3gとなる。

④ 炭水化物：エネルギー産生栄養素バランスの目標量50～65％Eから算出すると，262.5～341.3gとなる。②③より，60％Eを目安にすると315gとなる。

⑤ ビタミンB_1：授乳期の付加量は，母乳中のビタミンB_1濃度に泌乳量を乗じ，相対生体利用率60％を考慮して算出すると0.169mg/日となり，さらに推奨量算定係数1.2を乗じて0.2mg/日と設定する。推奨量（1.1mg/日）に付加量（0.2mg/日）を加えて，1.3mg/日と設定する。

⑥ ビタミンB_2：授乳期の付加量は，ビタミンB_1と同様に算出され，0.52mg/日となり，推奨量算定係数1.2を乗じて0.6mg/日となる。推奨量（1.2mg/日）に付加量（0.6mg/日）を加えて，1.8mg/日と設定する。

3）食生活の方針

① のどの渇きを覚えたらそのつど水分をとるようにする。

② 主食を中心に，エネルギーをしっかりととる。

③ 副菜で，不足しがちなビタミン・ミネラルをしっかりととる。

④ からだづくりの基礎となる主菜は，適量を心がける。

⑤ 牛乳・乳製品などの多様な食品を組み合わせて，カルシウムを十分にとる。

（厚生労働省：授乳・離乳の支援ガイド，2019，母乳の分泌をよくする食生活のポイントより）

4）目標の設定

長期目標：母子ともに規則的な生活リズムをつくる。栄養バランスの良い食事，身体を動かす習慣づくり，十分な睡眠により，妊娠前体重に戻す。

中期目標：食事は主食，主菜，副菜をそろえ栄養バランスの良い食事を心がける。定期的に体重を測定し，徐々に体重減少を目指す。

短期目標：朝食，昼食の食事内容を変える（食事に主菜や副菜を添える，宅配弁当サービスを利用する）。水分を十分にとり，母乳分泌を促す。

（3）実施状況（Do），評価（Check），改善（Act）

栄養ケア計画の実施から評価，モニタリング，改善までの流れを表1-12に示した。

表1-12 栄養ケア計画の実施から改善まで

	栄養改善ができている場合	再計画が必要な場合
実施状況 （Do）	① 食事は主食，主菜，副菜がそろい，バランス良く食べている。 ② 水分を十分にとっている。	① 主食が中心の食事となっている。 ② 間食に脂肪量が多い食品をとりすぎている。 ③ 母乳分泌量が増加していない。
評 価 （Check）	母乳分泌量が順調か，乳児の体重増加は順調であるか確認する。 1か月健診より母親の健康状態を確認する。 体重の変化を確認する。	食事状況を確認する（主食，主菜，副菜，果物，乳製品の摂取状況，エネルギー産生栄養素バランスなど）。 便秘，乳腺炎など，母親の健康状態について確認する。 生活状況を確認する。
改 善 （Act）	母乳が順調に出るようになったら，生活リズムを徐々に整え，体重をモニタリングしていく。	母乳分泌，母体回復を促すために，主食，主菜，副菜がそろう食事，果物，乳製品を食べるように心がける。 水分を十分にとる。 必要に応じて生活の支援を受ける。

コラム　乳児用液体ミルク

　日本では調製粉乳が普及し，液体ミルクは販売されていなかった。1995年の阪神・淡路大地震の際には，特別措置として乳児用液体ミルクの缶詰が海外より輸入された。2018年8月に乳児用液体ミルク（乳児用調製液状乳）の製造・販売を可能とする改正省令等が公布され，日本においても許可されることとなった。2021年現在数社から販売されている。一例をあげると，アイクレオ赤ちゃんミルクは紙パック（125mL，賞味期限6か月），明治ほほえみらくらくミルクは缶詰（240mL，賞味期限1年）である。常温保存で飲むことができる。夜間，外出用などにも使用するのに便利であり，防災時の備蓄として利用できる。温める際には，消毒をした哺乳瓶に移して，湯煎での方法が勧められ，紙パックや缶は温めない。

第2章 乳児期・幼児期

1. 乳 児 期

1.1 乳児期の特性

　乳児期は，一生のうちで身体的，生理的，精神的発育の最も盛んな時期である。乳児は，出生体重や在胎週数，出生後の日数により表2-1のように分類される。

　出生時の体重は約3,000gであるが，出生後3〜4日の間に出生体重の5〜10％の体重減少があり，これを生理的体重減少という。この体重減少は一時的なものであり，生後1〜2週間で出生時の値に戻る。その後の1日平均体重増加量は，0〜3か月で30g，3〜6か月で15

表2-1　乳児の分類

出生時		出生後	
体重による分類	在胎週数による分類		
超低出生体重児　1,000g未満	早産児　在胎22〜37週未満	出生後7日未満	早期新生児期
極低出生体重児　1,500g未満	正期産児　在胎37〜42週未満	出生後4週（28日）未満	新生児期
低出生体重児　2,500g未満	過期産児　在胎42週以上	新生児期以降〜1歳未満	乳児期
正出生体重児			
2,500g以上4,000g未満			
高出生体重児　4,000g以上			

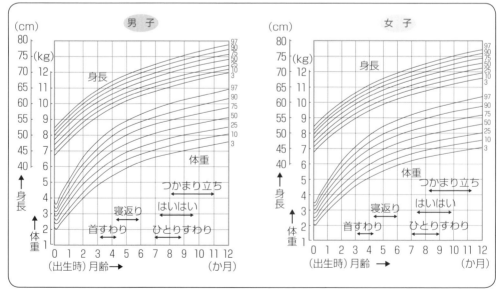

図2-1　乳児身体発育曲線（身長，体重）

出典）厚生労働省：平成22年乳幼児身体発育調査報告書，2011

〜20g，6〜9か月で9g，9〜12か月で8gであり，生後1年で体重は出生時の約3倍になる。出生時の身長は約50cmであり，生後1年で約1.5倍になる。乳児期の身体発育曲線を図2-1に示す。

　乳児期では，運動機能の発達も著しく，その発達は精神機能の発達と密接に関連している。つまり身体および運動機能の発達が順調であれば，精神機能も順調に発達する傾向にある。精神・運動機能の発達を中心とした「赤ちゃんの1年」を図2-2に示す。

　栄養・食事については，乳汁のみを栄養源とする時期から，食品からの摂取へと移行する期間である。乳児は，消化吸収能が未熟であり，胃容量も小さい。また，噴門部括約筋の機能が未熟であるため，溢乳を起こしやすい。乳歯は，個人差があるが一般的に6〜9か月頃から生え始める。発育に応じて，離乳食の形態，食品数，調理法などを考慮する。また，免疫機能も未発達であるため，感染症に対する抵抗性が弱い。

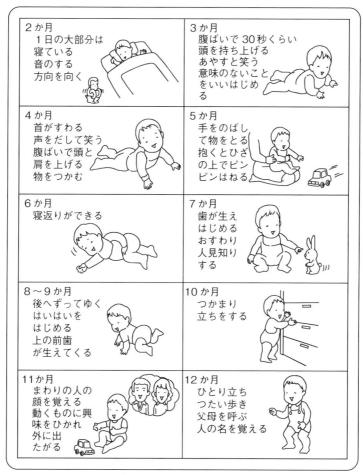

図2-2　赤ちゃんの1年（精神と運動の発達）

1.2　乳児期の栄養ケア

（1）栄養アセスメント

　乳児期の栄養状態は，その後の成長や発育に大きな影響を与えるため，この時期の栄養アセスメントは非常に重要である。成長曲線に照らし合わせるなど，定期的に栄養状態を観察し，食事量が適切であったか評価する。

1）臨床診査

　出生体重や在胎週数，月齢により栄養素の代謝能や消化管における消化吸収能が異なるため，これらを考慮した栄養管理が必要である。問診では，月齢，栄養方法（母乳栄養，混合栄養，人工栄養，離乳食），排泄（尿・便の色，性状，回数），精神・運動機能の発達などを確認する。また，栄養状態の良否は身体症状として現れるため，体温，脈拍，全身状態，顔色などを専門医が視診・触診で判断する。

2）身体計測

　乳児期の栄養状態を評価する際，最も基本的で客観的な方法が身体計測であり，特に身長と体重が用いられる。身長と体重の成長・発育の目安として，成熟児では乳幼児身体発育値（図2-1）が用いられる。また，頭囲は脳の発育の評価に，胸囲は栄養状態の評価に用いられる。

3）臨床検査

　臨床検査では，主に血液と尿が用いられる。血液生化学指標は，臨床症状が出現する前に，潜在的な栄養障害を判断できる。鉄欠乏性貧血を判断する指標として血清ヘモグロビン濃度やヘマトクリット，黄疸を判断する指標として血清ビリルビン濃度が用いられる。

4）栄養素摂取状況調査

　母乳栄養の場合，授乳量の評価は授乳前後の体重を測定し，その差で判断する。乳児期後半は，離乳食の内容や摂取量の評価も併せて行う。

（2）食事摂取基準

　乳児期は，成長・発達が著しい時期であり，健康に発育するためには適正な栄養摂取が必要である。その基準となるものとして，「日本人の食事摂取基準（2020年版）」に乳児が1日に摂取することが望ましいエネルギーおよび各種栄養素の量が示されている。推定エネルギー必要量と主な栄養素を表2-2にまとめた。

　乳児は，身体活動に必要なエネルギーに加えて，エネルギー蓄積相当量分を摂取する必要がある。よって，推定エネルギー必要量は，下記の式で算出される。

　　　　推定エネルギー必要量（kcal/日）
　　　　　=総エネルギー消費量（kcal/日）+エネルギー蓄積量（kcal/日）

　総エネルギー消費量は，母乳栄養児と人工栄養児で異なり，人工栄養児の方が多い。それぞれの推定エネルギー必要量の算出に必要な参考値を表2-3に示した。

　乳児における各種栄養素の食事摂取基準については，出生後6か月未満（0〜5か月）と6か月以上（6〜11か月）の2つに区分されているが，エネルギーとたんぱく質については，0〜5か月，6〜8か月，9〜11か月の3つの区分で表されている。生後0日目〜5か月の乳児

表2-2 乳児の主な食事摂取基準（2020年版）

	策定項目	0～5（月）		6～8（月）		9～11（月）	
		男児	女児	男児	女児	男児	女児
エネルギー（kcal/日）	推定エネルギー必要量	550	500	650	600	700	650
たんぱく質（g/日）	目安量	10		15		25	
脂質	脂質（％エネルギー）	目安量	50		40		
	n-6系脂肪酸（g/日）	目安量	4		4		
	n-3系脂肪酸（g/日）	目安量	0.9		0.8		
炭水化物	炭水化物（％エネルギー）	—	—		—		
ビタミン	脂溶性 ビタミンA（μgRAE/日）[1]	目安量	300		400		
		耐容上限量	600		600		
	ビタミンD（μg/日）	目安量	5.0		5.0		
		耐容上限量	25		25		
	ビタミンK（μg/日）	目安量	4		7		
	水溶性 ビタミンB₁（mg/日）	目安量	0.1		0.2		
	ビタミンB₂（mg/日）	目安量	0.3		0.4		
	ビタミンC（mg/日）	目安量	40		40		
ミネラル	多量 ナトリウム（mg/日）	目安量	100		600		
	（食塩相当量）（g/日）	目安量	(0.3)		(1.5)		
	カルシウム（mg/日）	目安量	200		250		
	微量	目安量	0.5		—		
	鉄（mg/日）[2]	推定平均必要量	—		3.5	3.5	3.5	3.5
		推奨量	—		5.0	4.5	5.0	4.5

[1] プロビタミンAカロテノイドを含まない。
[2] 6～11か月は一つの月齢区分として男女別に算定した。

表2-3 乳児期の推定エネルギー必要量の算出に必要な参考データ

		総エネルギー消費量（kcal/日）	エネルギー蓄積量（kcal/日）
母乳栄養児	0～5（月） 6～8（月） 9～11（月）	92.8×体重（kg）－152.0	115 男児：15，女児：20 男児：20，女児：15
人工栄養児	0～5（月） 6～8（月） 9～11（月）	82.6×体重（kg）－29.0	115 男児：15，女児：20 男児：20，女児：15

の栄養は，100％乳汁に依存するため，各栄養素の目安量は，母乳中の栄養素濃度と健康な乳児の母乳摂取量の積により算定されている。生後6か月以降では，哺乳量と離乳食からの摂取量を考慮して目安量を算定している。

（3）乳汁栄養

乳汁（母乳または育児用ミルク）を子どもに与えることを授乳といい，子どもに栄養素等を与えるとともに，母子・親子の絆を深め，子どもの心身の健やかな発達を促す上できわめて重要である。

1）母乳栄養

乳汁が母乳である場合を母乳栄養といい，乳児にも母親にも乳児期の栄養法として最も優れている。母乳栄養には，以下のような利点があげられる。

・乳児に最適な成分組成で，代謝負担が少ない。

・母乳中に免疫物質が含まれているので，乳児の感染症の発症および重症度が低い。

・母乳は無菌的に与えられるため，衛生的に安全である。

・母乳を与えることによって，産後の母体の回復が促される。

・母子間の接触が良好な母子関係を形成する。

・調乳の手間がかからず，経済的である。

① 母乳の成分

　分娩後，母乳の成分は日とともに変化し，分娩後10日目頃からほぼ一定の成分となる。最初の数日間に分泌される乳汁を初乳，初乳から成乳に移行するまでの乳汁を移行乳，10日目以降の一定した成分の乳汁を成乳（成熟乳）という。初乳は成乳と比較して，たんぱく質（特にラクトアルブミン，グロブリン），ミネラルが多く，乳糖と脂質が少ない。初乳には，各種免疫物質（分泌型免疫グロブリンA（分泌型IgA），ラクトフェリン，リゾチームなど）が含まれており，感染防御能を有する。一方，成乳は初乳より乳糖と脂質を多く含んでいる。

2）人工栄養

　母親，子どもの健康状態や社会的な理由などから，母乳栄養が行えず，乳児の栄養が母乳以外の乳汁で行われる場合を人工栄養という。乳汁は，ほとんど育児用ミルクによって行われる。育児用ミルクは，牛乳を原料として，母乳に栄養成分を近づけるよう加工調製したものである。

① 育児用ミルクの調乳

　調乳は，衛生的に無菌状態で行うよう注意が必要である。

　　a．無菌操作法　　毎回の授乳ごとに，あらかじめ消毒した哺乳瓶に調製粉乳を入れ，一度沸騰させたお湯で溶解する方法であり，家庭や保育所などにおいて，少量のミルクを作成する際に用いられている。調乳後2時間以内に消費されなかったミルクは，すべて廃棄する。乳児感染リスクを最小限に抑えるため，FAO/WHO（国連食糧農業機関／世界保健機関）から「乳幼児用調製粉乳の安全な調乳，保存及び取り扱いに関するガイドライン」が発表されている（表2-4）。

　　b．終末殺菌法　　1日分または数回分をまとめて調乳し，洗浄済みの哺乳瓶に分注した後に煮沸消毒する。その後，冷蔵庫に保管し，授乳のたびに適温に温めて使用する。この方法は，病院や乳児院，大人数の保育所などで，大量のミルクが必要な場合によく用いられる方法である。調乳した粉ミルクは，冷蔵庫で24時間まで保存できるが，再加温後2時間以内に消費されなかったミルクは，すべて廃棄する。

② 乳児用調製液体乳（乳児用液体ミルク）

　乳児用調製液状乳（乳児用液体ミルク）は，液状の人工乳を容器に密封したものであり，2018年に国内で製造・販売することが可能となった。常温での保存が可能であり，調乳の手間がなく，消毒した哺乳瓶に移し替えて，すぐに飲むことができるため，外出時など調乳が大変なときや，ライフラインが断絶した災害時での利用に適している。

3）混合栄養

　母乳不足や母親の就労など，何らかの理由で母乳だけで哺乳をできない場合に，母乳と育

表2-4　哺乳瓶を用いた粉ミルク（調製粉乳）の調乳方法（FAO/WHOガイドラインの概要）

① 粉ミルクを調乳する場所を清掃・消毒する。

② 石鹸と水で手を洗い，清潔なふきん，または使い捨てふきんで水をふき取る。

③ 飲用水＊を沸かす。電気ポットを使う場合は，スイッチが切れるまで待つ。鍋を使う場合は，ぐらぐ
　らと沸騰していることを確認する。

④ 粉ミルクの容器に書かれている説明文を読み，必要な水の量と粉の量を確かめる。加える粉ミルクの
　量は説明文より多くても少なくてもいけない。

⑤ やけどに注意しながら，洗浄・殺菌した哺乳瓶に正確な量の沸かした湯を注ぐ。湯は70℃以上に保ち，
　沸かしてから30分以上放置しないようにする。

⑥ 正確な量の粉ミルクを哺乳瓶中の湯に加える。

⑦ やけどしないよう，清潔なふきんなどを使って哺乳瓶を持ち，中身が完全に混ざるよう，哺乳瓶をゆ
　っくり振るまたは回転させる。

⑧ 混ざったら，直ちに流水をあてるか，冷水または氷水の入った容器に入れて，授乳できる温度まで冷
　やす。このとき，中身を汚染しないよう，冷却水は哺乳瓶のキャップより下に当てるようにする。

⑨ 哺乳瓶の外側についた水を，清潔なふきんまたは使い捨てのふきんでふき取る。

⑩ 腕の内側に少量のミルクを垂らして，授乳に適した温度になっているか確認する。生温かく感じ，熱
　くなければ大丈夫である。熱く感じた場合は，授乳前にもう少し冷ます。

⑪ ミルクを与える。

⑫ 調乳後2時間以内に使用しなかったミルクは捨てる。

注意：ミルクを温める際には，加熱が不均一になったり，一部が熱くなる「ホット・スポット」ができ乳児の口に
やけどを負わす可能性があるので，電子レンジは使用しない。

＊①水道水，②水道法に基づく水質基準に適合することが確認されている自家用井戸等の水，③調製粉乳の調整用とし
　て推奨される，容器包装に充填し，密栓または密封した水，のいずれかを念のため沸騰させたものを使用する。

（厚生労働省ホームページより作成）

原典）How to Prepare Formula for Bottle-Feeding at Home（FAO/WHO）

児用ミルクの両方を使用することを混合栄養という。母乳不足の場合における混合栄養とし
て，毎回の授乳で母乳を与えた後に不足分を育児用ミルクで補う方法や，授乳ごとに母乳と
育児用ミルクを交互に与える方法がある。母親の就労などで母乳を与えられない場合には，
母乳を与えられない時間に育児用ミルクを与え，それ以外は母乳を与える方法がある。

（4）離　乳　食

　離乳とは，成長に伴い，母乳または育児用ミルクなどの乳汁だけでは不足してくるエネル
ギーや栄養素を補完するために，乳汁から幼児食に移行する過程をいう。この間に子どもの
摂食機能は，乳汁を吸うことから，食べ物を噛みつぶして飲み込むことへと発達する。ま
た，摂食行動は次第に自立へと向かっていく。

1）離乳の時期

　離乳の開始とは，なめらかにすりつぶした状態の食物を初めて与えたときをいい，その時
期は5〜6か月頃が適当である。離乳初期から完了期にかけて，摂取する食品の量や種類を
徐々に増やし，献立や調理の形態も変化させていく。形のある食物を噛みつぶすことができ
るようになり，エネルギーの大部分が母乳または育児用ミルク以外の食物から摂取できるよ
うになった状態を離乳の完了といい，その時期は生後12〜18か月頃である。ただし，子ど
もの発育および発達には個人差があるため，月齢はあくまで目安であり，子どもの様子を見
ながら離乳を進めていくことが大切である。

2）離乳による発達への影響

　各時期に適した調理形態の離乳食を与えることにより，咀嚼・嚥下の機能が備わってい

く。さらに，唾液をはじめとする消化液の分泌量が著しく増加し，消化酵素の活性が高くなることで，消化機能の発達につながる。離乳食で多様な食品の味，におい，舌触り，形などを経験させることは，味覚，嗅覚，触覚，視覚の発達を促し，偏食や食欲不振をしない食習慣の基礎をつくる。また，家族とともに食卓を囲むことも，精神機能の発達につながる。

3）離乳の進め方の要点

厚生労働省の「授乳・離乳の支援ガイド」（2019年改定）から，「離乳の進め方の目安」を図2-3に示す。

① 食べ方の目安

◆1日1回，1さじずつ始め，徐々に量を増やしていく。

	離乳初期 生後5〜6か月頃	離乳中期 生後7〜8か月頃	離乳後期 生後9〜11か月頃	離乳完了期 生後12〜18か月頃
		離乳の開始 ➡ 離乳の完了		
	以下に示す事項は，あくまでも目安であり，子どもの食欲や成長・発達の状況に応じて調整する。			
〈食べ方の目安〉	○子どもの様子をみながら1日1回1さじずつ始める。 ○母乳や育児用ミルクは飲みたいだけ与える。	○1日2回食で食事のリズムをつけていく。 ○いろいろな味や舌ざわりを楽しめるように食品の種類を増やしていく。	○食事のリズムを大切に，1日3回食に進めていく。 ○共食を通じて食の楽しい体験を積み重ねる。	○1日3回の食事のリズムを大切に，生活リズムを整える。 ○手づかみ食べにより，自分で食べる楽しみを増やす。
調理形態	なめらかにすりつぶした状態	舌でつぶせる固さ	歯ぐきでつぶせる固さ	歯ぐきで噛める固さ
1日当たりの目安量				
Ⅰ　穀類（g）	つぶしがゆから始める。	全がゆ 50〜80	全がゆ 90〜軟飯 80	軟飯 90〜ご飯 80
Ⅱ　野菜・果物（g）	すりつぶした野菜等も試してみる。	20〜30	30〜40	40〜50
Ⅲ　魚（g） 又は肉（g） 又は豆腐（g） 又は卵（個） 又は乳製品（g）	慣れてきたら，つぶした豆腐・白身魚・卵黄等を試してみる。	10〜15 10〜15 30〜40 卵黄1〜全卵1/3 50〜70	15 15 45 全卵1/2 80	15〜20 15〜20 50〜55 全卵1/2〜2/3 100
歯の萌出の目安		乳歯が生え始める。	1歳前後で前歯が8本生えそろう。	離乳完了期の後半頃に奥歯（第一乳臼歯）が生え始める。
摂食機能の目安	口を閉じて取り込みや飲み込みが出来るようになる。	舌と上あごで潰していくことが出来るようになる。	歯ぐきで潰すことが出来るようになる。	歯を使うようになる。
※衛生面に十分に配慮して食べやすく調理したものを与える				

図2-3　離乳の進め方の目安

出典）厚生労働省：授乳・離乳の支援ガイド，2019

◆離乳が進むにつれ，1日2回食，3回食へと進めていく。食事を規則的にとることで，生活リズムを整えていく。

◆いろいろな食品の味や舌ざわりを経験させることや，共食，手づかみ食べを通じて，食べる楽しみの経験を積み重ねる。

② 調理形態，調理方法

◆子どもの摂食機能の発達に合わせて，なめらかにすりつぶした状態から始め，慣れてきたら舌でつぶせる固さ，歯ぐきでつぶせる固さへと進め，歯ぐきで噛める固さへと移行する。

◆離乳の開始時期は調味料を使用しない。離乳の進行に応じて調味料を使用する場合は，食材のもつ味を生かしながら，薄味を心がける。油脂類も少量の使用とする。

◆子どもは細菌への抵抗力が弱いため，調理を行う際は衛生面に十分配慮する。

③ 食品の種類と組み合わせ

◆離乳の開始は，おかゆ（米）から始め，離乳の進行に応じて与える食品の種類を増やしていく。

◆新しい食品を始めるときには，離乳食用のスプーンで1さじずつ与え，子どもの様子を見ながら量を増やしていく。

◆おかゆに慣れたら野菜・果物，さらに慣れたら豆腐・白身魚・固ゆでにした卵黄などを試してみる。

◆卵は卵黄から全卵へ，魚は白身魚から赤身魚，青皮魚へと進めていく。肉類は脂肪の少ないものから始め，脂肪の多いものは少し遅らせる。

◆1日2回食に進む頃には，穀類（主食），野菜（副菜）・果物，たんぱく質性食品（主菜）を組み合わせた食事とする。

◆母乳栄養の場合，生後6カ月の時点で鉄やビタミンDの欠乏を生じやすいため，鉄やビタミンDの供給源となる食品を積極的に取り入れる。

◆フォローアップミルクは，離乳が順調に進まず鉄欠乏のリスクが高い場合や，適当な体重増加がみられない場合に，医師に相談した上で必要に応じて活用することを検討する。

◆はちみつは，乳児ボツリヌス症を引き起こすリスクがあるため，1歳を過ぎるまでは与えない。

4）離乳初期（生後5～6か月頃）の進め方と食事計画例

離乳食を開始する時期である。首のすわりがしっかりし，哺乳反射の減弱（スプーンなどを口に入れても舌で押し出すことが少なくなる）や，食べものへ興味を示すそぶり（大人が食べている様子を見て口を動かす，よだれが出るなど）などが開始の目安となる。最初は1日1回1さじから始め，徐々に量を増やしていく。母乳または育児用ミルクは，授乳のリズムに沿って，子どもの欲するままに与える。アレルギーの心配が少ない米（つぶしがゆ）から始め，慣れてきたらなめらかにすりつぶした野菜などを加えていく。さらに慣れてきたら，つぶした豆腐，白身魚，卵黄（固ゆで）などを増やしていく。新しい食材を食べさせるときは，必

離乳初期児1日1回食の食事計画例

食事区分	料理名	食品名	摂取量 (g)
6時	乳汁	母乳または育児用ミルク	200
午前食	つぶしがゆ	米（精白米）	5
	かぼちゃペースト	かぼちゃ 湯	10 適宜
	とろとろ豆腐	絹ごし豆腐 昆布だし汁	10 10
12時	乳汁	母乳または育児用ミルク	200
15時	乳汁	母乳または育児用ミルク	200
18時	乳汁	母乳または育児用ミルク	200
22時	乳汁	母乳または育児用ミルク	200

■ 栄養指導上のポイント

・10倍がゆを炊き，すりこぎで上から叩くようにつぶす。

・かぼちゃを皮付きのまま軟らかく茹で，熱いうちに皮を取り除いてなめらかにすりつぶす。茹でのばし，固さを調節する。

・豆腐を熱湯または電子レンジで加熱して裏ごしをし，だしでのばす。

※食材の下ごしらえをまとめて行い，小分けにして冷凍保存すると便利。電子レンジで加熱解凍し，よく冷まして与える。

食事区分	エネルギー (kcal)	たんぱく質 (g)	脂質 (g)	炭水化物 (g)	ビタミンA (μgRAE)	ビタミンD (μg)	ビタミンK (μg)	ビタミンB$_1$ (mg)	ビタミンB$_2$ (mg)	ビタミンC (mg)	カルシウム (mg)	鉄 (mg)	食塩 (g)
目標値*	男：550 女：500	10	男：31 女：28	—	300	5.0	4	0.10	0.30	40	200	0.5	0.3
乳汁（1日分）	610	8.0	36.0	64.0	460	3.0	10	0.10	0.30	50	270	0.4	0.0
午前食	31	0.9	0.4	5.6	33	0.0	3	0.02	0.02	4	10	0.2	0.0
合計	641	8.9	36.4	69.6	493	3.0	13	0.12	0.32	54	280	0.6	0.0
PFC比率（%）		5.6	51.1	43.3	PFC比率：エネルギー産生栄養素バランス（%エネルギー）								

＊目標値：脂質は，50%エネルギーの値

ず1種類ずつ使用し，小さじ1杯から始める。子どもの様子を見て（下痢やアレルギー症状がないかなど），少しずつ量を増やす。離乳初期児の食事計画例を上に示した。

　この時期は，離乳食を飲み込むこと，その舌触りや味に慣れさせることが主な目的である。食材の固さは，とろとろのポタージュ状やヨーグルト状が目安となる。食べる量や栄養バランスにこだわり過ぎず，思うようにいかない場合でも焦らずゆっくりとした気持ちで進める。

5）離乳中期（生後7～8か月頃）の進め方と食事計画例

　離乳食を1日2回にして，生活のリズムを確立していく時期である。食事は午前と午後の授乳前に与え，この他に授乳のリズムに沿って，母乳は子どもの欲するままに，育児用ミルクは1日3回程度与える。この時期は，舌と上顎でつぶすことが可能となるので，食事の固さは舌でつぶせる固さのものとする。いろいろな味や舌触りを楽しめるように，食品の種類を増やしていき，穀類（主食），野菜（副菜）・果物，たんぱく質性食品（主菜）を組み合わせた食事とする。卵は卵黄から全卵へと進め，脂肪の少ない肉類の使用も可能となる。食べさせるときは，平らな離乳用のスプーンを下唇にのせ，上唇が閉じるのを待つ。離乳中期児の食事計画例をp.31に示した。

6）離乳後期（生後9～11か月頃）の進め方と食事計画例

　離乳食を1日3回食として，大人と同じ時間に食べられるように，食事のリズムを整えて

離乳中期児 1 日 2 回食の食事計画例

食事区分	料理名	食品名	摂取量 (g)
6 時	乳汁	母乳または育児用ミルク	200
午前食	パンがゆ	食パン	15
		育児用ミルク	4
		湯	60
	豆腐と野菜のみぞれ煮	絹ごし豆腐	30
		だいこん	10
		にんじん	5
		かつお昆布だし汁	50
		片栗粉	1
	乳汁	母乳または育児用ミルク	飲みたいだけ
午後食	しらすがゆ	全がゆ	50
		しらす干し	5
	ほうれんそうとささみのとろみ煮	ほうれんそう	20
		鶏肉（ささみ）	10
		かつお昆布だし汁	50
		片栗粉	1
	ヨーグルトりんご	ヨーグルト	30
		りんご	15
	乳汁	母乳または育児用ミルク	飲みたいだけ

食事区分	料理名	食品名	摂取量 (g)
18 時	乳汁	母乳または育児用ミルク	200
22 時	乳汁	母乳または育児用ミルク	200

■ 栄養指導上のポイント ■

・食パンを耳を取り除く。
・野菜を柔らかく茹で，みじん切りにする。
・ほうれんそうの葉先を使用する。
・しらす干しを熱湯に入れ，塩抜きをしてから細かく刻む。
・片栗粉でとろみをつけ，飲み込みやすくする。
・りんごを電子レンジで加熱してからフォークの背でつぶす。

食事区分	エネルギー (kcal)	たんぱく質 (g)	脂質 (g)	炭水化物 (g)	ビタミンA (µgRAE)	ビタミンD (µg)	ビタミンK (µg)	ビタミンB₁ (mg)	ビタミンB₂ (mg)	ビタミンC (mg)	カルシウム (mg)	鉄 (mg)	食塩 (g)
目標値*	男：650 女：600	15	男：29 女：27	—	400	5.0	7	0.20	0.40	40	250	男：5.0 女：4.5	1.5
乳汁（1日分）	366	4.8	21.6	38.4	276	1.8	6	0.06	0.18	30	162	0.2	0.0
午前食	78	3.2	2.5	10.2	57	0.4	5	0.07	0.06	4	46	0.7	0.2
午後食	81	4.9	1.0	12.0	90	0.6	56	0.06	0.10	8	63	0.5	0.3
合計	525	12.9	25.2	60.6	423	2.8	66	0.19	0.34	42	270	1.4	0.5
PFC 比率（%）		9.8	43.2	47.0	PFC 比率：エネルギー産生栄養素バランス（%エネルギー）								

＊目標値：脂質は，40%エネルギーの値
※午前食後，午後食後に飲みたいだけ飲ませる乳汁の栄養価は含まない

いく。離乳食の後に母乳または育児用ミルクを与え，この他に授乳のリズムに沿って母乳は子どもの欲するままに，育児用ミルクは 1 日 2 回程度与える。この時期は，舌で食べものを歯ぐきの上に乗せられるようになるため，歯や歯ぐきでつぶすことができるようになる。食べさせるときは，丸み（くぼみ）のある離乳食用のスプーンを下唇にのせ，上唇が閉じるのを待つ。また，生後 9 か月頃から手づかみ食べを始める。食べものを触ったり，握ったりすることで食べものへの関心が高まり，自らの意思で食べようとする行動につながるため，積極的にさせたい行動である。離乳後期児の食事計画例を p.32 に示した。

離乳後期児1日の食事計画例

食事区分	料理名	食品名	摂取量(g)
6時	乳汁	母乳または育児用ミルク	200
朝食	全がゆ	全がゆ	90
	青菜のスクランブルエッグ	卵	30
		普通牛乳	10
		ほうれんそう	20
		バター	2
	じゃがいもとにんじんのスープ煮	じゃがいも	20
		にんじん	10
		野菜スープ	30
		食塩	0.2
	乳汁	母乳または育児用ミルク	飲みたいだけ
昼食	煮込みうどん	ゆでうどん	60
		鶏ささみ	15
		キャベツ	25
		かつお昆布だし汁	100
		こいくちしょうゆ	1
	ブロッコリーの白和え	ブロッコリー	20
		木綿豆腐	30
		すりごま	0.5
	乳汁	母乳または育児用ミルク	飲みたいだけ

食事区分	料理名	食品名	摂取量(g)
夕食	全がゆ	全がゆ	90
	たらのみぞれ煮	まだら	15
		だいこん	15
		かつお昆布だし汁	20
		こいくちしょうゆ	0.5
		砂糖	1
	にんじんのおかか和え	にんじん	20
		かつおぶし	0.2
		こいくちしょうゆ	0.2
	ほうれんそうのコーン和え	ほうれんそう	20
		クリームコーン	10
	乳汁	母乳または育児用ミルク	飲みたいだけ
22時	乳汁	母乳または育児用ミルク	200

■ 栄養指導上のポイント

・野菜を柔らかく茹で，5～7mmの角切りにする。
・ほうれんそうの葉先を使用する。
・ゆでうどんを5mm～1cmの長さに切り，柔らかくゆでる。

食事区分	エネルギー(kcal)	たんぱく質(g)	脂質(g)	炭水化物(g)	ビタミンA(μgRAE)	ビタミンD(μg)	ビタミンK(μg)	ビタミンB$_1$(mg)	ビタミンB$_2$(mg)	ビタミンC(mg)	カルシウム(mg)	鉄(mg)	食塩(g)
目標値*	男:700 女:650	25	男:31 女:29	—	400	5.0	7	0.20	0.40	40	250	男:5.0 女:4.5	1.5
乳汁(1日分)	244	3.2	14.4	25.6	184	1.2	4	0.04	0.12	20	108	0.2	0.0
朝食	141	5.4	4.8	17.5	216	1.2	60	0.08	0.19	13	41	1.0	0.5
昼食	112	7.7	1.9	14.2	17	0.0	65	0.11	0.10	39	62	1.0	0.4
夕食	95	3.8	0.2	18.2	210	0.2	58	0.07	0.08	10	25	0.6	0.3
合計	592	20.0	21.3	75.5	627	2.5	187	0.30	0.49	82	236	2.7	1.2
PFC比率（%）		13.5	32.4	54.1									

PFC比率：エネルギー産生栄養素バランス（%エネルギー）

＊目標値：脂質は，40%エネルギーの値
※朝食後，昼食後，夕食後に飲みたいだけ飲ませる乳汁の栄養価は含まない

7）離乳完了期（生後12～18か月頃）の進め方と食事計画例

1日3回の食事の他，必要に応じて1日1～2回の補食を与える。母乳または育児用ミルクは，子どもの離乳の進行および完了の状況に応じて与える。この時期は歯ぐきで噛める固さのものを与え，手づかみ食べをすることで，前歯で噛み取る練習をして一口量を覚え，やがて食具を使うようになって自分で食べる準備をしていく。離乳完了期児の食事計画例をp.33に示した。

離乳完了期児1日の食事計画例

食事区分	料理名	食品名	摂取量(g)
朝食	チーズトースト	食パン	40
		スライスチーズ	10
	カラフル卵炒め	卵	30
		トマト	30
		ブロッコリー	10
		サラダ油	2
	温野菜	アスパラガス	15
		にんじん	20
		マヨネーズ	2
間食	バナナヨーグルト	バナナ	20
		ヨーグルト	50
昼食	ひと口おにぎり	めし（精白米）	80
		しらす干し	5
	鮭とキャベツのレンジ蒸し	さけ	20
		キャベツ	30
	みそ汁	木綿豆腐	10
		こまつな	5
		かつお昆布だし汁	100
		淡色辛みそ	3
間食	かぼちゃパンケーキ	かぼちゃ	10
		ホットケーキミックス	15
		卵	10
		普通牛乳	10
		サラダ油	2
	麦茶	麦茶	100

食事区分	料理名	食品名	摂取量(g)
夕食	ごはん	めし（精白米）	80
	レバーのクリームシチュー	鶏肉（レバー）	15
		ブロッコリー	10
		にんじん	10
		たまねぎ	10
		コンソメスープ	50
		普通牛乳	30
		サラダ油	2
		小麦粉	3
	チンゲンサイのごま和え	チンゲンサイ	30
		すりごま	0.5
		こいくちしょうゆ	1
22時	フォローアップミルク	フォローアップミルク	200

■栄養指導上のポイント■

・食パンを手づかみ食べしやすいよう，スティック状に切る。
・咀嚼力に合わせて野菜類の切り方や大きさを考慮する。
・さけ，豆腐，鶏レバーを1cm程度の角切りにする。

食事区分	エネルギー (kcal)	たんぱく質 (g)	脂質 (g)	炭水化物 (g)	ビタミンA (μgRAE)	ビタミンD (μg)	ビタミンK (μg)	ビタミンB₁ (mg)	ビタミンB₂ (mg)	ビタミンC (mg)	カルシウム (mg)	鉄 (mg)	食塩 (g)
目標値*	男:950 女:900	20	男:42 女:40	—	400 350	3.0 3.5	50 60	0.50	0.60 0.50	40	450 400	4.5	3.0 未満
朝食	223	9.5	10.3	21.5	254	1.2	42	0.12	0.23	22	101	1.0	0.9
昼食	177	7.9	1.6	30.9	26	7.0	35	0.09	0.08	14	56	0.7	0.7
夕食	206	6.3	3.8	34.3	2,239	0.1	54	0.14	0.40	26	85	2.1	0.5
午前間食	47	1.8	1.4	6.1	18	0.0	1	0.03	0.08	4	61	0.1	0.1
午後間食	101	2.6	3.8	13.6	59	0.4	7	0.03	0.07	4	34	0.3	0.2
ミルク	132	3.8	5.6	16.8	121	1.5	6	0.19	0.22	17	205	2.5	0.1
合計	885	31.9	26.5	123.2	2,716	10.2	145	0.59	1.09	87	542	6.7	2.5
PFC比率（%）		14.4	26.9	58.7									

PFC比率：エネルギー産生栄養素バランス（%エネルギー）
＊目標値：脂質は，40%エネルギーの値

コ　ラ　ム　ベビーフード

　日本ベビーフード協議会では，ベビーフードを「乳児および幼児の発育に伴い，栄養補給を行うとともに，順次一般食品に適応させることを目的として製造された食品」と定義しており，品質は医学的・栄養学的見地からみて，物性面・栄養面が配慮され，乳児および幼児が摂食するに適したものであることとしている（日本ベビーフード協議会では，「乳児」を1歳未満の児，「幼児」を生後1歳から1歳6か月頃までの児としている）。

　市販のベビーフードは，大きく「ウエットタイプ」と「ドライタイプ」の2種類に分類される。

・ウエットタイプ：レトルトパウチ，瓶またはその他容器に密封する前または後に殺菌したもので，そのままもしくは必要に応じ希釈・調理等をして摂食するもの

・ドライタイプ：噴霧乾燥，真空凍結乾燥等により乾燥したもので，必要に応じ水またはその他のものによって還元調整するもの，もしくは調味料等の目的で米飯等とともに摂食する粉末状，顆粒状，フレーク状，固形状などのもの

　ナトリウム含量は，乳児用の食品では100g当たり200mg以下，幼児用の食品では100g当たり300mg以下であることとされている。

　衛生面の観点から，微生物・重金属・残留農薬・放射性物質などの基準値が定められている。また原料として，できる限り非遺伝子組換え食品を使用すること，乳児用の食品にははちみつを使用してはならないこと，食品添加物の使用は必要不可欠な場合に限り最小限とすること，などの条件が定められている。

2. 幼 児 期

2.1 幼児期の特性

　幼児期は乳児期に次いで，成長と発達の著しい時期であり，栄養的に満たされた食事が不可欠である。一方，発達とは，さまざまな体験をもとにして環境に働きかけ，環境との相互作用を通して，豊かな心情，意欲および態度を身につけ，新たな能力を獲得していく過程である。運動機能の発達をみると，1歳頃からは立位・歩行が開始され，走る，跳ぶなどの機能の成熟に伴い，エネルギー消費量も増加する。行動範囲も家庭中心の生活から保育所・幼稚園等の集団生活へと拡大することにより，生活習慣・生活リズムの基礎が確立されていく。こうした子どもの成長・発達の全体像をとらえた栄養ケア・マネジメントが必要である。

　幼児期の栄養ケア・マネジメントは，健やかな育ちを最終目標に，幼児が一食一食を通して安心と安らぎの中で食べる心地よさを味わい，食べる意欲を育て，食に関する体験を積み重ね，子ども自身の「食を営む力」が培われていくことを目標としている。そのために，乳幼児を取り巻く保護者や保育者はそうした体験ができる環境を構成し，発達援助をしていかなければならない。当然，食事の提供もこうした観点が不可欠である。

　管理栄養士・栄養士の実践の場として，地方自治体の保健センター等での1歳6か月，3歳児健診やむし歯予防・幼児食教室等，児童館・地域子育て支援センター等の子育て支援活動の場，保育所・幼稚園等があげられ（表2-5），妊娠・授乳期を通した支援が望まれる。保育所・幼稚園等では日常的で長期的な栄養ケア・マネジメントが可能であり，家庭と連携

表2-5　幼児の栄養ケアのための保護者に対する支援の場と内容

時期	場　面	場　所	内容（食を通した子育て支援を含む）
幼児前期	1歳6か月健康診査乳幼児歯科健診育児相談	市町村保健センター保育所等地域子育て支援センター子育てひろば・児童館	・食事の量と内容に関する情報の提供や相談・助言 ・スプーン・箸，食器の使用行動の発達と与え方，遊び食べ，ちらかし食い等の食事援助の相談・助言 ・咀嚼の発達と歯みがき指導 ・食を通した交流の場の提供 ・地域の子どもの食育活動に関する情報の提供
幼児後期	3歳児健康診査育児・栄養相談就学前相談	市町村保健センター保育所・幼稚園等地域子育て支援センター子育てひろば・児童館	・食習慣の形成に関する情報の提供や相談・助言 ・食事の量と内容に関する情報の提供や相談・助言 ・間食のとり方・弁当の作り方等に関する情報の提供 ・食を通した交流の場の提供(調理体験を含む) ・地域の子どもの食育活動に関する情報の提供

して効果的に進めるために，子育て支援の観点から保護者へのアプローチを重視することが必要である。

2.2　幼児期の栄養ケア

（1）栄養スクリーニング・アセスメント

　幼児期のスクリーニング・アセスメントの特徴は，子どもと保護者の双方が対象となる点である。その方法も，子どもの身体計測や行動観察以外は，保護者や保育者による面談，問診票や質問紙調査への記入となる。対象児全員を健診等でスクリーニングしつつ，リスクのある子どもについては，より詳細なアセスメントを実施していく。アセスメントも1回で終了なのではなく，継続的な栄養教育と食事提供による栄養補給との両面での栄養ケア（Plan,Do）を進めながら，モニタリング・評価（Check）し，それをもとに，栄養ケアの内容を改善（Act）していくことが必要である。それぞれの段階で，発育・発達面，また，保護者の子育ての状況等は保健師や保育士等が担当することもあるが，食事・栄養状況については管理栄養士・栄養士が担当し，多職種が連携した対応が大切である。

（2）栄養アセスメントの内容

1）幼児への栄養アセスメント

① 基礎的事項

　年齢，出生体重，在胎週数，出産の状況，家族構成，既往歴，経済状態，居住環境，保育所・幼稚園等への通園状況等を把握する。

② 身体計測

　身長，体重を幼児身体発育曲線（図2-4）や，カウプ指数および幼児の身長体重曲線（図2-5）にて判定する。身長は，2歳未満の幼児の場合には，全裸にした児を仰向けにして身長計の台板上に寝かせる仰臥位で計測する（図2-6）。一方，2歳以上の幼児の場合には，普通の身長計を用いて尺柱を背に直立させて計測する。体重は，2歳未満の幼児は仰向けか

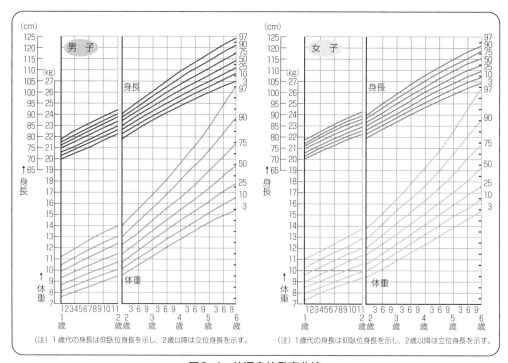

図2-4　幼児身体発育曲線

出典）厚生労働省：平成22年乳幼児身体発育調査報告書，2011

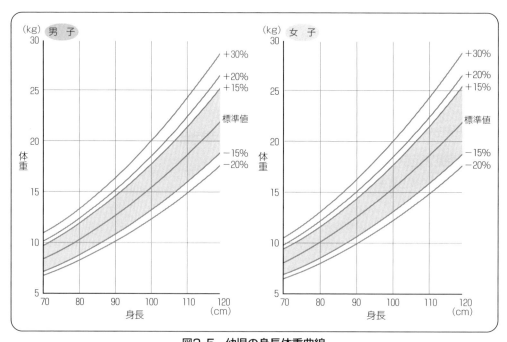

図2-5　幼児の身長体重曲線

出典）厚生労働省：平成22年乳幼児身体発育調査報告書，2011

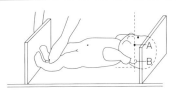

眼窩点（A）と耳珠点（B）とを結んだ直線か台板（水平面）に垂直になるように頭を固定する。図では頭部を保持するための手を省略している。

図2-6　仰臥位身長の計測
出典）厚生労働省：平成22年乳幼児身体発育調査報告書，2011より作図

座位で秤の台かかごにのせて計測するが，2歳以上の幼児は台秤に正しく立たせて計測する。

　計測した身長・体重は，幼児身体発育曲線（図2-4）にプロットして身体発育・栄養状態を評価する。この曲線には3，10，25，50，75，90，97パーセンタイルが示されており，50パーセンタイルは中央値であり，この値より小さいものと大きいものが半数ずついることになる。幼児身体発育曲線で，身長が−1.5SDに相当する約6.7パーセンタイルの場合は要観察と考えられる。身長が−2SD（2.3パーセンタイル）以下は低身長に該当する。また，成長の早さが遅い（曲線の傾きが小さい）場合は，成長障害をきたす疾患に罹患している可能性が考えられるため，医療機関を受診した方がよい。このように，個々人の成長が身体発育曲線のカーブに沿っているか，体重増加がみられず成長曲線から大きく外れていないか，身体発育曲線から大きく外れるような体重増加がないか等の成長の経緯を縦断的に観察する。

　一方，身体発育曲線で体重が急激に増えて標準曲線を上向きに横切るようであれば，過度に体重が増えたことになる。しかし，肥満は身長との関係で評価することが重要であるため，幼児の身長体重曲線（図2-5），またはBMIを用いて評価する。

　幼児の身長体重曲線は，乳幼児身体発育調査の結果をもとに曲線として表したものである（図2-5）。幼児では，下記の数式により導き出された数値により，肥満度＋30％以上を「ふとりすぎ」，＋20％以上〜＋30％未満を「ややふとりすぎ」，＋15％以上〜＋20％未満を「ふとりぎみ」，−15％超〜＋15％未満を「ふつう」，−20％超〜−15％以下を「やせ」，−20％以下を「やせすぎ」と評価する。

肥満度（%）＝（実測体重（kg）−身長別標準体重（kg））／身長別標準体重（kg）×100
- ■男子　身長別標準体重 ＝ $0.002226 \times 身長^2 - 0.1471 \times 身長 + 7.8033$
- ■女子　身長別標準体重 ＝ $0.002091 \times 身長^2 - 0.1139 \times 身長 + 5.7453$

　体格の評価は，他のライフステージでは，BMI（カウプ指数）が用いられることが多い。しかし，幼児に使用する場合には，BMI（カウプ指数）の評価基準が月齢・年齢とともに大きく変動するため，幼児期を通した単一の基準で評価すると判断を誤りやすいという短所がある。そのため，一律にBMI（カウプ指数）を用いて評価するより，幼児身長体重曲線にプロットし，継続的に評価していくことが重要である。

③ 臨床診査・臨床検査

運動機能，言語・認知機能，情動・社会性等の発達状況，歯の萌芽状況，う蝕（むし歯）の有無，愁訴，発疹状態などを，保護者からの聞き取りによって把握する。臨床検査は特定疾患のリスクがある場合に実施する。同時に，乳児期の栄養法，離乳の状況等の食事歴，現在の食行動（咀嚼機能，手指の巧緻性等），味覚の発達状況，さらに，保護者や保育者の気になる食行動等も把握する。

④ 生活・食事摂取状況

（1）遊びを含めた生活活動，（2）起床時刻，就寝時刻，午睡，食事時刻等の生活リズム，歯みがき・排便習慣等の生活習慣，（3）食事内容や量，間食の時刻・内容等の食物摂取状況等を把握し，不適切な栄養素等摂取状況があった場合にはその要因分析を行う。栄養素等摂取状況の評価は保護者の記録による食事記録法を用い，以下の点から評価する。

> ①エネルギー摂取量：成長曲線（身体発育曲線）からみて順調な成長をたどっているか
> ②エネルギー産生栄養素バランス：脂肪エネルギー比率が20〜30%エネルギーであるか
> ③飽和脂肪酸：3〜5歳10%エネルギー以下（男・女）
> ④n-6系脂肪酸：1〜2歳4g/日（男・女），3〜5歳6g/日（男・女），以上摂取しているか
> ⑤n-3系脂肪酸：1〜2歳0.7g/日（男・女），3〜5歳男1.1g/日，女1.0g/日，以上摂取しているか
> ⑥ビタミン類・ミネラル類：摂取不足でないか
> ⑦食塩相当量：1〜2歳3.0g/日未満（男・女），3〜5歳3.5g/日未満（男・女）であるか

2）保護者への栄養アセスメント

幼児の食生活にとって，保護者の影響はあまりに大きい。栄養・食生活に直接かかわる事項のみならず，保護者の子育て全般について，多面的な情報の収集が必要である。

① 基礎的事項

年齢，居住環境，健康状態，就労状況，育児への自信や育児サポート態勢等を把握する。

② 幼児の食生活に影響を及ぼす要因

家庭での子どもの食育状況，保護者の食行動，食物調達を含めた食事づくり行動，食情報の受発信，食知識・食態度・食スキル等を把握する。

3）栄養アセスメントにおける要点

最も重要なことは子ども理解である。乳児期，幼児期，そして学童期といった連続性を重視し，子どもの成長・発達，そして，食の育ちのプロセスを理解し，それに応じたアセスメント項目を抽出できる力を管理栄養士・栄養士として養わなくてはならない。

さらに，できるかぎり科学的根拠に基づいた客観的なアセスメントを進めるとともに，重視すべき点は保護者による主観的なアセスメントにも目を向けることである。図2-7に保護者が子どもの食事で困っていることを示した。保護者の主観的な評価であるが，多くは子どもの食行動の発達過程によって生じている行動であり，発達の見通しができれば，悩みではなくなる可能性も高い。一人ひとりの保護者の気持ちを受け止め，子どものどのような姿が気になるか，どのような姿を目指しているのか等を十分にニーズアセスメントしていくこ

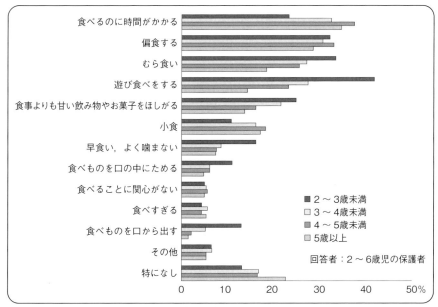

図2-7　子どもの食事で困っていること
出典）厚生労働省：平成27年度乳幼児栄養調査結果報告，2016

とで，潜在的な問題やその背景を探ることができる。さらに，食行動の発達の過程とその方向を保護者と確認することこそが，保護者の自己決定力の形成を支援し，養育力の向上に資することとなる。ここに子育て家庭への支援としての栄養ケアの意義がある。

　栄養ケア，そのためのアセスメントは，実践現場の中で単独で実施するわけではなく，子どもの健康支援の一部として，管理栄養士・栄養士が専門性を活かして，多面的に，かつ，継続的に実施すべきである。そうした意味で，全国的に統一され，継続的な記入が可能なツールが母子健康手帳である。1歳6か月児健診での項目，3歳児健診での項目を用い，保護者自身が幼児を自己評価した結果を参考にしていくことも有効である。保護者が健康診査や予防接種を受けるときだけではなく，小児科や歯科を受診する際にも持参し，家庭や保育所・幼稚園等で測定した身長・体重なども積極的に記入することで，家族の子育て期の記録，また，子育て支援ツールとしてかけがえのないものとなる。こうしたツールを活用しながら，問題点・課題の整理をしていく。

（3）栄養ケア計画の作成

1）幼児期の食生活

　幼児期には一食一食を通して「食べる意欲を大切に，食の体験を広げる」ことが望まれる。にんじんを食べられない，食事を残すなど，望ましくない食行動の変容に目を向ける以上に，乳幼児の食の育ち（発達）を重視する。こうした子どもの食の育ちに保護者が影響を受け，保護者自身も今までの食生活を振り返って見直すことができる栄養ケアを実現していくことが必要である。

2）栄養ケア目標の設定

　幼児期の栄養ケアの目標は，いつまでに，何を達成させるか，子ども自身と保護者の双方

の観点から，長期・中期・短期目標を下記のように階層的に設定していく。

　　長期目標（6か月～1年後）：子ども―いきいきと健やかに育つ。

　　　　　　　　　　　　　　　保護者―子育てを楽しみにできる。

　　中期目標（3～6か月）　　：子ども―お腹がすき，食べたいもの・好きなものを増やし，
　　　　　　　　　　　　　　　人とかかわり主体的に食べるといった「食を営む力」の基礎
　　　　　　　　　　　　　　　を育む。

　　　　　　　　　　　　　　　保護者―子どもの「食を営む力」を育むための環境づくりが
　　　　　　　　　　　　　　　できる。

　　短期目標（1週間～3か月）：子ども―食欲を育み，規則的な食事のリズムで生活を整え，
　　　　　　　　　　　　　　　食べる楽しさを体験する。

　　　　　　　　　　　　　　　保護者―親子のライフスタイルに応じた望ましい食行動のた
　　　　　　　　　　　　　　　めの知識・態度・スキルを習得し，自己決定力を育む。

　こうした観点から，個人，また，集団のアセスメントの結果を活かして，具体的な目標を設定していく。そのために必要な子ども，保護者を対象とした栄養教育と栄養補給について計画する。

3）食事摂取基準―栄養目標量の設定

　表2-6に幼児期の主な食事摂取基準を掲げた。成長期である小児（1～17歳）では，身体活動に必要なエネルギーに加えて，組織合成に要するエネルギーと組織増加分のエネルギー（エネルギー蓄積量）を余分に摂取する必要がある。そのうち，組織合成に消費されるエネルギーは総エネルギー消費量に含まれるため，下記の推定式により求める。

　　　　　推定エネルギー必要量（kcal/日）＝基礎代謝量（kcal/日）×身体活動レベル

　　　　　＋エネルギー蓄積量（kcal/日）

　　　　　　基礎代謝量：基礎代謝基準値（kcal/kg/日）×体重（kg）　巻末資料p.163参照

　　　　　　身体活動レベル：レベルⅡ（ふつう）1～2歳1.35，3～5歳1.45

　　　　　　エネルギー蓄積量：巻末資料p.164参照

　また，エネルギー産生栄養素バランスは，たんぱく質13～20％エネルギー（％E），脂質は20～30％E，炭水化物は50～65％E程度になることを目指す。さらに，ビタミン・ミネラル類は摂取不足のリスクがあることから，推奨量（RDA）が摂取できることを目標とする。たんぱく質不足に陥るリスクを低くするための摂取量を示したもので，この値に合わせなければいけないということではない。たんぱく質源である食品は各種ビタミンやミネラルも豊富であることから，この値以上であっても，他の栄養素の不足のリスクを抑え，食事をおいしく食べられることについても考慮する。

　個々の栄養素について，集団では個別対応の児が存在する場合はその部分は除外して，同一集団の中で最も推奨量（男児），もしくは目安量（AI）が高い児の値を目指せるように考える。なお，ビタミンB_1，ビタミンB_2はエネルギー代謝に関与するため，1,000kcal当たりの推定平均必要量を用いて推定エネルギー必要量（EER）より算出して，ビタミンB_1は0.45mg/1,000kcal，ビタミンB_2は0.50mg/1,000kcalとし，それ以外は基本的に示されている該当年

表2-6　幼児期の主な食事摂取基準

		エネルギー (kcal/日)	たんぱく質 (g/日)	脂質 (%エネルギー)	炭水化物 (%エネルギー)	ビタミンA (μgRAE/日)	ビタミンB₁ (mg/日)	ビタミンB₂ (mg/日)	ビタミンC (mg/日)	カルシウム (mg/日)	鉄 (mg/日)	食塩相当量 (g/日)
		EER	RDA	DG	DG	RDA	RDA	RDA	RDA	RDA	RDA	DG
1〜2歳	男児	950	20	20〜30	50〜65	400	0.5	0.6	40	450	4.5	3.0未満
	女児	900	20	20〜30	50〜65	350	0.5	0.5	40	400	4.5	3.0未満
3〜5歳	男児	1,300	25	20〜30	50〜65	450	0.7	0.8	50	600	5.5	3.5未満
	女児	1,250	25	20〜30	50〜65	500	0.7	0.8	50	550	5.5	3.5未満

注）EER：推定エネルギー必要量（身体活動レベルⅡ），RDA：推奨量，DG：目標量

齢の推奨量を参照する。食物繊維は，8g以上／日以上を設定する。

4）幼児の食行動の発達に即した食事構成・調理形態

　家庭であっても，保育所等の施設であっても，幼児に提供する食事は，エネルギーおよび栄養素を補給するとともに，消化吸収機能，摂食・嚥下機能，手指の巧緻性，味覚，精神的な機能の発達に即し，かつ，発達を促すものでなくてはならない。

　幼児はおおむね1歳半頃までに離乳の完了を迎えるが，乳歯が生えそろうのは3歳頃であり，5歳頃まではさまざまな形態の食材に対する咀嚼機能の発達過程にある。同時に，消化吸収・排泄機能も発達過程にあることから，1〜2歳頃の食事は不溶性の食物繊維の多い不消化な食材，高脂肪の食材の過剰摂取にも配慮する。また，手指の巧緻性に考慮し，1歳頃には手づかみ食べ，1〜2歳頃まではスプーン，それ以降は箸の使用行動を促すような食品の選択と，大きさ，固さ，とろみ等への調理形態の配慮が望まれる。

　味覚について，ヒトは生まれたときから，甘味，酸味，塩味，辛味，うま味を感じるといわれるが，離乳期以降の食体験によって味覚が発達し，嗜好が形成されていく。エネルギー源になる甘味や，人の生存にとって重要なミネラルであるナトリウムを含む塩味等が本能的に好まれ，過剰摂取しがちである。食べ物がもつ素材の味の情報を蓄積するためにも，食塩濃度0.5％程度を目安として，幼児期の食事は薄味を心がける必要がある。幼児期になると情緒の発達に伴い，盛りつけ，色彩等視覚による要素も食べたいという欲求の要素に加わるため，色の組み合わせを考え，子どもに魅力的な盛りつけを心がける。

　食事計画にあたっては，上記の発達状況を観察し，その発達を促すことができるよう，また，食具使用や食品の種類，大きさ，固さなどの調理方法を工夫し，子どもの食に関する嗜好や体験が広がりかつ深まるよう，多様な食品や味，料理の組合せに配慮する。幼児の1日の食事の目安量を表2-7に示した。幼児期から，さまざまな食べ物と多くの味を経験できる食事から栄養補給することが幅広い味覚をつくり上げ，偏らない嗜好の形成と将来の生活習慣病予防を支援することになる。

表2-7　幼児の１日の食事の目安量

食品分類		1歳～1歳6か月		3歳～5歳		〈参考〉成人	
		1日に食べる量	食材の目安	1日に食べる量	食材の目安	1日に食べる量	食材の目安
	穀類	200～300g	ごはん子ども用茶わん2杯+食パン8枚切り1枚など	300～400g	ごはん子ども用茶わん2杯半+食パン6枚切り1枚など	450～500g	ごはん2杯+食パン6枚切り1.5枚など
	肉類	20～40g	薄切り肉2/3枚弱ひき肉大さじ2弱	40～50g	薄切り肉2/3～1枚ひき肉大さじ3	50g	薄切り肉1枚強ひき肉大さじ3強
	魚類	20～40g	切り身1/3切れ弱	40～50g	切り身1/2切れ	70～100g	切り身1切れ
	大豆・大豆製品	20～35g	豆腐1/10丁納豆大さじ2（20gまで）	40～50g	豆腐1/7丁納豆1パック	100～110g	豆腐1/4丁納豆1パック
	卵類	25～40g	Mサイズ2/3個弱Lサイズ1/2個弱うずらの卵2.5個	40～50g	Mサイズ2/3～1個Lサイズ2/3個うずらの卵4個	50g	Mサイズ1個Lサイズ2/3個うずらの卵4個
	いも類	30～50g	じゃがいも1/3個弱さつまいも（小）1/5本弱	50～70g	じゃがいも1/3個強さつまいも1/4本	50～70g	じゃがいも1/3個強さつまいも1/4本
野菜類	緑黄色野菜	80～100g	にんじん1/10本ほうれんそう2株ブロッコリー2房かぼちゃ2切	100～120g	にんじん1/7本ほうれんそう2.5株ブロッコリー3房かぼちゃ2切	100～150g	にんじん1/5本ほうれんそう3株ブロッコリー3房かぼちゃ3切
	淡色野菜	80～100g	キャベツ1/2枚たまねぎ1/4個かぶ（中）1/3個	100～120g	キャベツ3/4枚たまねぎ1/3個かぶ（中）1/2個	200～250g	キャベツ1枚たまねぎ1/2個かぶ（中）1個
	海藻類・きのこ類	5～10g	生わかめ（大）1枚しいたけ1/2枚しめじ1房	20～40g	生わかめ（大）1～2枚しいたけ1枚しめじ2房	50～100g	生わかめ（大）1～2枚+しいたけ2枚+しめじ2房
	果実類	80～100g	りんご1/3個みかん1個バナナ1/2本	100～150g	りんご1/2個みかん2個バナナ1本	200g	りんご1/2個みかん3個バナナ1本
	牛乳・乳製品	200～300g	牛乳250mL+ヨーグルト50gなど	200～250g	牛乳200mL+ヨーグルト50gなど	200g	牛乳200mL+ヨーグルト50gなど
	油脂類	5～8g	植物油小さじ2	15～20g	植物油大さじ1杯強	15～20g	植物油大さじ1杯強
エネルギー(kcal)		男児1,000　女児900		男児1,300　女児1,250		男女とも1,600	

（4）栄養ケアの実際

1）栄養教育の実際

　幼児の栄養ケアのためには，直接の食事による栄養補給だけではなく，子ども自身，また，保護者に対する栄養教育も欠かすことができない。子どもに対して，ペープサートや紙芝居等の教材を用いた講話も可能であるが，特に幼児期には，実際の食事を作ったり，食べたりといった食に関する体験を積み重ねていくことが基盤となる。そのためにも，保護者に対して，適切な食事，栄養補給の方法を伝えていく必要がある。例えば，野菜摂取の重要性を子どもに伝えるためには，言葉で理解できる年齢になる前の１歳頃から，日常的に豊富な

野菜を用いた食事を習慣化させていくことが必要である。保護者に子どもが食を営む力を培うことができる環境構成の重要性を伝えるとともに，その具体的な食事についての情報をリーフレット等で発信したり，試食したりする場を設けていくことが有効である。

２）栄養補給の実際

① 食欲を育む食事のリズム

乳児は空腹感を"泣く"ことで表出し，お腹いっぱい飲んで空腹感を満たし，満腹感と満足感を得ていく。離乳期頃からは「あーあー」といった喃語で，食べたいという食欲という生理的欲求を表出できるようになっていく。幼児期には，十分に遊び，１日３回の食事と間食（おやつ）を規則的にとる環境を整えることで，お腹がすくリズムを繰り返し経験し，食べる，寝る，遊ぶという生活リズムを形成していくことができるように配慮する。

② 幼児食

１〜２歳児の食事は，咀嚼や摂食行動の発達を促していくことができるよう食品や料理の種類を広げ，食べることが楽しい，自分で食べたいという意欲を培うことができるような食事内容や，食具・食器の種類などに配慮することが必要である。

３歳以上児では，さまざまな食べものを食べる楽しさが味わえるように，多様な食品や料理を組み合わせるよう配慮する。特に，食物の栽培や食事の準備，簡単な調理のような子どもの主体的な活動によって仲間と一緒に楽しく食事をしたり，食べものの話題をする機会を増やすことができるよう，子どもの体験とつながる食事の内容に配慮することが重要である。

③ 間 食

幼児期の間食には，消化吸収機能が発達過程にあり，１回の食事で十分な量を摂取できないための補食として意義がある。それに加えて，間食の場を楽しみにし，一緒に食べる人とコミュニケーションをもち，情緒を安定させる，休息，気分転換の場としての意義もある。

間食の量については，１〜２歳児は午前と午後で１日全体の10〜20％，３歳児以上は午後で１日全体の10〜20％程度の量を目安とする。３回の食事を空腹で食べることができるよう，食事の直前に胃停滞時間の長い食べもの，例えば牛乳や脂肪の多い菓子等は控えることが望ましい。できるだけ３回の食事で不足しがちな果物や穀類，乳製品を中心に摂取し，砂糖の多い菓子や飲料，食塩や脂肪の多いスナック菓子等の過剰摂取に注意する。

３）保育所等における栄養ケア

① 保育所等での食育の一環としての食事の提供の意義

「食育基本法（平成17年法律第63号）」を踏まえ，「保育所保育指針（平成29年厚生労働省告示第117号）」の「第３章 健康及び安全 ２食育の推進」において，保育所に対し，健康な生活の基本としての「食を営む力」の育成に向け，その基礎を培うことを目標として，食育を推進していくことが，次頁に掲げたように求められている（「幼保連携型認定こども園教育・保育要領（平成29年内閣府／文部科学省／厚生労働省告示第１号）」にも同様の記述あり）。

保育所等が推進すべき食育とは「食」を通じた子どもの健全育成であり，「食」を提供する取り組みはその軸となる。したがって，保育所等の保育を食の側面から支援する食育の一環として，子どもの健全な成長・発達に寄与・貢献するという視点，食育のための環境構成

2　食育の推進

（1）保育所の特性を生かした食育

　　ア　保育所における食育は，健康な生活の基本としての「食を営む力」の育成に向け，その基礎を培うことを目標とすること。

　　イ　子どもが生活と遊びの中で，意欲をもって食に関わる体験を積み重ね，食べることを楽しみ，食事を楽しみ合う子どもに成長していくことを期待するものであること。

　　ウ　乳幼児期にふさわしい食生活が展開され，適切な援助が行われるよう，食事の提供を含む食育計画を全体的な計画に基づいて作成し，その評価及び改善に努めること。栄養士が配置されている場合は，専門性を生かした対応を図ること。

（2）食育の環境の整備等

　　ア　子どもが自らの感覚や体験を通して，自然の恵みとしての食材や食の循環・環境への意識，調理する人への感謝の気持ちが育つように，子どもと調理員等との関わりや，調理室など食に関わる保育環境に配慮すること。

　　イ　保護者や地域の多様な関係者との連携及び協働の下で，食に関する取組が進められること。また，市町村の支援の下に，地域の関係機関等との日常的な連携を図り，必要な協力が得られるよう努めること。

　　ウ　体調不良，食物アレルギー，障害のある子どもなど，一人一人の子どもの心身の状態等に応じ，嘱託医，かかりつけ医等の指示や協力の下に適切に対応すること。栄養士が配置されている場合は，専門性を生かした対応を図ること。

（厚生労働省：保育所保育指針，平成29年告示）

という視点をもって，栄養補給となる食事提供に取り組むことが大切となる。このような主旨でみると，保育所等における栄養ケアの目的は，食育とほぼ同等だといえる。

　保育所保育指針等が示す「食を営む力」を培うことで目指す子ども像とは，その解説書でも取り上げられているとおり，「楽しく食べる子どもに〜保育所における食育に関する指針〜（平成16年3月厚生労働省雇用均等・児童家庭局保育課長通知）」が示す以下の5つの姿である。したがって，保育所等における食事は，常にこの5つの子ども像が育ちとして実現されることを視野に入れ，提供されることが大切となる。

　・お腹がすくリズムのもてる子ども
　・食べたいもの，好きなものが増える子ども
　・一緒に食べたい人がいる子ども
　・食事づくり，準備にかかわる子ども
　・食べものを話題にする子ども

　こうした観点から，保育所等の食事提供にあたっては，「保育所における食事の提供ガイドライン」（厚生労働省，2012）を参考に，各保育所等の保育内容と切り離して実施されることがないよう，食事の提供を含めた食育の計画を各保育所等の保育の計画に位置づけながら作成し，保育の質と同様，食事の質，すなわち，食事の内容や食事の場の構成についても評価および改善に努めることが必要である。

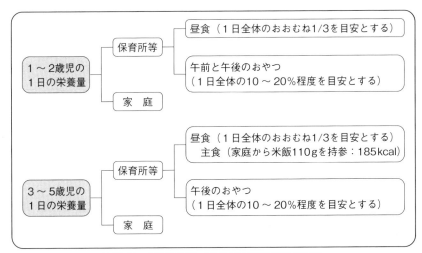

図2-8　保育所等における給与栄養量の配分

② 保育所等における栄養ケアのPDCAサイクルの実際

　保育所等では前掲の「保育所保育指針 第3章 2食育の推進（2）」にあるように，集団保育の場ではあるが，一人ひとりの栄養ケアを実施していく。体調不良，食物アレルギー，障害のある子どものように特別な配慮が必要な場合には，なお一層詳細な栄養ケアが必要である。このような特別な配慮が必要ない場合には，図2-8に示すように，1日全体のおおむね1/3を目安として，間食についても1日全体の10～20％程度の量を提供する。

　具体的には，図2-9に示すように，PDCAサイクルを踏まえて食事の提供を進める。すなわち，一人ひとりの子どもの発育・発達状況，栄養状況，家庭での生活状況などのアセスメントを行った上で，1日の全体の中で保育所等の食事をとらえて食事計画を立て，それに基づいた献立どおりに食事を提供することにより，栄養ケアを実施していく。

　その間に，適切に計画が進行しているか経過を観察し（モニタリング），計画どおりに調理および食事の提供が行われたか評価を行い，適切に進んでいなければ計画を修正する（経過評価）。一定期間ごとに，摂取量調査や子どもの発育・発達状況について再度把握し，一定の期間で実施し変化した喫食状況（影響評価），子どもの発育・発達状況等を目標と照らし合わせて総合的に評価し（結果評価），食事の品質の改善に努めることが必要である。さらに，評価結果に基づき，食事計画を見直すとともに，献立作成など一連の業務内容の改善を行う。

　こうして進めた栄養ケアの結果を「特定給食施設等栄養管理報告書」として保健所に提出し，その機会を生かしながら，栄養ケアの評価・改善に努めていく。

（5）栄養ケアの評価，改善および再計画の要点

　栄養ケアの評価のために，対象に応じて栄養教育および栄養補給ができたかという経過評価，それによって適切な食行動・栄養摂取ができたか等の影響評価（短期・中期目標），健康状態やQOLの向上につながったか等の結果評価（長期目標）を実施する。この結果を受け，栄養ケア計画の改善・再計画を行う。

　このように，評価の視点は目標の設定によって異なる。適切なアセスメントにより的確な

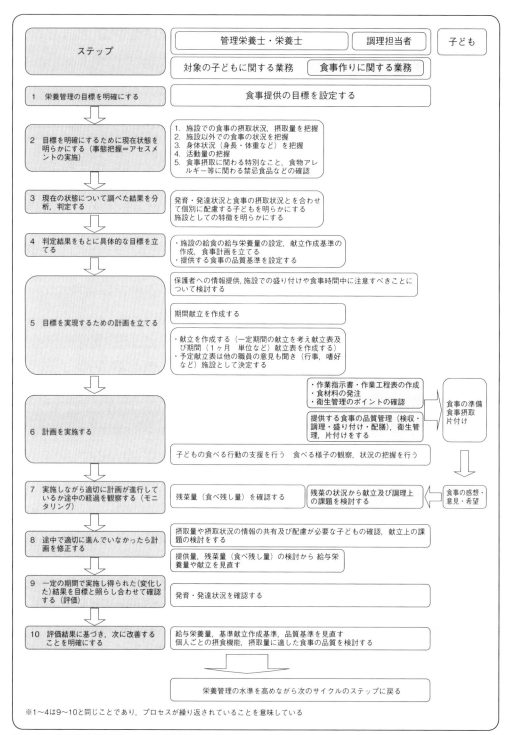

図2-9　児童福祉施設における栄養・調理担当者によるPDCAサイクルを踏まえた食事提供の進め方（例）

出典）厚生労働省：児童福祉施設における食事の提供ガイド，2010

目標設定ができれば，いつ（評価時期），何を評価するか（評価項目・指標）という明確な評価が可能となり，実りあるPDCAに基づいた栄養ケアが実践できる。

2.3　個人の事例に基づいた栄養ケアの実際

【幼児期―保健センターの事例】

対象者プロフィール	
1歳8か月男児，父親（26歳）会社員，母親（26歳）専業主婦，3人家族	

栄養アセスメント	
身体状況	身長78cm，体重9.0kg，胸囲46cm，頭囲46cm 体重が離乳期後半から，成長速度が遅くなっている。1歳6か月児健診にて，「要観察」と判断 在胎38週，頭位分娩にて出生。出生時の身長48.0cm，体重2,750g，頭囲33cm
臨床症状 （発達状況）	既往歴：なし 頸定4か月，おすわり8か月，つたい歩き1歳，歩行1歳2か月。喃語は発するが，有意語なし
	母親が外遊びのときに，他のお子さんの動きなどをみていると，あまり活発な方ではないと思っている
	栄養法：母乳栄養　歯の萌芽…上下6本ずつ 離乳の経過…未完了，母乳…1日に1・2回程度（コミュニケーション程度） 食行動の発達状況…コップ・スプーンで自食 気になる食行動…小食で集中して食べないために親が食べさせてしまう。肉・生 　　　　　　　　野菜が嫌い。牛乳をわざとこぼす
通園	なし
生活および身体活動状況	子どもは第一子。祖父母は遠方。父親の転勤で引っ越してきたため，子育てについて相談する人がおらず不安を感じている。母親が無職で，友だちが近隣にいない。居住環境がマンションであることもあり，室内遊びが多くなってしまうため，一緒に遊ぶ友だちを見つけて，子育て仲間をつくりたいと，昼間，公園に出かけるようにしている。外でおやつを食べると，袋菓子やジュースになる。父親は育児にかかわってくれるが，朝早く，夜遅い。父親の出勤のために両親が先に食事した後に起床し，朝食時刻が遅い。朝・夕食を両親で食事をとるため，母親と一緒に食べるのは昼食のみで，父親とは平日ほとんど食事を一緒にすることがない。そのため，夜ひと眠りした後の両親の夕食時に何か欲しそうで，夜食を食べることがある。母親は，食事づくりも結婚するまでほとんどしてこなかったため，得意ではない。何を与えていいのかわからないとのことであった。	<table><tr><td colspan="2">生活リズム</td></tr><tr><td>8：00</td><td>起床</td></tr><tr><td>8：30</td><td>朝食</td></tr><tr><td>10：00</td><td>おやつ</td></tr><tr><td></td><td>公園・遊び</td></tr><tr><td>12：00</td><td>昼食</td></tr><tr><td></td><td>お昼寝・遊び</td></tr><tr><td>15：00</td><td>おやつ</td></tr><tr><td></td><td>遊び</td></tr><tr><td>18：00</td><td>夕食</td></tr><tr><td>20：00</td><td>就寝</td></tr><tr><td>22：00</td><td>両親の夕食</td></tr><tr><td></td><td>遊び</td></tr><tr><td></td><td>（一緒に夜食）</td></tr><tr><td>24：00</td><td>就寝</td></tr></table>
食事摂取状況	【ある一日】 朝　食：ロールパン，スープ，牛乳 おやつ：幼児向けスナック菓子，ジュース 昼　食：うどん おやつ：ヨーグルト 夕　食：ごはん，ぶた肉のトマト煮，ポテトサラダ 夜　食：冷やっこ（父親のつまみ） 摂取エネルギーは約760kcal/日。食事回数は基本的には3回と2回の間食であるが，夜食もときどき	

（1）栄養アセスメント

1）身体状況からの所見

　身体発育状況を「幼児身体発育曲線」と比較してみると，身長が78cmで3～10パーセンタイル，体重が9.0kgで3パーセンタイル未満，胸囲が46cmで10～25パーセンタイル，頭囲が46cmで3～10パーセンタイルと，特に体重が低値である。肥満度は－10％であり，「ふつう」の範囲にはある。特に，離乳期後半から体重の増加速度が緩やかであり，1歳6か月児健診においても「要観察」と判断されている。

2）臨床症状（発達状況）からの所見

　運動・精神発達，食行動の発達面は特に目立った問題はない。母親が外遊びのときに，「他のお子さんの動きなどをみていると，あまり活発な方ではない」と主観的に思っている。母乳もコミュニケーション程度残っているが，離乳も進んできている。小食，集中して食べないために，食べさせてしまうなどの援助をしてしまうこと，また，肉・生野菜を嫌いなこと，牛乳をわざとこぼす等の遊び食べも，母親が気にしている。

3）生活状況・食事摂取状況からの所見

　生活（遊び）面は，公園での外遊びを取り入れるなど，身体活動レベルⅡ（ふつう）相当に，身体レベルを高める工夫がされているが，同年齢の子どもの遊びなどに刺激を受け，より活動が活発になることが望ましい。昼寝も毎日2時間ほどあるが，夕食を食べてから就寝し，父親の帰宅とともに起きてしまうこと，それに伴って，朝の起床時刻が遅くなることが生活リズムの上での課題である。食物摂取状況をみると，エネルギー摂取は約760kcal/日。炭水化物の摂取量が約95g/日，1食での白飯の摂取量が50gと少ない。肉料理を噛み切れなくて，残しやすいことも気になっていた。反対に，魚料理は1日の中で1食も供されていない。副菜料理が単独で組み合さった食事は夕食のみである。

4）食育の観点からの評価

　両親の生活リズムに影響を受け，お腹がすくリズムがつくりにくい。主食量が少ないこと，肉料理が噛み切れないことや魚料理・野菜料理の出現頻度が低いことから，食べたいもの・好きなものを増やしにくい。共食状況も，平日は母親と昼食のみであることから，食べものを話題にする場がないなど，幼児の食育のために，十分な環境が整っているとは言いにくく，幼児の栄養ケアのために，母親を中心に栄養教育が必要であると判定された。

（2）栄養ケア計画（Plan）

1）問題点の抽出

① 体重の増加速度が緩やかである。

② 両親の生活リズムの影響を受けて，活動量が十分ではなく，お腹がすくリズムをつくりにくい。

③ 主食量が少なく，咀嚼機能の発達に合わせた主菜料理，副菜料理の出現頻度が低い。

④ 親との共食頻度が少なく，親との楽しい食事を通した食育が実現されにくい可能性がある。

⑤ 子育て仲間が少なく，食に関する情報源が多くない。

2）栄養目標量の設定

① 現在の体重9.0kg：目標体重の目安10kg（1歳11か月，25パーセンタイル値）

② 推定エネルギー必要量（EER）：基礎代謝基準値61.0kcal/kg/日×体重9.0kg×身体活動レベルⅡ（ふつう）1.35＋エネルギー蓄積量20kcal＝761.2≒760kcal

　　現在，体重が少ないため，エネルギー必要量も少ないが，体重増加を目指したエネルギー量を，850kcal/日に設定する。

　　基礎代謝基準値61.0kcal/kg/日×体重10kg×身体活動レベルⅡ（ふつう）1.35＋エネルギー蓄積量20kcal＝843≒850kcal

③ たんぱく質：設定エネルギー850kcal/日から，エネルギー産生栄養素バランス目標量13～20％エネルギー（％E）から算出すると99～170kcal＝28～43gとする。

④ 脂質：エネルギー産生栄養素バランス目標量20～30％Eから算出すると19～28gとする。

⑤ 炭水化物：エネルギー産生栄養素バランス目標量50～65％Eから算出すると106～138gとする。

⑥ ビタミンAは推奨量（1～5歳）＝18.7μg/kg/体重/日×体重の標準値（目標体重10kg）×（1＋成長要因（0.15））×1.4＝301≒300μg，ビタミンB$_1$は0.45mg/1,000kcalから0.38mg，ビタミンB$_2$は0.50mg/1,000kcalから0.43mgとした。それ以外は基本的に示されている該当年齢の推奨量を参照した。ナトリウムは食塩相当量として，目標値3.0g未満を設定した。

3）食生活の方針

① 1食の主食（白飯）量を増やし，70gぐらい摂取することを目指す。

② 野菜の摂取を量・種類ともに増やし，ビタミン・ミネラル類の摂取量増加に心がける。

③ 魚介類を使った献立を増やしていく。

4）目標の設定

長期目標（結果目標）

　◆子ども：体重の増加量が増え，順調に成長する。食事を楽しみにする。

　◆保護者：食事づくりを含めて，育児が楽しみになる。

中期目標（行動・環境目標）

　◆子ども：お腹がすくリズムがもてる。主食料理の量を確保し，主菜・副菜料理を摂取する。両親と一緒に食事をする。

　◆保護者：咀嚼機能の発達に合わせて，主食・主菜・副菜のそろった食事を構成し，作る。できるだけ親子で食卓を囲む。

短期目標：保護者（学習目標）

　◆子どもの順調な成長のために，お腹がすく生活リズムの改善の必要性や共食の意義を理解する。

　◆栄養目標量を踏まえた望ましい食事量，主食・主菜・副菜のそろった食事の構成，咀嚼機能の発達に合わせた調理形態の工夫，食具・食器の適切な選定方法について知識

や積極的な態度・スキルを習得する。

◆地域で食に関する情報を積極的に入手する方法を身につけ，子どもの食事をきっかけに，食への興味を深める。

（3）栄養ケアの実施（Do）

1）保護者に対する栄養教育

① 時期：1歳8か月～11か月の3か月間，さらに，その3か月後

② 場所：保健センター

③ 実施者：保健センターの管理栄養士と歯科衛生士

④ 方法：個別栄養相談1回と，調理実習を含めた集団の幼児食教室1回

⑤ 教育内容（＝上記の短期目標を支援する）

◆夕方以降の生活リズムの改善の重要性や，共食の意義を説明する。

◆栄養目標量を踏まえた望ましい食事量（炭水化物の摂取量を目指して，1食の主食重量）が理解できるよう，食事計画（献立作成）の基本を指導する。

◆乳歯も上下6本しかそろっていない段階での咀嚼機能の発達に合わせた肉料理，魚料理，野菜料理の大きさ，固さ，形などの調理形態の特徴を把握し，食具・食器の適切な選定ができるように情報提供を行い，調理スキルの向上を図る。

◆保健センターや地域子育て支援センター等，地域の子育てサークル活動を紹介し，食事づくりに関するペアエデュケーションを可能にする情報を提供する。

2）家庭での栄養補給

保護者に対する栄養教育をもとに，栄養目標量を踏まえた望ましい献立例（食行動の発達に合わせた調理上の工夫，食具・食器の選定）を参考に，家庭で栄養補給を行う。1歳8か月男児の食事計画例を示した（p.51）。

（4）評価（Check），改善（Act）および再計画

栄養ケア計画の評価，モニタリング，改善までの流れを表2-8に示した。

1歳8か月男児の食事計画例

区分	料理名	食品名	摂取量(g)
朝食	ロールパンサンド	ぶどうパン	30
		かぼちゃ	30
		牛乳	10
		スライスチーズ	5
	ミネストローネ	キャベツ	10
		たまねぎ	10
		にんじん	5
		ウィンナーソーセージ	15
		パセリ	1
		トマト	10
	バナナヨーグルト	バナナ	25
		ヨーグルト(全脂無糖)	55
午前間食	ボールおにぎり	めし(精白米)	50
		干しひじき	1
		しらす干し	3
		あおのり	0.2
	麦茶	麦茶	100
昼食	マーボー丼	めし(精白米)	70
		ぶたひき肉	15
		絹ごし豆腐	25
		にんじん	10
		根深ねぎ	10
		ほうれんそう	5
		かつお・昆布だし汁	70
		淡色辛みそ	2
		こいくちしょうゆ	2
		片栗粉	1.5
	のりのお吸い物	かつお・昆布だし汁	130
		こいくちしょうゆ	2
		焼きのり	0.5
	キャベツときゅうりの甘酢漬	キャベツ	10
		きゅうり	5
		穀物酢/砂糖	3/1

区分	料理名	食品名	摂取量(g)
午後間食	牛乳	普通牛乳	120
	ふかしいも	さつまいも	30
夕食	ごはん	めし(精白米)	70
	じゃがいものみそ汁	じゃがいも	20
		こまつな	15
		かつお・昆布だし汁	130
		淡色辛みそ	3
	まぐろの照り焼き	まぐろ赤身	20
		調合油	2
		こいくちしょうゆ	2
		砂糖	1
		(付け合わせ)	
		カリフラワー	10
		ブロッコリー	10
	かぶとトマトの和え物	かぶ,根	10
		かぶ,葉	10
		トマト	20
		ごま油	1.5
		こいくちしょうゆ	1.5
		砂糖	0.5

▶ 栄養指導上のポイント ◀

咀嚼・嚥下機能の発達に配慮し,スライスチーズは小さく切ってかぼちゃのサラダに混ぜ込んだり,野菜はスプーンにのる大きさで粗めのみじん切りにし,軟らかく煮る。手で持って食べやすいように,ロールパンを使ったり,ボールおにぎりは飯量を3分割して一口大に小さく丸める。食材はスプーンにのる大きさにそろえ,多様な食材を味わうことができるように配慮する。間食は炭水化物を中心にエネルギー補給を行う。

食事区分	エネルギー(kcal)	たんぱく質[1](g)	脂質[1](g)	炭水化物[1](g)	ビタミンA[2](μgRAE)	ビタミンB₁[3](mg)	ビタミンB₂[3](mg)	ビタミンC(mg)	カルシウム(mg)	鉄(mg)	食塩相当量(g)
目標値	850	28~43	19~28	106~138	300	0.38	0.43	35	450	4.5	3.0未満
朝食	235	8.8	9.3	33.2	229	0.12	0.18	30	72	1.7	0.8
昼食	188	7.8	3.8	33.0	102	0.19	0.10	10	47	0.8	1.0
夕食	209	10.0	4.3	35.8	96	0.12	0.11	47	73	1.3	1.0
午前間食	84	2.2	0.2	19.6	13	0.01	0.01	0	24	0.4	0.1
午後間食	111	4.4	4.7	15.4	47	0.08	0.19	10	143	0.2	0.1
合計	827	33.2	22.3	137.0	487	0.52	0.58	97	359	4.4	3.0
PFC比率(%)		16.1	24.2	59.7	PFC比率:エネルギー産生栄養素バランス(%エネルギー)						

1) 目標値:エネルギー産生栄養素バランス:たんぱく質13~20%エネルギー,脂質20~30%エネルギー,炭水化物50~65%エネルギー

2) 目標値:ビタミンAは推奨量(1~5歳)=18.7μg/kg/体重/日×体重の標準値(目標体重10kg)×(1+成長要因(0.15))×1.4=301≒300μg

3) 目標値:ビタミンB₁は0.45mg/1,000kcalから0.38mg,ビタミンB₂は0.50mg/1,000kcalから0.43mgとして設定した

表2-8　栄養ケア計画の評価・改善

	栄養改善ができている場合	再計画が必要な場合
経過評価 (Check)	①保健センターでの個別栄養相談，幼児食教室に参加したか ②生活リズムの改善の重要性や，共食の意義を理解できたか ③栄養目標量を踏まえた望ましい食事量を理解できたか ④咀嚼機能の発達に合わせた肉料理，魚料理，野菜料理の大きさ，固さ，形などの調理形態の特徴を把握し，食具・食器の適切な選定ができるようになったか ⑤献立作成の基本を理解し，調理スキルが向上したか ⑥地域の子育てサークル活動等を活用し，食事づくりに関する情報を積極的に入手できるようになったか	
影響評価 (Check)	①夜食はなくなり，起床時刻が7時半頃になった ②朝食は父親か母親と一緒に食べるようになった ③白飯は1回に60〜70gぐらいは食べるようになった ④間食もできるだけ炭水化物やカルシウムを摂取することできた ⑤咀嚼機能の発達に合わせた肉料理，魚料理，野菜料理が増えてきた ⑥保護者が少しでも地域に出て，子育て情報・食情報を取り入れる工夫ができた	①生活リズムが今までと変わらない ②朝食・夕食も，父親か母親と一緒に食べていない ③ごはんの1回量が増えない ④間食も菓子類が中心である ⑤咀嚼機能の発達に合わせた肉料理，魚料理，野菜料理が増えてきていない ⑥保護者が家の中にこもりがちである
結果評価 (Check)	3か月後体重は1kg程度増えて10.5kgになり，少しずつではあるが体重がキャッチアップしてきた。母親が動きも少し活発になってきて，「元気だ」と母親が評価することができた	3か月後の体重は微増（0.5kg）で，大きな変化はみられないが，食欲にむらがあり，食事が進まないことがある。母親が他の子どもに比べて「元気がない」と気にしている
改善（Act) および再計画	このまま栄養ケア計画を継続して実行する	母親だけでなく，父親も食事づくりや子どもの成長・発達に興味をもってもらう。父親も食事がおいしかったときにはほめたり，食べたい食事を提案したりと，食事づくりにも一緒にかかわること，また，そうしたサポートや，1週間に1回は母親だけで外出する時間をとるなどのサポートが，母親の育児不安の軽減につながることを理解し，実践できるように支援する

2.4 集団の事例に基づいた栄養ケアの実際

【幼児期―保育所の事例】

集団のプロフィール（A保育所　3～5歳児クラス）						
年齢クラス	3歳児クラス　15名 4歳児クラス　16名 5歳児クラス　16名	平均 年齢	4歳7か月±10か月		性別	男児27名 女児20名 計　47名

栄養アセスメント	
身体状況	平均身長104.6cm，平均体重16.7kg
臨床症状 （発達状況）	多動傾向の園児が2名 要治療のむし歯「あり」の園児　5名

園での 生活状況・ 食事状況	園の設置環境：都市部，小さな園庭あり 身体活動量：天気がよければ，できるだけ午前1時間外遊び，午後は自由遊び 延長保育（3歳児クラス　5名，4歳児クラス　5名，5歳児クラス　3名） 【食育の計画作成状況】「全体的な計画」の中に「食育」の欄あり。別途「食育の計画」を作成。 各年齢別の指導計画には，行事食，栽培・収穫活動はみられるが，調理体験活動はあまり多くなく，日常的な食事での活動の計画があまり位置づいていない。 【園での給食の摂食状況】食物アレルギー児：卵アレルギーが3歳2名，4歳1名。牛乳アレルギー3歳1名，4歳1名。 食行動の発達状況…満3歳になった園児から，箸の使用を開始。 気になる食行動…3歳児の新入所児に箸がうまく使えない園児が数名，緑黄色野菜を全く食べない園児が1名。5歳児に姿勢が悪い園児がみられる。主菜，副菜をいつも残す児が1名。

園での給食の給与栄養目標量（昨年度版　3～5歳　昼食（副食のみ）＋おやつ）

エネルギー（kcal）	たんぱく質（g）	脂質（g）	炭水化物（g）	PFC比	食物繊維（g）	カルシウム（mg）	食塩相当量（g）
500	22.0	18.0	60.0	18：32：50	5.0	270	2.3未満

ある一日の献立　昼食：ごはん，炒り豆腐，素揚げ，スープ
おやつ：枝豆ケーキ，メロン，牛乳

エネルギー（kcal）	たんぱく質（g）	脂質（g）	炭水化物（g）	PFC比	食物繊維（g）	カルシウム（mg）	食塩相当量（g）
597	20.1	18.4	85.1	14：28：58	3.6	221	1.5

＊家庭から持参する白飯を110gとして計算

主食：3歳児クラスで家庭からの持参量と喫食量が合わず，残食がみられる。5歳児クラスで主食の持参量が少ない。全体で95.3±17.4g

主菜・副菜：3歳児で喫食率が低い。特に3歳から入所児の喫食率が低い。5歳はおかわりをして喫食率の高い園児と，いつも半分ぐらい残食のある園児が1名みられる。

おやつ：3歳児のみ残食あり。いつも牛乳は半分ぐらいの園児が1名。

家庭での 生活状況・ 食事状況	起床時刻：5時台6.4％，6時台57.4％，7時台32.0％，8時台4.2％ 就寝時刻：19時台2.1％，20時台21.4％，21時台48.9％，22時台23.4％，23時以降4.2％ 朝食欠食率：3歳児に1名（2.1％），5歳児に2名（4.2％）	祖父母との同居：同居　29.8％ きょうだいの有無：きょうだいあり　4.5％ 母親の年齢：20歳代29.8％，30歳代59.6％，40歳代10.6％

（1）栄養アセスメント

1）身体状況からの所見

　体格の評価（表2-9）を幼児身体発育曲線（図2-4）と比較してみると，身長が90パーセンタイル以上97パーセンタイル未満の園児が5歳児クラスに1名，97パーセンタイル以上の園児が3歳児クラスに1名であった。体重も3パーセンタイル以下の園児が3歳児クラスに1名，3パーセンタイル以上10パーセンタイル未満の園児が4歳児・5歳児クラスに1名ずつ，97パーセンタイル以上の園児が5歳児クラスに1名であった。肥満度判定をすると，「やせ」が各クラスに1名ずつ，「ややふとりすぎ」が5歳児クラスに1名であった。

2）臨床症状（発達状況）からの所見

　多動傾向の園児が2名在園している。その他に，運動・精神発達，食行動の発達面で特に目立った問題を抱えている園児はいない。毎年の園内の歯科健診で，「むし歯」の治療が必要であった園児が4名いたが，歯科を受診し，治癒証明書を持参してきている。

3）園での生活状況・食事摂取状況からの所見

　園は都市部に位置し，小さな園庭がある。園庭があまり大きくないこともあり，活動量が十分にとれているとはいえない。身体活動レベルⅡ（ふつう）相当にふさわしいように，また，5歳児には肥満傾向のリスクのある園児もいることから，できるだけ多く身体を動かす遊びを取り入れ，身体活動レベルを高めることが望ましい。午後6時以降の延長保育の利用者が3歳児クラス5名，4歳児クラス5名，5歳児クラス3名と，他園に比べて若干多い。

　園での給食の摂食状況をみると，3歳児クラスは2歳児クラスまでは完全給食であり，この4月から主食持参が始まったこともあり，持参量70～110gに対して，30～40g残食の園児が2名みられ，喫食量が70gと少ない園児が5名，全体に喫食量が少ない傾向であった。4歳児クラスは持参量80～120g，喫食量80～120gで持参量と喫食量のバランスはとれている。一方，5歳児クラスの持参量も90～150gと幅が広く，持参量が90g程度と少ない傾向がみられた。主菜・副菜については，特に3歳から入所児の喫食率が低かった。おやつ・牛乳いずれについても，喫食率の低い園児が2名みられた。5歳は体格に比例して，「ややふとりすぎ」の園児は喫食率が全体に多く，「やせ」傾向の園児1名はいつも半分ぐらい残食がある。

　保育士が気になった食行動として，3歳児クラスで新入所児の中に，箸がうまく使えない園児が数名，緑黄色野菜を全く食べない園児が1名みられる。5歳児に姿勢が悪い園児がみられる。

4）家庭での生活状況・食事状況からの所見

　家庭での状況も「平成20年度保育所入所児童の家庭における食育に関する調査」（日本保育協会）の結果をもとに，同じ保育園児と比較すると，午後10時台の就寝の児が多い一方で，起床は午前5・6時台が多いが，8時台も若干みられ，個人差が大きい。朝食の欠食は1名の園児が欠食の日が多い。延長保育の保護者から，補食を市販菓子ではなく，軽食に近いものを提供してくれるように要望があった。

計測日：○○年4月○日

表2-9 3～5歳児クラスの体格評価、推定エネルギー必要量の算出例と、ある一日の摂食状況

属性		身体発育状況								推定エネルギー必要量						○○年4月 ○○日の摂食状況							
性別	年齢：月齢	身長 A (cm)	体重 B (kg)	幼児身体発育曲線（身長）によるパーセンタイル	幼児身体発育曲線（体重）によるパーセンタイル	カウプ指数	C 身長から求めた目安となる標準体重*（kg）	D 身長体重曲線による評価*（％）	肥満度判定	基礎代謝基準値（kcal/kg 日）	E 基礎代謝量（kcal/日）	F 身体活動レベル	G エネルギー蓄積量（kcal/日）	H 推定エネルギー必要量（kcal/日）	目安とする給与エネルギー量の丸めの値（kcal）	主食 持参量（g）	主食 喫食量（g）	主菜 喫食率（％）	副菜 喫食率（％）	汁物 喫食率（％）	おやつ1 喫食率（％）	おやつ2 喫食率（％）	牛乳 喫食率（％）
男	4:0	105.2	17.5	75~90	75~90	15.8	17.0	3.2	ふつう	54.8	930	1.45	10	1358	1350	100	100	100	100	100	100	100	100
男	3:11	107.2	17.0	97以上	75~90	14.8	17.6	-3.5	ふつう	54.8	965	1.45	10	1410	1400	100	100	100	100	100	100	100	100
男	3:9	97.9	14.5	25~50	25~50	15.1	14.7	-1.6	ふつう	54.8	808	1.45	10	1181	1200	110	110	90	75	100	100	100	100
男	3:8	100.6	15.8	50~75	50~75	15.6	15.5	1.7	ふつう	54.8	851	1.45	10	1244	1250	80	80	100	100	100	100	100	100
男	3:8	98.5	14.5	25~50	25~50	14.9	14.9	-2.8	ふつう	54.8	817	1.45	10	1195	1200	100	90	100	100	100	100	100	100
男	3:6	102.6	15.0	75~90	50~75	14.2	16.1	-7.1	ふつう	54.8	885	1.45	10	1293	1300	100	80	50	50	50	100	100	50
男	3:6	93.6	11.3	10~25	3以下	12.9	13.5	-16.5	やせ	54.8	742	1.45	10	1086	1100	110	70	50	25	50	75	75	100
女	3:4	94.5	13.0	50~75	50~75	14.6	13.8	-5.7	ふつう	54.8	755	1.45	10	1105	1100	110	110	75	100	100	75	75	100
女	3:11	95.3	14.5	25~50	50~75	16.0	14.0	3.6	ふつう	54.8	767	1.45	10	1123	1100	100	80	75	100	100	100	100	100
女	3:10	96.7	14.0	25~50	25~50	15.0	14.3	-2.0	ふつう	52.2	746	1.45	10	1091	1100	90	90	100	50	100	100	100	100
女	3:9	96.0	14.0	25~50	25~50	14.1	14.1	-0.6	ふつう	52.2	735	1.45	10	1076	1100	90	90	90	50	100	100	100	100
女	3:9	100.5	15.0	75~90	75~90	15.4	15.4	-2.7	ふつう	52.2	805	1.45	10	1177	1200	100	70	75	100	100	100	100	100
女	3:8	100.3	14.0	50~75	25~50	13.9	15.4	-8.8	ふつう	52.2	802	1.45	10	1172	1150	70	70	50	50	100	100	100	100
女	3:3	98.2	16.0	75~90	90~97	16.6	14.7	8.7	ふつう	52.2	769	1.45	10	1124	1150	100	70	100	50	100	100	100	100
女	3:3	98.0	14.0	50~75	50~75	14.6	14.7	-4.5	ふつう	52.2	766	1.45	10	1120	1100	70	70	100	100	100	100	100	100
男	5:0	107.5	16.4	10~25	10~25	14.2	17.7	-7.4	ふつう	54.8	971	1.45	10	1418	1400	100	100	100	100	100	75	75	100
男	5:0	103.9	17.1	10~25	25~50	15.8	16.5	3.3	ふつう	54.8	907	1.45	10	1325	1350	100	80	50	50	50	100	100	100
男	4:10	109.0	19.8	75~90	75~90	16.7	18.2	8.7	ふつう	54.8	998	1.45	10	1457	1450	110	110	100	100	100	100	100	100
男	4:7	107.0	17.0	50~75	50~75	14.8	17.5	-3.1	ふつう	54.8	962	1.45	10	1404	1400	100	100	100	90	90	100	100	100
男	4:10	106.3	18.5	50~75	75~90	16.4	17.3	6.8	ふつう	54.8	949	1.45	10	1386	1400	100	100	80	50	75	100	100	100
男	4:6	104.9	14.2	25~50	3~10	12.9	16.9	-15.8	やせ	54.8	924	1.45	10	1350	1350	80	80	50	50	50	100	100	100
男	4:6	103.0	16.1	25~50	50~75	15.2	16.3	-1.0	ふつう	54.8	891	1.45	10	1303	1300	90	80	50	50	50	100	100	100
女	4:3	98.8	15.9	10~25	25~50	16.3	15.5	6.0	ふつう	54.8	822	1.45	10	1202	1200	100	90	75	50	80	100	100	100
女	4:3	100.5	16.5	50~75	50~75	16.3	14.4	-6.5	ふつう	54.8	850	1.45	10	1242	1250	100	100	50	50	50	100	100	100
女	4:2	103.9	18.3	75~90	75~90	17.0	17.0	10.6	ふつう	54.8	907	1.45	10	1325	1350	100	100	100	75	75	100	100	100
女	4:1	103.6	17.0	50~75	50~75	16.5	16.4	3.7	ふつう	52.2	855	1.45	10	1250	1250	80	80	90	100	100	100	100	100
女	4:10	105.7	16.2	50~75	50~75	14.5	17.1	-5.1	ふつう	52.2	891	1.45	10	1302	1300	100	100	90	90	90	100	100	100
女	4:9	106.8	19.5	75~90	90~97	17.1	17.4	11.9	ふつう	52.2	910	1.45	10	1329	1350	120	120	75	50	75	100	100	100
女	4:9	105.5	17.0	50~75	50~75	17.0	17.0	0.0	ふつう	52.2	888	1.45	10	1297	1300	110	100	110	100	100	100	100	100
女	4:7	103.7	16.1	25~50	10~25	14.1	17.4	-7.6	ふつう	52.2	910	1.45	10	1329	1350	130	130	100	100	100	100	100	100
女	4:2	102.6	17.5	75~90	75~90	16.6	16.1	8.9	ふつう	52.2	839	1.45	10	1226	1250	100	80	100	100	100	100	100	100
男	6:0	123.2	28.7	90~97	97以上	18.9	23.5	22.3	ややふとりすぎ	44.3	1040	1.55	10	1621	1500	150	150	120	120	100	120	120	100
男	5:11	108.2	16.5	10~25	10~25	14.1	17.9	-8.1	ふつう	54.8	984	1.45	10	1436	1450	130	130	100	100	100	100	100	100
男	5:8	109.5	19.5	50~75	50~75	16.3	18.4	6.1	ふつう	54.8	1008	1.45	10	1471	1450	130	130	90	100	100	100	100	100
男	5:6	108.7	19.3	50~75	50~75	16.3	18.1	6.5	ふつう	54.8	993	1.45	10	1449	1450	110	110	120	75	100	100	100	100
男	5:5	106.2	19.2	25~50	75~90	17.0	17.3	11.1	ふつう	54.8	947	1.45	10	1384	1400	100	80	100	75	75	75	75	100
男	5:5	109.1	15.8	50~75	10~25	13.3	18.3	-13.4	やせ	54.8	1000	1.45	10	1460	1450	100	80	50	50	50	50	50	100
女	5:1	105.8	18.3	50~75	75~90	16.3	17.2	6.7	ふつう	54.8	940	1.45	10	1373	1400	120	110	90	90	100	100	100	100
女	5:11	109.0	19.4	50~75	75~90	16.3	18.2	6.5	ふつう	54.8	998	1.45	10	1457	1450	130	130	100	100	100	100	100	100
女	5:11	108.5	18.6	50~75	50~75	15.8	18.0	3.3	ふつう	52.2	940	1.45	10	1373	1400	90	90	90	50	80	100	100	100
女	5:8	105.3	15.2	25~50	10~25	13.7	16.9	-10.3	ふつう	52.2	884	1.45	10	1292	1300	90	90	75	75	75	100	100	100
女	5:9	111.1	21.1	75~90	90~97	17.1	18.9	11.6	ふつう	52.2	987	1.45	10	1441	1450	120	120	120	120	100	100	100	100
女	5:8	111.0	18.8	75~90	50~75	15.3	18.9	-0.3	ふつう	52.2	985	1.45	10	1438	1450	90	90	100	100	100	100	100	100
女	5:6	110.0	17.7	50~75	25~50	14.6	18.5	-4.4	ふつう	52.2	967	1.45	10	1412	1400	90	90	100	100	100	100	100	100
女	5:5	110.9	19.1	50~75	50~75	15.5	18.8	1.4	ふつう	52.2	983	1.45	10	1435	1450	90	90	75	75	100	100	100	100
女	5:5	103.7	15.5	10~25	10~25	14.4	16.4	-5.6	ふつう	52.2	857	1.45	10	1253	1300	90	90	90	100	100	100	100	100
女	5:3	106.9	16.8	25~50	25~50	14.7	17.5	-3.8	やせぎみ	52.2	912	1.45	10	1332	1350	100	90	90	100	100	100	100	100
平均値		104.4	16.8			15.3	16.8		ふとりぎみ +30%以上	53.7	899.7		10	1309	1313	100.9	95.3	95.4	91.1	95.1	98.8	100.4	98.9
標準偏差		5.5	2.7			1.2	1.8		ややふとりすぎ +20%以上、+30%未満	1.3	99.8			127	120	14.3	17.4	13.4	18.9	13.3	6.9	2.9	7.3
中央値		105.3	16.5			15.2	17.0		ふつう -15%以上、+15%未満	54.8	906.9			1325	1350	100.0	90.0	100.0	100.0	100.0	100.0	100.0	100.0
最大値		123.2	28.7			18.9	23.5		やせ -20%以上、-15%未満 F	54.8	1286.0			1621	1500	150.0	150.0	120.0	120.0	100.0	120.0	120.0	100.0
最小値		93.6	11.3			12.9	13.5		やせすぎ	52.2	735.1			1076	1100	70.0	70.0	50.0	25.0	50.0	75.0	100.0	50.0

C) 男児標準体重＝0.002226×（A 身長×A 身長）－0.1471×A 身長＋7.8033　女児標準体重＝0.002091×（A 身長×A 身長）－0.1139×A 身長＋5.7453
D) 肥満度（％）＝{実測体重（kg）－標準体重（kg）}÷標準体重（kg）×100
E) 基礎代謝量＝基礎代謝基準値（kcal/kg 日）×身長から求めた目安となる標準体重の合計式より、上記式。
F) 身体活動レベル：レベルⅡ（ふつう）1～2歳1.35、3～5歳1.45
G) エネルギー蓄積量：身長から求めた目安となる標準体重（kg）×身体活動レベル×基礎代謝量（kcal/kg 日）
H) 推定エネルギー必要量＝基礎代謝量（kcal/日）＝基礎代謝基準値（kcal/kg 日）×日×身長から求めた目安となる標準体重×エネルギー蓄積量（kcal/日）

5）食育の観点からの評価

　園児の家庭での生活リズムの個人差が大きいこと，園内での外遊びがやや少ないことから，お腹がすくリズムがつくりにくい。各クラスで持参する主食量が3歳では多く，逆に5歳では少ないこと，副菜料理の摂取率が低い園児が数名みられることから，食べたいもの・好きなものを増やしきれない園児がみられる。栽培・収穫体験等を通して，食べものを話題にする環境が整えられていたが，日常的な食事の場において，情緒の安定を重視する配慮，幼児の食に対する体験の充実のために調理体験活動を多くする等の園児に対する食育が必要である。同時に，家庭から持参する主食量の適正化や，延長保育があり夕食時刻の遅くなりそうな園児の食事への配慮，目安となる食事量や調理法を示すなどの保護者に対する支援をより充実させていく必要があると判断された。

（2）栄養ケア計画（Plan）

1）問題点の抽出

①「やせ」の園児が各クラス1名，「ややふとりすぎ」の園児が5歳児に1名みられる。

② 家庭から持参する主食量が3歳児で特に差が大きく，5歳児では持参量が少ない。

③ 主菜料理，副菜料理の喫食率が低い園児がみられる。

④ 日常的な食事場面を通した体験の意義への認識が少なく，計画に反映されていない。

⑤ 家庭での生活リズム，延長保育での補食，夕食時刻等，個人差も大きく，適切なお腹がすくリズムをつくりにくい。

⑥ 家庭から持参する主食量の適正化のための情報発信や，成長の偏りがある園児，朝食欠食の多い園児，延長保育での補食の要望の園児等は個別対応が必要である。

2）給与栄養目標量の設定

表2-9の園児の身長・体重をもとに，下記の順で給与栄養目標量を設定した。

①「目安とする給与エネルギー量」の分布を確認する

・推定エネルギー必要量（EER）を実際の現体重でなく，乳幼児身体発育調査結果における標準値を用いることにより，現在の体格に影響されない必要な給与エネルギー量の目安を求める。

　◆身長から，標準体重を算出する（p.37参照，表2-9C）

　　男児　標準体重＝0.002226×（A身長×A身長）－0.1471×A身長＋7.8033

　　女児　標準体重＝0.002091×（A身長×A身長）－0.1139×A身長＋5.7453

　◆基礎代謝量を算出する（基礎代謝基準値p.163参照，表2-9E）

　　基礎代謝値：基礎代謝基準値（kcal/kg/日）×身長から求めた目安となる標準体重（kg）

　◆推定エネルギー必要量（kcal/日）を算出する（表2-9H）

　　推定エネルギー必要量＝基礎代謝量（基礎代謝基準値（kcal/kg/日）×身長から求めた目安となる標準体重（kg））×身体活動レベル＋エネルギー蓄積量（kcal/日）

　　（身体活動レベル：レベルⅡ（ふつう）1～2歳1.35，3～5歳1.45，6～7歳1.55，p.164参照）（エネルギー蓄積量：p.164参照）

・各児の身長から求めた標準体重を基にして「目安とする給与エネルギー量」を求める。

算出された値は，幼児の場合，100 kcal刻みで丸めると影響が大きいため，50 kcal刻みで丸めることとした。

・算出した「目安とする給与エネルギー量」の分布状況を確認する。この事例では，成長に偏りがある子ども（身体発育パーセンタイル値が10～90パーセンタイル値に入らない児）として，3歳児1名，4歳児1名，5歳児2名の園児（表2-9，パーセンタイル値太字）は個別対応とする。

・3～5歳児に最も多くの子どもに対応できる値，もしくは最も多くの子どもが不足しない値として，中央値の1,350 kcalを採用し，この値の±20％で最大値1,500 kcalと最小値1,100 kcalを網羅する値となるため，1,350 kcalを給与エネルギー量として設定した。幼児は成長が著しいため，少なくとも6か月に1回以上は体格を確認し，再検討が必要である。

② たんぱく質

・設定エネルギー1,350 kcalから，エネルギー産生栄養素バランス目標量13～20％エネルギー（％E）から算出し，44～67 gとする。

③ 脂 質

・エネルギー産生栄養素バランス目標量20～30％Eから算出し，30～45 gとする。

④ 炭水化物

・エネルギー産生栄養素バランス目標量50～65％Eから算出し，169～219 gとする。

⑤ 個々の栄養素

・ビタミンB_1，ビタミンB_2はエネルギー代謝に関与するため，1,000 kcal当たりの推定平均必要量（EAR）を用いて推定エネルギー必要量より算出して，ビタミンB_1は0.45 mg/1,000 kcal，ビタミンB_2は0.50 mg/1,000 kcalとした。ビタミンAについては，推奨量（1～5歳）＝18.7 μg/kg/体重/日×体重の標準値（本集団は平均16.8 kg）×（1＋成長要因（0.15））×1.4＝505.8≒500 μg，食物繊維は，8 g以上/日を設定した。それ以外は基本的に示されている該当年齢の推奨量を参照した。ナトリウムは食塩相当量として，目標値3.5 g未満を設定した。

⑥ 「昼食＋午後のおやつ」の1日全体の食事に占める割合

集団によって，家庭と保育所の食事摂取量によってその割合は異なる。本事例は朝食摂取量が少なめであること，夕食時間が遅いことを考慮して，園の昼食で1/3強の35％，おやつで10％を想定して45％とし，1日当たりの摂取栄養目標量に「昼食＋午後のおやつ」の摂取比率（45％）を乗じて算出した。

⑦ 主食量

主食を個々の家庭から持参する場合はその量を把握する。エネルギー比，食品構成等を考慮し，実際の持参量，喫食量を基に，基準とする主食量を設定する。本事例の保育所の主食の喫食量調査の分布状況から算出した平均値は95.3 gであった（できれば主食調査は5日間程度実施し，その平均値から算出することが望ましい）。「昼食＋午後のおやつ」からの摂取栄養目標量における主食から摂取するエネルギー比率等を考慮し不足のリスクを小さくするため，

表2-10　A保育所での給与栄養目標量

	エネルギー (kcal)	たんぱく質 (g)	脂質 (g)	炭水化物 (g)	カルシウム (mg)	鉄 (mg)	ビタミンA[2] (μgRAE)	ビタミンB₁[3] (mg)	ビタミンB₂[4] (mg)	ビタミンC (mg)	食塩相当量 (g)
食事摂取基準（A）（1日当たり）	1,350[1]	44～67　13～20％E	30～45　20～30％E	169～219　50～65％E	600	5.5	500	0.6	0.7	50	3.5未満
昼食＋おやつの比率(＝B％)	45	45	45	45	45	45	45	45	45	45	45
昼食＋おやつからの摂取栄養目標量（C＝A×B/100）	608	20～30	14～20	76～99	270	2.5	225	0.3	0.3	22.5	1.6
家庭から持参する米飯（100g）の栄養量（D）	168	2.5	0.3	37.1	3	0.1	0	0.0	0.0	0	0
給与栄養目標量（E＝C－D）	440	17.5～27.5	13.7～19.7	38.9～61.9	267	2.4	225	0.3	0.3	22.5	1.6
給与栄養目標量（Eを丸めた値）	450	18～28	14～20	39～62	270	2.4	200	0.3	0.4	22	1.6未満

＊たんぱく質・脂質・炭水化物については，％エネルギー（％E）として幅を考える。昼食は1日全体のおおむね1/3，おやつは1日全体の10～20％を目安とする。
　家庭から持参する主食の量は，実際に持参する量を参考にしながら望ましい量を設定する。4月当初は100g，6か月後に再度喫食状況を確認し，110g摂取できることを目指す。
1）表2-9の3～5歳児の推定エネルギー必要量を算出した結果から用いた。
2）ビタミンAは推奨量（1～5歳）＝18.7μg/kg/日×体重の標準値（平均体重16.8kg）×（1＋成長要因（0.15））×1.4 ＝ 505.8≒500μg
3）ビタミンB₁は0.45mg/1,000kcalから約0.6mgとして設定した。
4）ビタミンB₂は0.50mg/1,000kcalから約0.7mgとして設定した。

この年度の前期の主食（ごはん）の量は100gに設定した。3歳児クラスでは4月から家庭から主食を持参し始めたために，家庭で幼児の摂食量を十分に把握しておらず，多すぎて残食のある園児や，持参量が少ない園児もみられる。今後，個々の喫食状況等や成長曲線等を確認しながら，必要に応じて家庭との調整を行い，主食量が適正になるよう支援する。年度の後期には，再度，身体発育状況を確認し，主食量も110gに増加し，全体のエネルギー摂取量が増えいくことを目指していく。

⑧「副食＋おやつ」の給与栄養目標量

「昼食＋午後のおやつ」からの摂取栄養目標量より，主食分のエネルギー・栄養素量を差し引いて算定した（表2-10）。

3）目標の設定

長期目標（結果目標）：個々の幼児が健やかに成長・発達をとげ，いきいきと生活し，食事

　　　　　　　　　　を楽しみにする。

　中期目標（行動目標）：お腹がすくリズムがもてる。食べたいもの・好きなものが増える。
　　　　　　　　　　一緒に食べたい人がいる。食事づくり，準備にかかわる。食べもの
　　　　　　　　　　を話題にする。

　短期目標（行動目標）：毎日の保育所での食事において，主食・主菜・副菜料理を適量摂取
　　　　　　　　　　する。また，日常の食事を含めたさまざまな体験を通して，音，
　　　　　　　　　　色，形，手触り，動き，味，香り等に気づいたり，感じたりする。

（3）栄養ケアの実施（Do）

1）集団としての対応

① 園児の食育

　園の「全体的な計画」に基づき，栽培収穫体験に加えて，調理体験を増やすともに，日常的な食事場面でのかかわりを重視して食育の計画を見直し，各クラスの指導計画の中にも盛り込む。「ねらいと内容」に応じて，保育士・栄養士等による働きかけや環境構成を確認する。食事もここでいう物的環境の1つである。

② 園における栄養補給

　作成したA保育所の給与栄養目標量（表2-10）をもとに，食事計画例（食行動の発達に合わせた調理上の工夫，食具・食器の選定）を示す（p.60）。また，お腹のすくリズムをもつことができるよう，個々の朝食時刻や量，午前中の活動量に応じて，昼食の喫食開始時間に個人差を設けるよう配慮することとした。

③ 家庭との連携と支援

　保育所での食育・食事についての理解を深めるとともに，家庭での食事の1つのモデルになるよう，「給食だより」等の配布教材，試食会や保育参加等を通して，保育所での食事量・内容，また，食行動の発達に即した調理形態の配慮，箸・食器の選定方法，家庭から持参する適正な主食量（3歳では90g程度，5歳では110g程度）に関する情報を提供する。さらに，家庭での生活リズム，延長保育での補食，夕食時刻等を工夫し，適切なお腹がすくリズムをつくることができるように働きかける。

2）個人への対応

　「やせ」傾向の園児に対しては，園での摂食量を増やせるよう配慮する。また，家庭との連携により，起床・就寝時刻，そして朝食時刻や朝食内容等に配慮し，順調な成長のための生活リズムをつくるように，家庭への指導・支援を行う。また，「ややふとりすぎ」の園児に対しては身長も高いことから，食事のおかわり量ではなく，おやつのおかわり量を調整するように配慮する。アレルギー対応の必要な園児を含めて，いずれも継続的な変化を観察・記録できるよう，職員間で情報交換を行い，個別記録表を作成する。

（4）評価（Check），改善（Act）および再計画

　栄養ケア計画の評価，改善までの流れを表2-11に示した。身体発育状況と摂食状況を保育士と栄養士とで観察・評価し，栄養ケアの再計画と，それに伴って食事の改善に努める。

A保育所における3〜5歳児の食事計画例

区分	料理名	食品名	摂取量(g)
昼食	あじのマリネ	あじ	45
		片栗粉	6
		サラダ油	3
		きゅうり	12
		トマト	15
		乾ひじき	1
		いりごま	0.6
		こいくちしょうゆ	1
		砂糖	2
		酢	2
		ごま油	0.5
	かぼちゃの枝豆あんかけ	かぼちゃ	50
		えだまめ	6
		こいくちしょうゆ	1.5
		砂糖	2
		片栗粉	1.2
	みそ汁	かつお・昆布だし汁	150
		絹ごし豆腐	18
		根深ねぎ	10
		生わかめ	2
		淡色辛みそ	5
	果物	バナナ	30

区分	料理名	食品名	摂取量(g)
間食	マカロニきなこ	マカロニ	25
		きな粉	4
		砂糖	2.5
	牛乳	普通牛乳	150

■栄養指導上のポイント■

　脂肪の過剰摂取に配慮しつつ，かぼちゃやひじきを用いて，ビタミン・ミネラルを十分に摂取する。また，食材の彩りを工夫したり，味の多様さの観点から，甘酸っぱい味にしている。ひじきやごま，軟らかくてとろみを付けたあんかけ等を用いて，さまざまな食感を味わうことができるよう，五感を使って食べる意欲を引き出せるように配慮する。間食もカルシウムや鉄等のミネラル，食物繊維を考慮して，きな粉を用いている。

	エネルギー (kcal)	たんぱく質 (g)	脂質 (g)	炭水化物 (g)	ビタミンA[1] (µgRAE)	ビタミンB$_1$[2] (mg)	ビタミンB$_2$[3] (mg)	ビタミンC (mg)	カルシウム (mg)	鉄 (mg)	食塩相当量 (g)
目標値	450	18〜28	14〜20	39〜62	200	0.30	0.40	22	270	2.4	1.6未満
実施献立	443	23.0	14.6	62.3	244	0.28	0.41	34	272	2.2	1.6
PFC比率（%）		20.8	29.7	49.5	PFC比率：エネルギー産生栄養素バランス（%エネルギー）						

＊たんぱく質・脂質・炭水化物については，%エネルギーとして幅を考える。昼食は1日全体のおおむね1/3，おやつは1日全体の10〜20%を目安とする。
　家庭から持参する主食の量は，実際に持参する量を参考にしながら望ましい量を設定する。4月当初は100g，6か月後に再度喫食状況を確認し，110g摂取できることを目指す。
1 ）目標値：ビタミンAは推奨量（1〜5歳）＝18.7µg/kg/日×体重の標準値（平均体重16.8kg）×（1＋成長要因（0.15））×
　　1.4＝505.8≒500µg
2 ）目標値：ビタミンB$_1$は0.45mg/1,000kcalから約0.6mgとして設定した
3 ）目標値：ビタミンB$_2$は0.50mg/1,000kcalから約0.7mgとして設定した

表2-11 栄養ケア計画の評価・改善

	栄養改善ができている場合	再計画が必要な場合
経過評価 (Check)	①全体的な計画，指導計画において，食育の計画の見直しができたか ②給与栄養目標量に基づいた食事の提供ができたか ③個々の朝食時刻や量，午前中の活動量に応じて，昼食の喫食開始時間に個人差を設けることができたか ③毎日の喫食状況，特に個別配慮の必要な園児について観察・記録ができたか ④「給食だより」等の配布教材，試食会や保育参加等を通して，保育所での食事量・内容や，家庭から持参する適正な主食量についての情報が提供できたか ⑤保護者に家庭での生活リズムの形成を促すような指導・支援ができたか	
影響評価 (Check)	①持参する主食量が3歳児では90g，5歳児では110g以下の家庭が少なくなってきた ②主菜料理，副菜料理の喫食率がほぼ100%に近くなってきた ③保育所の昼食の喫食開始時間に個人差を設けたことで，「おなかがすいた」という声とともに食べ始めることができるようになった	①持参する主食量が多くならず，園児の摂食量が多くならないが，残食量は減ってきた ②主菜・副菜料理の喫食率がまだまだ低い園児が多くみられる ③空腹感を感じている園児が少ないように観察された
結果評価 (Check)	「やせ」の園児の中に，それぞれの成長曲線に沿った成長をしている児，体重の増加量が増え，肥満度が「やせ」から「ふつう」になった児がみられた 「ややふとりぎみ」の5歳児は体重の増加量が横ばいになっており，肥満度も若干低くなってきた その他の園児は順調な成長曲線を描いていた	「やせ」の園児の内，数名は成長カーブが下方へ，また横ばいの園児がみられた 「ややふとりぎみ」の5歳児は肥満度に変化がない その他の園児は順調な成長曲線を描いていた
改善（Act) および再計画 （6か月後）	身長の伸びに合わせて，給与エネルギー量を50kcal増やし，1,400kcalとし，主食持参量も110gとして，給与栄養目標量を改定し，それに合わせた食事の改善を実行する	改善がみられない要因（献立・食材・調理法・味付け・提供方法・食べる環境・子どもの摂食機能の発達や食の体験，体調や心境・家庭での食べ方等）を検討し，改善について園内で話し合い，栄養ケア計画，およびそれに伴う食事が改善されるようにフィードバックする 給与栄養目標量については現在のものを用い，残食がなく，栄養量が確保できる献立に配慮する。より家庭との連携を密にし，健やかな成長を促すことができるように配慮する

③. 食物アレルギー

食物アレルギーの発症時期は乳児期に最も多くみられる。食物アレルギー症状は皮膚症状や粘膜症状が多くみられるが，中にはアナフィラキシーショックとなり，生命の危険を伴う場合もある。生命にかかわる問題であり，食物アレルギーの子どもにかかわる者は正しい知識と対応が重要である。ここでは，食物アレルギーの基礎知識と保育所等や学校における対応について述べる。

3.1 食物アレルギーの分類と症状

食物アレルギーとは，食物によって引き起こされる抗原特異的な免疫学的機序を介して生体にとって不利益な症状が惹起される現象をいう。表2-12に食物アレルギーの分類を示す。乳幼児期の即時型食物アレルギーの主な原因食品である鶏卵，牛乳，小麦，大豆は年齢とともに耐性を獲得して食べられるようになる割合が高く，一般的に3歳までに約半数，小学校就学前に約9割近くの者が食べられるようになる。しかし，学童から成人で新規発症する即時型の原因食品として多くみられる甲殻類，魚類，小麦，果物類，そば，ピーナッツなどは，耐性獲得の可能性が乳児発症に比べて低い。

食物アレルギーの症状はさまざまである。表2-13に食物アレルギーによる症状を示す。全身性の症状にアナフィラキシーとアナフィラキシーショックがあり，アナフィラキシーと

表2-12　食物アレルギーの分類

臨床型		発症年齢	頻度の高い食物	耐性獲得（寛解）	アナフィラキシーショックの可能性	食物アレルギーの機序
新生児・乳児消化管アレルギー		新生児期乳児期	牛乳（乳児用調製粉乳）	多くは寛解	（±）	主に非IgE依存性
食物アレルギーの関与する乳児アトピー性皮膚炎*		乳児期	鶏卵，牛乳，小麦，大豆など	多くは寛解	（+）	主にIgE依存性
即時型症状[1]（じんましん，アナフィラキシーなど）		乳児期〜成人期	乳児〜幼児：鶏卵，牛乳，小麦，そば，魚類，ピーナッツなど 学童〜成人：甲殻類，魚類，小麦，果物類，そば，ピーナッツなど	鶏卵，牛乳，小麦，大豆などは寛解しやすい その他は寛解しにくい	（++）	IgE依存性
特殊型	食物依存性運動誘発アナフィラキシー[2]（FDEIA）	学童期〜成人期	小麦，えび，かになど	寛解しにくい	（+++）	IgE依存性
	口腔アレルギー症候群[3]（OAS）	幼児期〜成人期	果物・野菜など	寛解しにくい	（±）	IgE依存性

＊食物が湿疹の増悪に関与している場合や，原因食物の摂取によって即時型症状を誘発することがある。ただし，すべての乳児アトピー性皮膚炎に食物が関与しているわけではない。
1）即時型症状：原因食品を摂取してから通常2時間以内に出現するアレルギーによる症状を示すことが多い。
2）食物依存性運動誘発アナフィラキシー（FDEIA）：原因食物を摂取後，運動を行ったときにアナフィラキシー症状を起こす。原因食物を摂取してから2時間以内の誘発されることが多い。原因食物を摂取した場合は，食後最低2時間（可能なら4時間）は運動を避けることが望ましい。
3）口腔アレルギー症候群（OAS）：食物を摂取した直後に口唇・口腔・咽頭のかゆみ，イガイガ，血管浮腫などの症状を誘発する。花粉症を合併している場合，生の果物や野菜によりOASを来すことが多い。
出典）日本小児アレルギー学会：食物アレルギー診療ガイドライン2016（注1）〜3）は著者加筆）

表2-13 食物アレルギーの症状

臓器	症状
皮膚	紅斑 じんましん 血管性浮腫 瘙痒 灼熱感 湿疹
粘膜	結膜充血・浮腫 瘙痒感 流涙 眼瞼浮腫 鼻汁 鼻閉 くしゃみ 口腔・咽頭・口唇・舌の違和感・腫脹
呼吸器	喉頭違和感・瘙痒感・絞扼感 嗄声 嚥下困難 咳嗽 喘鳴 陥没呼吸 胸部圧迫感 呼吸困難 チアノーゼ
消化器	悪心 嘔吐 腹痛 下痢 血便
神経	頭痛 活気の低下 不穏 意識障害 失禁
循環器	血圧低下 頻脈 徐脈 不整脈 四肢冷感 蒼白（末梢循環不全）

出典）日本小児アレルギー学会：食物アレルギー診療ガイドライン 2016

表2-14 エピペン適応の症状

消化器の症状	呼吸器の症状	全身の症状
・繰り返し吐き続ける ・持続する強い（我慢できない）腹痛	・のどや胸が締めつけられる ・声がかすれる ・犬の吠えるような咳 ・持続する強い咳込み ・ゼーゼーする呼吸 ・息がしにくい	・唇や爪が白い ・脈をふれにくい・不規則 ・意識がもうろうとしている ・ぐったりしている ・尿や便を漏らす

出典）日本アレルギー学会：アナフィラキシーガイドライン，2014

は，アレルゲン等の侵入により，複数の臓器に全身性にアレルギー症状が惹起され，生命に危機を与え得る過敏反応をいう。アナフィラキシーに血圧低下や意識障害を伴う場合をアナフィラキシーショックと呼ぶ。保育所等や学校では，エピペンが処方されている子どもでアナフィラキシーショックを疑う場合，表2-14に示した症状が1つでもあればエピペンを使用することとしている。

3.2 食物アレルギーの診断

　食物アレルギーの診断の確定には，①問診または食物経口負荷試験により，特定の食物を摂取することによりアレルギー症状が誘発されること，②血液検査（抗原特異的IgE抗体）や皮膚試験の陽性により，特定の食物に感作されていることを確認することが必要である。図2-10に「食物アレルギーの関与する乳児アトピー性皮膚炎」と「即時型症状」の診断のフローチャートを示す。乳幼児期はアトピー性皮膚炎と食物アレルギーを合併している割合が高く，即時型に移行する場合もある。

　食物アレルギーの治療・管理の原則は，正しい判断に基づいた必要最小限の原因食物の除去である。必要最小限の除去とは，食べると症状が誘発される食物のみを除去することであり，不要な除去は行わない。また原因食物でも，症状が誘発されずに食べられる量までは食べることができる。しかし，食べられる量の範囲でも子どもの体調や運動によりアレルギー症状が誘発される可能性があるので注意する。

　診断の確定後も，定期的に食物経口負荷試験の実施や抗原特異的IgE抗体検査を受けることで段階的に食べられる量の範囲が広がる。日常的に摂取する量が食べられることが確認で

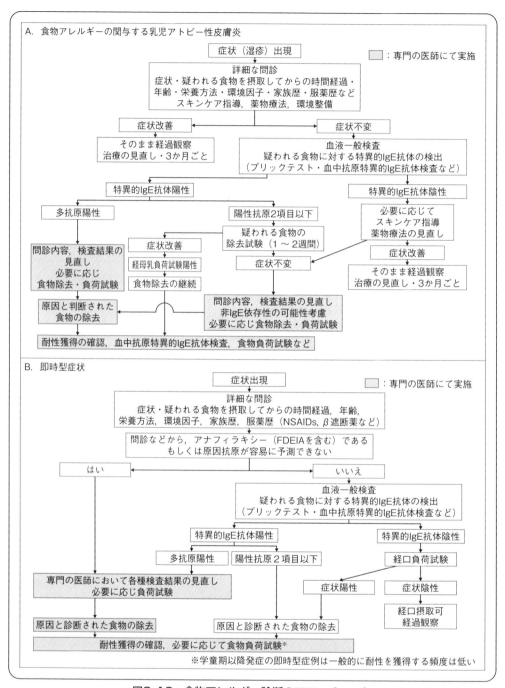

図2-10　食物アレルギー診断のフローチャート
出典）日本小児アレルギー学会：食物アレルギー診療ガイドライン2016

きれば除去解除とする。はじめは自宅のみで除去解除を行うが，子どもの体調や運動，入浴などでアレルギー症状が誘発されないことを確認してから，自宅以外での除去も解除する。

　保育所等や学校において特別な配慮や管理が必要となった場合には，医師が記載した生活管理指導表（巻末資料，p.165～p.168参照）を提出してもらい，提出は少なくとも年1回を基

本とする。生活管理指導表をもとにした対応が基本となり，保育所等や学校は取り組み内容を考え，全職員への周知と共通理解を徹底して対応を行う。

3.3　食物アレルギーの栄養食事指導

　食物アレルギーの栄養食事指導のポイントは，1. 不必要な除去の確認，2. 安全性の確保，3. 食生活の評価・指導，4. 食べられる範囲の具体的な指導である。まずは医師から必要最小限の食物除去の内容および完全除去の場合でも調味料についての除去が必要かどうか等について詳細に確認し，医師・保護者と連携して指導を行う。

　不必要な除去の確認では，不必要に食物除去を行っていないか，摂取状況を確認する。また，アレルゲンが含まれる食品についての正確な情報を伝える。安全性を確保するために，保護者にアレルギー表示（表2-15）の見方についての指導を行う。調理中や周りの人の手や箸を介した混入，他の料理との取り違えといった生活における危険性についても指導する。必要最小限の食物除去を行っている場合，不足する栄養素が出てくる可能性があるため，バランスよくさまざまな種類の食品を取り入れるよう指導する。そして食べられる範囲の量について，どの食品をどのくらいの量，どのような調理法で食べてよいかを具体的に指導する。

表2-15　加工食品における特定原材料等表示

必ず表示される8品目	えび，かに，くるみ，小麦，そば，卵，乳，落花生（ピーナッツ）
表示が勧められている20品目	アーモンド，あわび，いか，いくら，オレンジ，カシューナッツ，キウイフルーツ，牛肉，ごま，さけ，さば，大豆，鶏肉，バナナ，豚肉，まつたけ，もも，やまいも，りんご，ゼラチン

3.4　給食における食物アレルギーの対応

（1）保 育 所 等

　保育所等での食物アレルギーの対応は「保育所におけるアレルギー対応ガイドライン（2019年改定版）」を基本とする。原因食品の除去のレベルは個人差が大きく，レベルに応じた対応はアレルギー事故の危険性も高くなる。そのため，アレルギー対応食は「完全除去」または「解除」のどちらかとし，単純化することを基本とする。保育所等により，代替食（原因となる食物の代わりとなる食物を提供する）を提供しているところもある。アレルギー対応食については，献立を毎月保護者と確認し，日頃から保護者の声に耳を傾け，家庭と連携して進めていくことが重要である。

　保育所等において食物アレルギーの症状の誘発を最小限にするため，食物アレルギーを有する子どもに保育所等で「初めて食べる」ことを避けることとしている。新規に食べる食品については，家庭において可能であれば2回以上，保育所等で提供する量程度，もしくはそれ以上の量を食べて症状が誘発されないことを確認した上で，その食品を保育所等で食べることが望ましい。このため，入園前に個々の食品の摂取状況を調査し，把握しておく必要がある。食物アレルギーを有さない子どもが保育所等で初めて食物アレルギーを発症する可能

表2-16 卵・牛乳・小麦を使用しない補食（おやつ）の献立例

献立名	材料名	1人分分量（g）	作り方
豆乳	豆乳	100	
プレーンカップケーキ　A	上新粉	15	①冷凍かぼちゃはレンジで解凍し，材料をすべて計量する。
	コーンスターチ	2.5	②Aを合わせて2回ふるう。
	ベーキングパウダー	1.3	③Bをミキサーで5分かける。
	黄桃缶	10	④③をボールにうつし，②の半量を加え，粉っぽさがなくなるまで混ぜる。
	黄桃缶の汁	1	
	冷凍かぼちゃ（皮なし）	4	
B	水	5	⑤②の残り半量も加え，滑らかになるまで混ぜる。
	豆乳	7	
	上白糖	8	⑥プリン型に入れ，オーブンで170度，20分焼く。
	菜種油	6	
	バニラエッセンス	適量	

卵，牛乳，小麦粉を使用していないので，3種のアレルギー対象児も食べることが可能であり，混入・誤食などの事故を防ぐことができる。

B　エネルギー：206kcal　たんぱく質：4.9g　脂質：8.3g　炭水化物：28.6g

性もあるため，体制を整えておく必要がある。

　保育所等の給食は対象年齢の幅が広く，離乳食から幼児食と食種が多い。また，1日に提供する回数も多く，混入（コンタミネーション）や誤食の事故の危険性が高い。混入や誤食を防ぐために，原因食品を使用しないことも対策の一つである（表2-16）。そして，給食の時間以外でも食材を使用する機会があり，その際も注意が必要である。以下にそれぞれの留意点をあげる。

1）混入を防止するための留意点

混入とは，原因食品がアレルギー対象児の食べる料理に入ってしまうことである。

① 使用する加工食品や調味料のアレルギー表示を確認する（表2-15）。

② アレルギー対応の食品を保管する場所は，アレルゲンとなる食品と別々に保管する。

③ アレルギー対応食の調理から提供まで，専任の調理員が担当する。

④ アレルギー対応食は最初に仕込み，調理を行う（ゆで汁，戻し汁，揚げ油などにも注意）。

⑤ 調理器具は専用のもの，もしくはよく洗浄し，消毒したものを使用する。

⑥ 盛りつけは最初に行い，専用のトレーや食器を使用する。

⑦ 盛りつけが終わったらすぐにラップをする。

⑧ アレルギー対象児用に使用した食器・器具は念入りに洗浄し，消毒する。

2）誤食を防止するための留意点

誤食とは，アレルギー対象児がアレルゲンとなる食品を誤って食べてしまうことである。保育所等では誤食の事故が多く発生し，アナフィラキシーショックとなる危険もあるので細心の注意を払う。栄養士は，下記のことに注意する。

① 出来上がった給食にアレルギー対象児用の個別の名札を置く。

② 配膳台に出す際にアレルギー対応食の献立と食事の内容が合っているのか確認する。

③ 担当保育者にアレルギー対象児の名前，除去内容を伝え，双方が声に出して確認する。

④ おかわりについても配慮する。

⑤ 事故は保育室で起きることも多いため，保育者と連携して行う。

3）食材を使用するイベントの管理における留意点

給食の時間は注意を払っているが，給食以外の時間で食材を使用するとき（小麦粉粘土を使った遊び，おやつ作り，豆まきなど），非日常的なイベント（遠足，運動会など）は事故の危険性が高くなるので，注意が必要である。

（2）学　　校

学校給食におけるアレルギーの対応は「学校のアレルギー疾患に対する取り組みガイドライン」（日本学校保健会，令和元年度改訂版）を基本とし，「学校給食における食物アレルギー対応指針」（文部科学省，2015）も参考にする。学校における食物アレルギー対応で最優先するべきことは安全性である。安全性を確保するために，原因食品の完全除去（原因食品を提供するかしないか）を原則とする。完全除去を原則とすることで誤食（アレルギーの原因となる食品を誤って食べること）や誤配（調理や配膳，配送の過程でアレルギーの原因となる食材が入っている食品が誤って配膳されること）を防止することができる。

対応のレベルは次の1～4とする。レベル1の詳細な献立表対応は学校給食対応の基本であり，レベル2以上の対応でもあわせて行うこととする。

レベル1：詳細な献立表対応

原材料を詳細に記載した献立表を事前に配布し，保護者や担任などの指示または児童の自己判断により給食から原因食品を除いて食べる方法である。単品で提供されるもの以外は調理されると除くことができないので対応できない。

レベル2：弁当対応

一部弁当対応と完全弁当対応がある。一部弁当対応は，除去食または代替食の対応において，給食で中心となる献立，かつ代替食の提供が給食では困難な場合に，その献立のみ弁当を持参してもらう。完全弁当対応は，給食での対応が困難なため，すべて弁当を持参してもらう。弁当対応は保護者とのコミュニケーションを密に図ることが重要である。

レベル3：除去食対応

本来の除去食は，調理過程で特定の原材料を除いた給食を提供することを指すが，ここでは広義の除去食とし，原因食物を給食から除いて提供する。完全除去した献立の代替食は提供しない。

レベル4：代替食対応

本来の代替食は，除去した食材や献立の栄養量を考慮し，それを代替して1食分の完全な給食を提供することを指す。しかし，ここでは広義の代替食とし，除去した食物に対して何らかの食材を代替して提供し，除去した食材や献立の栄養価等の考慮の有無は問わないものとする。原因食物ごとに別々の献立や調理法を設定しない。また，最小限の代替食を「提供するかしないかの二者択一」とするとよい。

第**3**章 学童期・思春期

1. 学童期

1.1 学童期の特性

　6～11歳までの小学生の時期を学童期という。この時期は乳児期，幼児期より緩やかな成長を示すが，骨格や筋肉の増大に伴って体格が大きくなる時期であり，体力や運動能力においても発達してくるのが特徴である。

　また，この時期は第二発育急進期に備えて栄養摂取の不足のないようにすることが大切である。学童期後半の10～11歳では，第二次性徴により男女間に発育の差がみられ，女児の体格が男児の体格を上回る（表3-1）。知能の発達も著しく，社会性も広がり，心身ともに充実が望まれる学童期においては，活発な身体の働きによる消費エネルギーだけでなく，成長・発育のためにミネラル，ビタミンなども十分に摂取される必要がある。食習慣，食嗜好の完成する時期でもあり，多種多様な食品の摂取が望まれる。食生活における自己管理能力を身につけさせる重要な時期である。

表3-1　学童期・思春期の身長・体重（全国平均）

区別	年齢（歳）	身長（cm）		体重（kg）	
		男	女	男	女
小学校	6	117.5	116.7	22.0	21.5
	7	123.5	122.6	24.9	24.3
	8	129.1	128.5	28.4	27.4
	9	134.5	134.8	32.0	31.1
	10	140.1	141.5	35.9	35.4
	11	146.6	148.0	40.4	40.3
中学校	12	154.3	152.6	45.8	44.5
	13	161.4	155.2	50.9	47.9
	14	166.1	156.7	55.2	50.2
高等学校	15	168.8	157.3	58.9	51.2
	16	170.2	157.7	60.9	51.9
	17	170.7	157.9	62.6	52.3

注）年齢は令和2年4月1日現在の満年齢
出典）文部科学省：令和2年度学校保健統計調査報告書

1.2　学童期の栄養ケア

（1）栄養アセスメント

1）身体計測

　体格と身長から算出される体格指数により，栄養状態を評価する。乳幼児に対してはカウプ指数，学童に対してはローレル指数，成人に対してはBMIが一般に用いられる。

　学童期に用いられるローレル指数は以下の式により算出される。

　　　ローレル指数＝体重（kg）/身長（cm）$^3 \times 10^7$

　一般的には，120～140を正常，100未満をやせ，160以上を肥満とする。ただし，ローレル指数は身長による変動が大きく，身長の低いものでは大きく，高いものでは小さく出る。身長別の肥満基準は，身長110～129cmで180以上，130～149cmで170以上，150cm以上で160以上を肥満としている。

　肥満の定義は，身体の構成成分のうち，脂肪組織の占める割合が正常に増加した状態を指す。摂取エネルギーが消費エネルギーを上回った結果，脂肪蓄積が増えた肥満を単純性肥満という。何らかの疾患が原因で肥満になる場合は症候性肥満という。また，体重が重くても，筋肉が多く体脂肪が少なければ健康に問題がなく，逆に外見上は太って見えなくても内臓脂肪がたまっているいわゆる隠れ肥満（内臓脂肪型肥満）は，生活習慣病の危険因子となる。内臓脂肪型肥満では糖尿病，高血圧などになりやすい。学童肥満には成人肥満と同様に高血圧，脂質異常症，耐糖能異常などの生活習慣病を伴うものもみられる。

　文部科学省学校保健統計では，2006年度から身長別標準体重を用いて肥満度を表している。性別・年齢別・身長別標準体重から肥満度（過体重）を算出し，肥満度が＋20%以上の者を肥満傾向児とする。小学生高学年や中学生の肥満が問題とされるのは，将来，成人の肥満につながりやすいということ，また，成人の糖尿病や動脈硬化などが，小児期に高度肥満だった者からの発症が多いことが指摘されているからである。

　学童の肥満傾向児出現率は緩やかな増加傾向にある。2020年度学校保健統計調査によると，肥満傾向児出現率は男児では8歳から10%を超え，女児では9～11歳で9%を超えている。男子は女子に比べ肥満傾向児出現率が相対的に高い傾向がみられる。学童期は成長期でもあるので，成人の肥満治療のような低エネルギー食は望ましくないため，まず肥満度の軽減に重点をおき，運動量を増やす生活習慣の見直しを行うことが大切である。また，痩身傾向児とは標準体重に対して－20%以下の者をいう。出現率は肥満傾向児と比べて低い。やせについては，体型を気にする年頃から増加傾向を示すと思われる。男子よりも女子に「やせ願望」がみられる傾向がある（表3-2）。

＜肥満度（過体重度）＞ 　（係数a，bは表3-3参照）

　　　肥満度＝ ｛(実測体重（kg）－身長別標準体重（kg））／身長別標準体重（kg）｝×100（%）
　　　身長別標準体重（kg）＝a×実測身長（cm）－b

２）臨床検査

① 血　圧

　小児の高血圧では本態性の頻度は低い。90%以上は二次性であり，肥満や腎疾患によるものが多い。小学生の場合，収縮期血圧135mmHg以上，拡張期血圧80mmHg以上を異常値としている。

② 血清たんぱく質

　アルブミン（Alb）量は食事からのたんぱく質摂取量の影響による変動が大きいため，総たんぱく質（TP）値とともにたんぱく質栄養状態の指標として用いられている。

③ 血清脂質

　学童期の血清脂質検査は生活習慣病予防の点から重要である。

表3-2　年齢別　肥満傾向児および痩身傾向児の出現率　　　　　（%）

区　　分		肥満傾向児				痩身傾向児			
		男　子		女　子		男　子		女　子	
		2020年度	2019年度	2020年度	2019年度	2020年度	2019年度	2020年度	2019年度
幼稚園	5歳	3.65	2.63	3.37	2.93	0.50	0.33	0.38	0.31
小学校	6歳	5.85	4.68	5.16	4.33	0.42	0.42	0.63	0.56
	7	8.77	6.41	7.25	5.61	0.62	0.37	0.65	0.45
	8	11.67	8.16	8.89	6.88	0.97	0.73	1.09	1.09
	9	13.58	10.57	9.32	7.85	1.83	1.55	2.35	1.65
	10	14.24	10.63	9.47	8.46	2.76	2.61	2.76	2.71
	11	13.31	11.11	9.36	8.84	3.45	3.25	2.87	2.67
中学校	12歳	12.71	11.18	8.89	8.48	3.65	2.99	4.37	4.22
	13	12.18	9.63	8.53	7.88	2.99	2.31	3.20	3.56
	14	10.94	8.96	8.29	7.37	3.24	2.40	2.79	2.59
高等学校	15歳	12.07	11.72	7.30	7.84	4.24	3.60	3.13	2.36
	16	11.54	10.50	6.59	7.30	4.07	2.60	3.24	1.89
	17	12.48	10.56	7.63	7.99	3.57	2.68	2.82	1.71

出典）文部科学省：令和元年度・令和2年度学校保健統計調査報告書

表3-3　学童期の身長別標準体重を求める係数

年齢＼係数	男　子		女　子	
	a	b	a	b
5	0.386	23.699	0.377	22.750
6	0.461	32.382	0.458	32.079
7	0.513	38.878	0.508	38.367
8	0.592	48.804	0.561	45.006
9	0.687	61.390	0.652	56.992
10	0.752	70.461	0.730	68.091
11	0.782	75.106	0.803	78.846
12	0.783	75.642	0.796	76.934
13	0.815	81.348	0.655	54.234
14	0.832	83.695	0.594	43.264
15	0.766	70.989	0.560	37.002
16	0.656	51.822	0.578	39.057
17	0.672	53.642	0.598	42.339

出典）日本学校保健会：児童生徒の健康診断マニュアル平成27年度改訂版

④　血　糖

　血漿静脈血の血糖値が空腹時で126mg/dL以上，随時で200mg/dL以上，経口ブドウ糖負荷試験（1.75g/kg，最大75gのブドウ糖負荷）2時間値が200mg/dL以上のいずれかであり，かつヘモグロビンA1c（HbA1c）が6.5%以上（NGSP値）であれば糖尿病と診断する。小児糖尿病は1型が主だが，最近は2型糖尿病もみられる。中等度以上（肥満度30%以上）の肥満で，家族に2型糖尿病発症者がいる小児は検査を受けるなど注意が必要である。

⑤　ヘモグロビン，ヘマトクリット

　WHOの基準では，学童の場合ヘモグロビン（Hb）量12g/dL以下を貧血としている。ヘ

マトクリット（Ht）は血液中の血球の容積率を示すが，Hbと同様にこれらの低下は貧血の指標となる。この時期のHtの正常値は40％である。

⑥ 尿たんぱく，尿糖

1974年度から腎臓疾患と糖尿病の早期発見を目的として，学校健診において学童全員に尿たんぱくと尿糖の検査が行われている。腎臓疾患としては，小中学生では糸球体腎盂炎の頻度が最も高い。疾患の種類に合った食事療法，食事指導を行うことが必要である。小児糖尿病では1型糖尿病が主とされてきたが，近年，遺伝的要因に加え，運動不足と食生活の悪化から，肥満になる子どもが増加し，2型糖尿病を発症する子どもが増えている。2型糖尿病の発症率は，東京都の調査（2019）では10万人当たり小学生0.83人，中学生3.6人である。

（2）栄養ケア計画

1）栄養目標量の設定

① 食事摂取基準

学童期の子どもに対しては，年齢にふさわしい栄養素の摂取を心がけるべきであり，多種多様な栄養に富んだ食物の選択，十分なエネルギーの摂取が大切である。

a．エネルギー　「日本人の食事摂取基準（2020年版）」では，学童期の年齢を6〜7歳，8〜9歳，10〜11歳の3区分に分けている。また，6歳以降は，身体活動レベルの個人差を考慮するため，成人と同じく，レベルⅠ，Ⅱ，Ⅲの3区分としている。基礎代謝基準値は幼児期より低下するが，成人期より高く学童期後半で成人と同様になる。基礎代謝基準値は男子では44.3〜37.4kcal/kg体重/日，女子では41.9〜34.8kcal/kg体重/日である。

成長期である小児（1〜17歳）では，身体活動に必要なエネルギーに加えて，組織合成に要するエネルギー組織増加分のエネルギー（エネルギー蓄積量）を余分に摂取する必要がある。

推定エネルギー必要量（kcal/日）
＝基礎代謝量（kcal/日）×身体活動レベル＋エネルギー蓄積量（kcal/日）

b．たんぱく質　成長が徐々に遅くなるにしたがい，たんぱく質の推奨量（RDA）は男子では30〜45g/日，女子では30〜50g/日となる。たんぱく質の体重当たりの推奨量は成人より多い。1〜17歳のたんぱく質のエネルギー産生栄養素バランス（％エネルギー：％E）の目標量（DG）は成人と同様に13〜20％Eとされている。

c．脂質　学童期の脂肪エネルギー比率は20〜30％Eで成人期と同じである。飽和脂肪酸の目標量は男女とも10％E以下とされている。n−6系脂肪酸の目安量（AI）は男子は8〜10g/日，女子は7〜8g/日，n−3系脂肪酸の目安量は男子1.5〜1.6g/日，女子1.3〜1.6g/日と定められている。1〜17歳の脂質のエネルギー産生栄養素バランスの目標量は成人と同様に20〜30％Eとされている。

d．ビタミンとミネラル　学童期はカルシウムと鉄が不足しないように注意が必要である。この時期は骨の発達時期であり，十分なカルシウム摂取が望まれる。カルシウムの推奨量は550〜750mg/日とされている。鉄は筋肉中のミオグロビンや赤血球中のヘモグロビンの増加により需要が高まる。特に女子は，月経による血液損失分の鉄を補うため，鉄の摂取が重要である。鉄の推奨量は5.5〜12.0mg/日であり，10歳女子から月経ありの推奨量が算

出されている。

2）食生活の方針

　学童期は学校生活を通じて協調性や自己抑制能力が身につき，社会性が育つ時期でもあり，自己管理能力が備わってくる。また，学童期は食習慣の自己確立期でもある。この時期に栄養・食生活の重要性，ならびに適切な食物選択の方法を認識させる必要がある。しかし，家庭生活の変化による朝食欠食や夜更かしによる夜食の習慣化，買い食い，孤食，偏食，過食，肥満などといった食生活の乱れもみられる。学童期に適切な健康教育を行い，正しい食習慣を確立することは生活習慣病予防の観点からも重要であるといえる。

　学童期は骨や歯の発達，脳の重量の増加など，身体的発達や身体機能の変化に対応した十分な栄養素を摂取しなければならない。

3）食事計画の作成

　学童期の食事計画例を給食のある日（平日）と休日の2つの場合を示した（p.73，p.74）。

（3）学童期の疾患と栄養ケア

1）貧　　　血

　学童期後半の女子は発育急進期にあり，筋肉や血液の増加と初潮などで鉄の需要が増大する。この時期に偏食，欠食，ダイエット志向が重なると，思春期にかけて潜在性の鉄欠乏性貧血になりやすい。栄養素の不足が生じないようにすることが大切である。

2）脂質異常症

　脂質異常症は主に血清中の総コレステロール（TC）値が高値になることであるが，小児では血清TC値が220mg/dL以上，LDLコレステロール，トリグリセリドともに140mg/dL以上のものを対象としている。

　血清中のTC値は学童期では女子は男子より高値であり，中学生は小学生より低値となり，その後高値となるといわれる。小児のコレステロール血症は肥満との相関が高く，過食と運動不足が主な原因とされている。運動不足と脂質異常症との関連要因としては，エネルギーや脂質の過剰摂取，脂質代謝に関連する脂肪酸代謝や脂質合成酵素活性の上昇があげられている。有酸素運動には脂質代謝を改善し，インスリンの感受性を高める効果がある。

　学童期における脂質異常症の対応の主体は，食事・運動など生活指導である。食事指導では食物繊維やビタミンＣ，β-カロテン，フラボノイドを多く含む野菜，果物，海藻，豆類などの摂取を心がける。

3）高　血　圧

　小児高血圧症の診断基準は，小学生男女とも，低学年では収縮期血圧は≧130mmHg，拡張期血圧≧80mmHg，高学年では収縮期血圧は≧135mmHg，拡張期血圧≧80mmHgとされ，収縮期血圧・拡張期血圧のいずれかが基準値以上の場合が高血圧症とされている（日本高血圧学会：高血圧治療ガイドライン2019）。高血圧症の者は小学生では少ない。

4）糖　尿　病

　小児期の1型糖尿病の経年的な変化はほとんどないが，2型糖尿病は増加傾向にある。2型糖尿病の治療の中心は食事療法，運動療法である。肥満の改善で糖尿病が改善されること

学童期—平日の食事計画例（8〜9歳：女子）

区分	料理名	食品名	摂取量(g)
朝食	ごはん	めし（精白米）	160
		焼きのり	1
	すまし汁	カットわかめ	0.1
		木綿豆腐	20
		えのきたけ	5
		食塩	0.5
		だし汁	120
	トマトとチンゲンザイと卵の炒め物	鶏卵	40
		トマト	20
		チンゲンザイ	50
		調合油	3
		上白糖/食塩/こしょう	0.5/0.1/少々
	こまつなのごま和え	こまつな	50
		すりごま（白）	2
		上白糖	1.5
		だししょうゆ	2.5
昼食（給食）	きなこ揚げパン	コッペパン	65
		きな粉/グラニュー糖	6/6
		調合油	6
	春雨スープ	にんじん	10
		はくさい	30
		干ししいたけ	1
		にら	5
		豚肉	10
		はるさめ	5
		チンゲンサイ	10
		固形コンソメ/水	1/130
		こいくちしょうゆ	1
		食塩/こしょう	0.1/少々
	ほうれんそうのソテー	ほうれんそう	40
		コーン（ホール缶）	20
		ベーコン	5
		調合油	1
	牛乳	普通牛乳	206
	みかん	温州みかん	100

区分	料理名	食品名	摂取量(g)
間食	ヨーグルト和え	ヨーグルト（全脂無糖）	90
		バナナ	100
夕食	ごはん	めし（精白米）	160
	マーボー豆腐	木綿豆腐	120
		豚ひき肉	40
		根深ねぎ	50
		にら	10
		しょうが	1
		にんにく	1
		干ししいたけ	1
		淡色辛みそ	3
		上白糖	0.6
		こいくちしょうゆ	7
		酒	2.5
		ごま油	1.5
		トウバンジャン	0.3
		片栗粉	2.5
		水	20
	ナムル	大豆もやし	50
		にんじん	5
		ほうれんそう	10
		ごま油	1
		だししょうゆ	2.5
		穀物酢	1.5
	かぼちゃの甘煮	かぼちゃ	60
		上白糖	3

■栄養指導上のポイント

食生活の管理能力を育むために家庭や学校において，年齢に応じた食物・栄養・健康に関する知識を習得させる。カルシウム，鉄，ビタミンA，B₁，B₂，Cなどを十分に摂取する必要がある。

食事区分	エネルギー (kcal)	たんぱく質 (g)	脂質 (g)	炭水化物 (g)	食物繊維 (g)	ビタミンA (μgRAE)	ビタミンB₁ (mg)	ビタミンB₂ (mg)	ビタミンC (mg)	カルシウム (mg)	鉄 (mg)	食塩 (g)
目標値*	1,700	40.0	47.2	244.4	11	500	0.90	1.00	70	750	7.5	5.0未満
朝食	391	11.3	9.0	61.6	5.2	331	0.19	0.33	37	210	3.4	1.1
昼食	542	17.5	20.3	68.9	6.6	407	0.44	0.57	60	333	2.6	2.0
夕食	568	21.6	15.6	77.5	9.6	304	0.56	0.33	42	175	3.7	1.7
間食	143	3.7	2.6	24.5	1.1	35	0.09	0.17	17	114	0.3	0.1
合計	1,645	54.1	47.5	232.5	22.5	1,077	1.27	1.40	155	831	10.0	4.9
PFC比率(%)		13.2	26.0	60.8	PFC比率：エネルギー産生栄養素バランス（％エネルギー）							

＊目標値：脂質は25％エネルギー，炭水化物は57.5％エネルギー

学童期―休日の食事計画例（8～9歳：女子）

区分	料理名	食品名	摂取量(g)
朝食	チーズトースト	食パン	60
		プロセスチーズ	15
	サラダ	レタス	20
		きゅうり	30
		トマト	50
		穀物酢	2
		調合油	3
		上白糖	0.5
		こしょう	少々
	牛乳	普通牛乳	200
	キウイ	キウイ	50
昼食	わかめしらすごはん	めし（精白米）	160
		しらす干し	2
		わかめ（乾）	1
	すまし汁	こまつな	20
		あさり（水煮缶詰）	10
		ふ	1
		だし汁	130
	焼き鮭	さけ（生）	50
		だいこん	20
		こいくちしょうゆ	0.5
	きんぴらごぼう	ごぼう	40
		にんじん	20
		上白糖	1.5
		こいくちしょうゆ	4
		酒	1
		ごま油	0.5
		白ごま	1
間食	ワッフルキウイ添え	ワッフル	60
		キウイフルーツ	50
	ミルクココア	ミルクココア	6
		普通牛乳	100
		上白糖	3

区分	料理名	食品名	摂取量(g)
夕食	ごはん	めし（精白米）	160
	けんちん汁	木綿豆腐	20
		だいこん	20
		にんじん	10
		だいこん（葉）	10
		根深ねぎ	10
		糸こんにゃく	10
		干ししいたけ	1
		食塩	0.2
		こいくちしょうゆ	3
		酒	0.5
		ごま油	1
		だし汁	150
	豚肉の生姜焼き	豚肉（かたロース）	60
		しょうが	1
		こいくちしょうゆ	5
		上白糖	2
		酒	1.5
		調合油	1
	粉ふきいも	じゃがいも	100
	野菜炒め	キャベツ	30
		チンゲンサイ	20
		にんじん	10
		大豆もやし	10
		調合油	0.5
		食塩	0.3
	りんご	りんご	100

■栄養指導上のポイント

　この時期は，食習慣が確立する時期である。休日だからといって欠食や食事のリズムが乱れないように気をつけることが大切である。学校給食のない日は，カルシウム不足が顕著であるため，小魚，牛乳・乳製品等の使用に配慮が必要である。

食事区分	エネルギー(kcal)	たんぱく質(g)	脂質(g)	炭水化物(g)	食物繊維(g)	ビタミンA(μgRAE)	ビタミンB₁(mg)	ビタミンB₂(mg)	ビタミンC(mg)	カルシウム(mg)	鉄(mg)	食塩(g)
目標値*	1,700	40.0	47.2	244.4	11	500	0.90	1.00	70	750	7.5	5.0未満
朝食	389	14.6	16.0	43.4	4.9	152	0.18	0.42	50	356	0.8	1.3
昼食	408	19.1	3.9	68.5	7.1	203	0.20	0.24	12	127	4.7	1.4
夕食	589	16.9	14.9	85.7	16.2	212	0.62	0.30	61	122	2.3	2.0
間食	241	6.8	7.2	36.8	1.0	63	0.08	0.26	3	161	0.4	0.2
合計	1,627	57.4	41.9	234.4	29.1	630	1.08	1.22	126	767	8.2	4.9
PFC比率(%)		14.1	23.2	62.7								

PFC比率：エネルギー産生栄養素バランス（％エネルギー）

＊目標値：脂質は25％エネルギー，炭水化物は57.5％エネルギー

表3-4　小児のメタボリックシンドローム診断基準

（1） 腹　　囲	中学生80cm以上，小学生75cm以上，もしくは，腹囲（cm）÷身長（cm）＝0.5以上	
（2） 血中脂質	中性脂肪	120mg/dL以上
	かつ／または	
	HDL コレステロール	40mg/dL未満
（3） 血　　圧	収縮期血圧	125mgHg以上
	かつ／または	
	拡張期血圧	70mgHg以上
（4） 空腹時血糖		100mg/dL以上

※（1）があり，（2）～（4）のうち2項目を有する場合にメタボリックシンドロームと診断する。
出典）厚生労働科学研究費補助金循環器疾患等生活習慣病対策総合研究事業（主任研究者，大関武彦），2007

も多い。発症の予防や治療における食生活を中心に生活の改善が必要である。

5）小児のメタボリックシンドローム

　小児期でも肥満度が高いと，中性脂肪（トリグリセリド）・血圧・血糖などの上昇，HDLコレステロール値の低下がみられ，メタボリックシンドロームを発症している可能性が高いことがわかってきた。2007年5月に厚生労働省研究班は小児のメタボリックシンドローム診断基準（6～15歳）を策定した（表3-4）。

　生活習慣の積み重ねがメタボリックシンドローム発症の大きな要因となるため，生活リズムや食習慣，運動習慣を見直し，肥満を予防し，子どもの頃から健康的な生活習慣を心がけることが必要である。

1.3　学校給食

　学校給食は学校における教育活動の一環として行われるものである。

（1）学校給食の目標

　学校給食の目標として，次の7項目があげられている（学校給食法第2条）。

① 適切な栄養摂取による健康の保持増進を図ること。

② 日常生活における食事について正しい理解を深め，健全な食生活を営むことができる判断力を培い，および望ましい食習慣を養うこと。

③ 学校生活を豊かにし，明るい社交性および協同の精神を養うこと。

④ 食生活が自然の恩恵の上に成り立つものであることについての理解を深め，生命および自然を尊重する精神ならびに環境の保全に寄与する態度を養うこと。

⑤ 食生活が食にかかわる人々のさまざまな活動に支えられていることについての理解を深め，勤労を重んずる態度を養うこと。

⑥ わが国や各地域の優れた伝統的な食文化についての理解を深めること。

⑦ 食料の生産，流通および消費について，正しい理解に導くこと。

（2）学校給食摂取基準

　文部科学省が示す「学校給食摂取基準」は，「日本人の食事摂取基準（2020年版）」（以下，

表3-5　児童または生徒1人1回当たりの学校給食摂取基準

区　　分	基　準　値			
	児童（6歳〜7歳）の場合	児童（8歳〜9歳）の場合	児童（10歳〜11歳）の場合	生徒（12歳〜14歳）の場合
エネルギー（kcal）	530	650	780	830
たんぱく質（%）	学校給食による摂取エネルギー全体の13〜20%			
脂質（%）	学校給食による摂取エネルギー全体の20〜30%			
ナトリウム（食塩相当量）（g）	1.5未満	2未満	2未満	2.5未満
カルシウム（mg）	290	350	360	450
マグネシウム（mg）	40	50	70	120
鉄（mg）	2	3	3.5	4.5
ビタミンA（μgRAE）	160	200	240	300
ビタミンB$_1$（mg）	0.3	0.4	0.5	0.5
ビタミンB$_2$（mg）	0.4	0.4	0.5	0.6
ビタミンC（mg）	20	25	30	35
食物繊維（g）	4以上	4.5以上	5以上	7以上

（注）　1　表に掲げるもののほか，次に掲げるものについても示した摂取について配慮すること。
　　　　　　亜鉛……児童（6〜7歳）2mg，児童（8〜9歳）2mg，児童（10〜11歳）2mg，生徒（12〜14歳）3mg
　　　　2　この摂取基準は，全国的な平均値を示したものであるから，適用にあたっては，個々の健康および生活活動等の実態並びに地域の実情等に十分配慮し，弾力的に運用すること。
　　　　3　献立の作成に当たっては，多様な食品を適切に組み合わせるよう配慮すること。
出典）文部科学省：2文科初第1684号，2021より抜粋

「食事摂取基準」）の策定に伴い，2021年2月に改正された（同年4月施行）。学校給食摂取基準は，小学生については低学年，中学年，高学年の3区分としている（表3-5）。

① エネルギー：身体活動レベルに6〜7歳では1.55，8〜9歳は1.6，10〜11歳は1.65を用いて算出した1日の必要量の33%とした。

② たんぱく質：食事摂取基準の目標量を用いることとし，学校給食による摂取エネルギー全体の13〜20%を基準値とした。

③ 脂質：脂質の過剰摂取は，肥満ならびに血中コレステロール値などの問題も指摘されており，将来の生活習慣病予防の観点から，総エネルギー量の20〜30%とした。

④ ミネラル：

　　a．ナトリウム（食塩相当量）：年齢ごとの1日の食事摂取基準の目標量の33%とした。

　　b．カルシウム：食事摂取基準の1日の推奨量の50%を基準値とした。

　　c．マグネシウム：小学生以下については，食事摂取基準の推奨量の33%を，中学生以上は40%を基準値とした。

　　d．鉄：食事摂取基準の1日の推奨量の40%とした。学校給食においては献立の創意工夫を行い，摂取の確保に努めることが望まれる。

　　e．亜鉛：亜鉛は食事摂取基準の推奨量の33%を望ましい数値とした。

⑤ ビタミン：ビタミンについては基本的には食事摂取基準の1日の推奨量の33%とした。

　　a．ビタミンA：1日の推奨量の40%を基準とした。

　　b．ビタミンB$_1$およびB$_2$：1日の推奨量の40%とした。

⑥ 食物繊維：食事摂取基準の1日の目標量の40％以上を学校給食の基準値とした。食事摂取基準では18歳以上の目標量が8g/1,000kcalであることから，小学生では4〜5gとしている。

（3）学校給食の現状

　文部科学省では，学校における食育の生きた教材となる学校給食の充実を図るため，より一層の地場産物の活用や米飯給食の充実を進めており，第4次食育推進基本計画（2021〜2025年度）では，食育の推進の目標に関する事項の中で，学校給食における地場産物等を使用する割合を2019年度の現状値から維持・向上した都道府県の割合を，2025年度に90％以上とすることを目指している。

　学校給食におけるアレルギー対応については，文部科学省では「校内においては校長，学級担任，養護教諭，栄養教諭，学校栄養職員，学校医等による指導体制を整備し，保護者や主治医との連携を図りつつ，可能な限り個々の児童生徒の状況に応じた対応に努めること，なお，実施にあたっては日本学校保健会で取りまとめられた『学校生活管理指導表（アレルギー疾患用）』および『学校のアレルギー疾患に対する取り組みガイドライン』を参考とすること」としている。全国の小学校のほぼ100％で学校給食が実施されており，学校給食は，必要な栄養をとる手段であるばかりでなく，児童生徒が「食の大切さ」，「食事の楽しさ」を

文部科学省
▶ 対応実施状況の調査，把握，フィードバック
▶ 事故及び重大なヒヤリハット等の把握

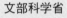

都道府県教育委員会
▶ ガイドラインに基づいた基本方針の策定と対応の徹底
▶ 対応実施状況の調査，把握，フィードバック
▶ 事故及びヒヤリハット事例の件数及び重大な事例の把握

市区町村教育委員会等
▶ 対応実施状況の調査，報告，フィードバック
▶ すべての事故及びヒヤリハット事例のまとめ，フィードバック
▶ マニュアル作成と問題点の検討

学校（調理場）
▶ 対応実施状況の報告
▶ すべての事故及びヒヤリハット事例の報告（随時）
▶ マニュアルの問題点などの報告

※市区町村教育委員会等
　都道府県教育委員会（都道府県立学校），政令指定都市を含む市区町村教育委員会，国立大学法人，学校法人等の学校設置者を含む

図3-1　給食における食物アレルギー対応に関する連携の流れ
出典）文部科学省：学校給食における食物アレルギー対応指針，p.11，2015

理解するための教材としての役割も担っている。このことは食物アレルギーのある児童生徒にとっても変わりはなく，食物アレルギーの児童生徒が他の児童生徒と同じように給食を楽しめることを目指すことが重要とされている。

　学校給食が原因となるアレルギー症状を発症させないことを前提として，各学校，調理場の能力や環境に応じて食物アレルギーの児童生徒の視点に立ったアレルギー対応給食を提供することを目指して学校給食における食物アレルギー対応の推進が望まれている（図3-1）。

（4）学校給食における食品構成

　文部科学省の通知では，「食品構成については，『学校給食摂取基準』を踏まえ，多様な食品を適切に組み合わせて，児童生徒が各栄養素をバランス良く摂取しつつ，様々な食に触れることができるようにすること。また，これらを活用した食に関する指導や内容の充実を図ること」とされている（令和3年2月，2文科初第1684号）。

1.4　事例に基づいた栄養ケアの実際

【学童期の事例】

対象者プロフィール	
10歳男子，両親と3人家族	
栄養アセスメント	
身 体 状 況	身長142.4cm，体重44.5kg，ローレル指数154　肥満度21.9％（軽度肥満）
身 体 特 徴	視力：近視（メガネ着用），う歯（むし歯）：なし 3か月間の短期間に急激な体重増加が目立つ
臨 床 検 査	RBC 430×10⁴/μL, Hb 13.1g/dL, Ht 39.8％, TC 240mg/dL, HDL-C 80mg/dL, LDL-C 150mg/dL, TG 50mg/dL 血圧 120/60mmHg　尿糖±，尿たんぱく－
臨 床 症 状	体重増加1kg/月
既 往 歴	なし
生活および 身体活動状況	塾に通うようになった2年前から体重が増加し始め，肥満傾向である。5年生になってから塾が週4回になり，スイミングスクールをやめた。外遊び，運動の時間が減り，塾に行く前の時間はゲームをしている。3か月で3kgの体重増加がみられる。睡眠時間は23：30～7：00。
食事摂取状況	朝：牛乳，ドーナツ 昼：学校給食（平日） 夕：カレーライス，ポテトサラダ，食後にアイスクリーム 間食：カップめん，スナック菓子，清涼飲料（夜食） 1日の摂取エネルギーは約2,600kcal，たんぱく質100g，脂質75g，炭水化物380g，野菜摂取量150g程度。野菜は苦手である。通塾前に間食をとり，帰宅後夕食，夜食をとることが多い。1日の摂取エネルギー配分では朝食の比率が低く，夕食＋間食の比率が高い。塾にはお茶よりもスポーツドリンクや清涼飲料水を持っていく。食事回数は基本的には3食と間食，夜食であるが，週3，4日は朝食を抜くことがある。牛乳は給食では毎日1本飲むが，その他は朝食に週に2回程度で1回量は150mL程度である。

RBC：赤血球数，Hb：ヘモグロビン，Ht：ヘマトクリット，TC：総コレステロール，HDL-C：HDLコレステロール，LDL-C：LDLコレステロール，TG：トリグリセリド（中性脂肪）

（1）栄養アセスメント

1）身体状況からの所見

ローレル指数154は，身長149cm以下の判定では肥満ではない。しかし，肥満度は21.9％であり，軽度肥満となる。日本人の食事摂取基準（2020年版）の参照体位との比較でも，身長は参照体位142.0cmとほぼ同じだが，体重は参照体位35.6kgに対して，44.5kgと高い。運動量が減り，短期間での急激な体重増加が目立つ。

2）臨床検査からの所見

RBC，Hbともに正常範囲内であり貧血ではない。Htも正常範囲内である。TCは，1〜17歳の正常範囲113〜217mg/dLを超えている（高コレステロール血症）。TGは正常である。

3）食事摂取状況からの所見

1日の摂取エネルギーは約2,600kcal。エネルギー産生栄養素バランスは，炭水化物58.6％エネルギー（％E），たんぱく質15.4％E，脂質26％Eで，PFC比は良いようにみえるが，10〜11歳男子身体活動レベルⅡの推定エネルギー必要量2,250kcalに比べて15.6％も多く摂取している。脂質摂取量75g/日も推定エネルギー必要量からみると過剰である。朝食欠食がみられ，摂取している食品数，野菜が少ない。

4）肥満予防を目的とした評価

現在のところ体重増加率と食事摂取量が多いことに加え，運動不足から，より肥満状態になる可能性が高い。

（2）栄養ケア計画（Plan）

1）問題点の抽出

① エネルギー摂取量が高い。

② 運動不足のため消費エネルギー量が減っている。

③ 睡眠時間が遅く，夜食の習慣化から朝食を欠食するなど，食の偏りがみられる。

④ 1日の食事の配分が夕食，間食，夜食に偏っている。

⑤ 清涼飲料水，スナック菓子の摂取が多い。

2）栄養目標量の設定

① 体重増加を抑える。

② エネルギー：基礎代謝量1,330（kcal/日）×身体活動レベルⅡ1.65＋エネルギー蓄積量40（kcal/日）＝2,234kcal≒2,250kcalと設定。

③ たんぱく質：エネルギー産生栄養素バランス13〜20％Eから293〜450kcal＝73〜113g，15％E目安として，85gとする。

④ 脂質：エネルギー産生栄養素バランス20〜30％Eから50〜75g，22.5％E目安として56gとする。

⑤ 炭水化物：エネルギー産生栄養素バランスより2,250−（85×4＋56×9）＝1,406，約352gとする。

⑥ ビタミン：ビタミンB_1，B_2は目標エネルギー2,250kcalより算出する。

ビタミンB_1推定平均必要量＝0.45mg/1,000kcalより1.0mg

ビタミン B_1 推奨量 = B_1 推定平均必要量×推奨量算定係数1.2

ビタミン B_2 推定平均必要量 = 0.50 mg/1,000 kcal より 1.1 mg

ビタミン B_2 推奨量 = B_2 推定平均必要量×推奨量算定係数1.2

3）食生活の方針

① 肥満を予防するため，エネルギーと間食，夜食の内容の見直しを行う。

② 朝食をとる。

③ 清涼飲料水の摂取を控え，お茶などに置き換える。

④ 野菜の摂取量を増やす。

⑤ 飽和脂肪酸の多い食品に注意する。

4）目標の設定

長期目標：体重増加を年3kg程度とする。肥満度の改善，正しい生活習慣の習慣化。

中期目標：正しい生活習慣の継続。本人や家族に小児肥満の問題点について理解させる。

短期目標：食事量，食事内容の見直し，急激な体重増加をとめる。

　目標を達成するためには，食事量を見直し，今までの食事内容や摂取状況を振り返って改善点を認識してもらう。定期的な体重測定をする。起床時間を10分早くし，就寝時間を30分早める。朝食欠食をやめ，朝食を毎日食べることを勧める。コレステロールをコントロールするために，飽和脂肪酸の多い食品の選択に注意をする。清涼飲料水を控え，お茶など無糖のものへ変更する。野菜の摂取を心がける。週1回程度スイミングスクールを再開し，運動量を増やす。

（3）実施状況（Do），評価（Check），改善（Act）および再計画

　栄養ケア計画の実施から評価，モニタリング，改善までの流れを表3-6に示した。

コラム　子どもの朝食の摂取状況と生活習慣の関係

　2005，2007，2010年度に日本スポーツ振興センターにより行われた児童生徒の食生活の実態調査によると，小中学生の起床時刻は早く，就寝時間は遅くなる傾向がみられた。また，朝食欠食率は小中学校ともに男子の欠食率が増加しており，朝食欠食の理由は「食欲がない」「食べる時間がない」が多数を占めている。夜食を食べる児童生徒は小学校男子が増加したのを除き減少した。朝食を「必ず毎日食べる」と回答した児童生徒の半数は6時30分以前に起床しており，欠食があると回答した者の起床時間はそれより遅くなる傾向がみられた。また朝食を「必ず毎日食べる」者の就寝時刻は，欠食がある者の就寝時刻よりも早い傾向がみられ，早寝，早起きの望ましい生活習慣が身についており，食事時のマナー・偏食・菓子類に対する食意識が高い傾向がみられた。

表3-6 栄養ケア計画の実施から改善まで

	栄養改善ができている場合	再計画が必要な場合
実施状況 （Do）	①欠食はなくなり3食とるようにしている。朝食を毎日食べている ②塾に行く前の間食はスナック菓子，カップめんをやめ，小さく握ったおにぎりやバナナを食べることが多い。夕食の後の夜食は，りんごやお茶などにしている ③週1回の水泳を継続している ④清涼飲料水を制限し，お茶など無糖のものを飲用している ⑤野菜の摂取量が増えた	①欠食回数は週2，3日のままである ②間食，夕食，夜食にエネルギー摂取が偏っている。カップめん，スナック菓子の摂取がやめられない ③休日はゲームを長時間することが多く，週1回の水泳は休みがちである ④お茶よりも清涼飲料水を好んで飲用しやすい ⑤野菜の摂取量は今までとかわらない
評価（Check）	3か月後，体重増加は止まり，体重減少もみられる（1.5kg程度）。毎週1回の運動はストレス発散にもなっているので，楽しく続けられている。根菜野菜の煮物料理を食べるようになり，よく噛むことで早食いが治り，エネルギー摂取量が減ってきた	3か月後の体重増加は止まりつつも，体重変化はみられない。食欲はむらがあり，摂取エネルギーや脂質量はほとんどかわらない。夜食に食べ過ぎると，朝食は食欲がなく，ぎりぎりまで寝ていることが多い
改善（Act） および再計画	このまま栄養ケア計画を継続して実行する	生活習慣の改善を優先する。塾前の軽食はカップめんなどは避け，スナック菓子などの購入を控える，野菜料理を増やすなど家族に協力を頼む。過剰な摂取量の制限などの無理強いはせず，本人が納得した上でできることを確認して取り組んでもらう

2. 思　春　期

2.1　思春期の特性

　思春期は学童期から成人期への移行期であり，身体発達・精神発達が著しく，性成熟が起こる期間である。個人差，性差もあり，年齢上の定義は明確にされていないが，日本産科婦人科学会では，思春期を8～9歳頃から17～18歳頃としている。また，思春期は第二次性徴が発現する時期であるとともに成長急進期でもある。思春期発育急進現象（思春期スパート）のピークは女子の方が早く9～11歳，男子では11～13歳である。したがって，思春期の初めは学童期と一部重なっているといえる。この時期は急速な成長・発育のため十分な栄養の摂取が必要である。

（1）第二次性徴

　思春期になると視床下部―下垂体―性腺系が活発となり，視床下部から放出される性腺刺激ホルモン放出ホルモン（GnRH；gonadotropin releasing hormone）が上昇し，この刺激によって下垂体前葉から黄体形成ホルモン（LH；luteinizing hormone），卵胞刺激ホルモン（FSH；follicle stimulating hormone）が放出される。思春期の男子の身体的変化に関与しているのは，精巣の間質細胞から分泌されるテストステロン（testosterone）である。これらのホルモンの働きにより，声変わり，精通現象などの身体変化が起こる。また，副腎髄質からのアドレナリン，副腎皮質からのコルチゾールなどの分泌も増加し，筋肉や骨格が発達する。

　思春期の女子の身体的変化に関与しているのは，卵巣から分泌される卵胞ホルモン（エストロゲン，estrogen）と黄体ホルモン（プロゲステロン，progesterone）である。思春期前期になるとLHとFSHの増加に伴い，卵巣での卵胞の発育とエストロゲンの分泌が促進され，血中エストロゲン濃度が増加する。エストロゲンは乳房・乳腺の発達，皮下脂肪の沈着，骨盤形成などを促進する。卵子を放出した卵胞は黄体になりプロゲステロンを分泌する。排卵された卵子は卵管采で吸い上げられ子宮へと運ばれるが，妊娠が成立しなければ吸収され，黄体は白体に退化し，プロゲステロンの分泌が減少する。このようにホルモンの増加により，増殖期，分泌期を経過した子宮内膜が，剥離，脱落し体外に排出されるのが月経である。初めての月経を初経という。

（2）精神・心理的変化

　思春期は精神発達もめざましく，自我が確立し，社会性が増すことにより，精神的に自立した存在へと発達していく。しかしこの時期は，自己統制能力が十分ではないために，身体的変化と心理的変化が重なり，第二反抗期がみられる。

2.2　思春期の栄養ケア

（1）栄養アセスメント

1）身　体　計　測

　思春期には，二次性徴の発現，発育急進という大きな身体的な変化が現れる。

　成長・発達の評価指標として，身長，体重，体格指数，体重変化，体組成などがある。身

体の体格指数としてローレル指数やBMIを用いる。肥満とやせの判定には肥満度（％）が使用される。成長期では，身長と体重の変化が著しく個人差が大きいので健康管理が特に大切である。

2）臨 床 検 査

思春期では鉄欠乏性貧血が多くみられる。男子では身体の成長に伴う筋肉および血液量の増加，女子では月経による鉄の損失が主な原因である。貧血の診断には指標として，赤血球数（男子$400 \sim 500 \times 10^4/\mu L$，女子$380 \sim 490 \times 10^4/\mu L$），赤血球中のヘモグロビン濃度（男子$12.0 \sim 16.2\,g/dL$，女子$11.4 \sim 14.7\,g/dL$），ヘマトクリット値（男子$36.0 \sim 48.6$％，女子$34.2 \sim 44.1$％）が使用される。

血清たんぱく質は血清総たんぱく質（基準値$6.5 \sim 8.0\,g/dL$）または血清アルブミン値（基準値$3.5 \sim 5.0\,mg/dL$）などが用いられる。低値の場合は低栄養，ネフローゼ症候群，肝障害などがある。高値の場合は炎症，脱水，多発性骨髄腫などの疑いがある。

血清脂質では，総コレステロール$220\,mg/dL$以上，中性脂肪$150\,mg/dL$以上，HDLコレステロール$81\,mg/dL$以上が評価の指標となる。

（2）栄養ケア計画
1）栄養目標量の設定

思春期における，消化吸収能，運動量，体型などには著しい男女差および個人差がある。

① 食事摂取基準

a．エネルギー　　日本人の食事摂取基準（2020年版）では，思春期の年齢を学童期後半の10〜11歳，12〜14歳，15〜17歳に分けている。また，6歳以降は，身体活動レベルの個人差を考慮するため，成人と同じく，レベルⅠ，Ⅱ，Ⅲの3区分としている。年齢階級別にみた身体活動レベルの群分けでは，12〜14歳，15〜17歳は1日の運動・スポーツ実施時間の多い者の比率が高い年齢層であることから，身体活動レベルⅡに相当する代表値を平均値より低い値にしている（p.164参照）。

学童期に続き成長期でもある思春期では，身体活動に必要なエネルギーに加えて，組織合成に要するエネルギー組織増加分のエネルギー（エネルギー蓄積量）を余分に摂取する必要がある。身体活動レベルⅡの推定エネルギー必要量は，男子では15〜17歳の2,800kcal/日，女子では12〜14歳の2,400kcal/日が最も高い。

b．たんぱく質　　たんぱく質の推奨量（RDA）は男子では45〜65g/日，女子では50〜55g/日となる。女子の12〜14歳，15〜17歳ではたんぱく質の推奨量は成人より多い。

c．脂　質　　思春期の脂肪エネルギー比率は20〜30％エネルギーで成人期と同じである。n−6系脂肪酸の目安量（AI）は10〜13g/日，n−3系脂肪酸の目安量は1.6〜2.1g/日と定められている。n−6系，n−3系ともに女子よりも男子の方が高い。飽和脂肪酸の食事摂取基準は8〜10％エネルギー以下とされている。

d．ビタミンとミネラル　　思春期は，学童期に引き続きカルシウムと鉄の不足にならないように注意が必要である。この時期は骨の発達時期であり，十分なカルシウム摂取が望まれる。また，カルシウムは骨や歯の構成成分であるだけでなく，酸塩基平衡，浸透圧の保

持，血液凝固，神経・筋肉の興奮性の保持などさまざまな生理機能に関与している。12～14歳のカルシウムの推奨量が最も高く，男子1,000mg/日，女子800mg/日と設定されている。

　鉄はミオグロビンやヘモグロビンの増加により需要が高まる。特に女子は，月経による血液損失分の鉄を補うため，鉄の摂取が重要である。鉄の推奨量は10～11歳，12～14歳の女子（月経あり）で12.0mg/日と最も高く，男子では12～14歳，15～17歳で10.0mg/日と最も高い。鉄が欠乏すると，鉄欠乏性貧血や認知機能の障害などが起きる。

　ナトリウムは食塩相当量として目標量（DG）が設定されており，6.0～7.5g/日未満とされている。亜鉛は身体の発育に重要なミネラルであり，種々の生理機能に重要な役割を果たしている。亜鉛欠乏の症状は，皮膚炎や味覚障害，低アルブミン血症，成長遅延，性腺発育障害などがある。亜鉛の推奨量は男子15～17歳で成人の値を超えており，12mg/日である。女子では12～14歳で8mg/日で，成人と同じ値になる。

2）食生活の方針

　思春期は一般に，第二次性徴が発現する時期であるとともに成長急進期である。この時期は，急速な成長・発育のための十分な栄養摂取が必要になる。思春期はまた，食習慣の自立期として位置づけられる。近年，不適切な食事や食行動により，肥満や生活習慣病が増加する一方，摂食障害，飲酒，喫煙なども問題となるため注意を要する。

3）食事計画の作成

　思春期の食事計画例を示した（p.86）。

（3）思春期の疾患と栄養ケア

1）起立性調節障害

　起立性調節障害は思春期によくみられる。これは自律神経失調が原因で，起立時に下半身の血管を収縮させ血圧を維持する機構が働きにくくなり，脳血流や全身への血行が維持されなくなることにより起きる。めまいや立ちくらみなどの循環器系諸症状のほかに，消化器系症状（嘔気，腹痛など），神経過敏など種々の訴えを示す症候群である。

2）摂食障害

　摂食障害は神経性食欲不振症と神経性過食症に分類される。神経性食欲不振症の特徴は，極端な食事制限，絶食，過活動，あるいはむちゃ食いと排出行動（自己誘発性嘔吐，下剤などの使用）によって標準体重の最低限を維持することを拒否することである。神経性過食症は自制困難な摂食の要求を生じて，短時間に多量の食物を強制的に摂取しその後嘔吐や下剤の乱用，翌日の摂食制限などにより，体重増加を防ぎ，過食後に抑うつ感，自己卑下を伴う症候群であるとされている。

　神経性食欲不振症は思春期やせ症ともいわれ，近年わが国では増加がみられるとともに低年齢化が著しい。特に小学生や中学生の発症が増加し，学校保健における対応が重要になっている。神経性食欲不振症では早期発見と早期治療が重要である。この疾患の発症原因は，内面のストレスや葛藤が，食べることへのとらわれに転化し，心身の機能不全に陥る摂食障害であるとされている（表3-7）。

表3-7　神経性食欲不振症の診断基準

1．標準体重の−20％以上のやせ
2．食行動の異常（不食，大食，隠れ食いなど）
3．体重や体型についての歪んだ認識（体重増加に対する極端な恐怖など）
4．発症年齢：30歳以下
5．女性ならば無月経
6．やせの原因と考えられる器質性疾患がない

出典）厚生省特定疾患・神経性食欲不振調査研究班，1990

3）肥満とやせ

　この時期の肥満は成人期に継続しやすいため肥満を解消することも大切であるが，若い女性における無理な減食によるやせも存在している。令和元年国民健康・栄養調査結果では20歳代のやせの女性の割合は20.7％である。BMIと骨密度の関係をみると，やせの者ほど骨粗鬆症を発生しやすい傾向がみられる。厚生労働省の「健やか親子21（第2次）」（2015年度開始）では，学童期から思春期に向けた保健対策の中で「肥満・やせ」があげられている。

4）骨粗鬆症

　骨粗鬆症は生活習慣病であり，特に閉経後女性に多いが，近年では食生活の変化から，児童の骨折の増加や若年女性の過度のダイエットによる栄養素摂取不足などがみられる。骨量は年齢とともに増加し，20歳くらいまでに最大骨量を示す。特に女性は閉経後急激に骨量が減少し，骨粗鬆症の発症が多くなる。そのため，成長・発育期から，適切なカルシウム摂取が必要であり，この時期に骨量をできるだけ高めておくことが望ましいとされる。高齢者になってからカルシウムを多量に摂取しても減り方は緩まるが骨量の増加にはならない。骨粗鬆症の予防には，思春期からの食生活を中心とした生活の改善が必要である。

コ ラ ム　喫煙の話

　喫煙は，肺がん，高血圧，心筋梗塞などの発症要因として知られている。令和元年国民健康・栄養調査によると，20歳以上で現在習慣的に喫煙している者の割合は，16.7％であり，平成9年同調査では52.7％と高い数値であったが，それ以降喫煙率は低下傾向を示している。男性は27.1％，女性7.6％である。男性では30〜39歳で33.2％，40〜49歳で38.5％，女性では50〜59歳で12.9％であった。肺がんのリスクとしての目安として，ブリンクマン指数（喫煙指数）があるが，1日のたばこの本数×年数が400以上を示すと肺がんにかかるリスクが高くなるといわれている。喫煙は習慣性があるため，吸い始めの低年齢化が問題となっている。たばこの害に対する正しい知識，教育がより大切である。

思春期の食事計画例（10〜11歳：女子）

区分	料理名	食品名	摂取量(g)
朝食	トースト	食パン	90
		イチゴジャム	10
	かぶのスープ	じゃがいも	50
		ロースハム	20
		かぶ	20
		かぶ（葉）	10
		固形コンソメ/水	1/150
		食塩	0.1
		こしょう	少々
	サラダ	プロセスチーズ	15
		レタス	20
		きゅうり	30
		トマト	50
		穀物酢	2
		調合油	3
		上白糖	0.5
		食塩	0.1
		こしょう	少々
	牛乳	普通牛乳	200
昼食 (弁当)	しらす青菜 ごはん	めし（精白米）	180
		しらす干し	2
		こまつな	10
	ほうれんそう入り卵焼き	卵	50
		ひじき（乾）	1
		ほうれんそう	10
		上白糖	4
		食塩	0.1
		だし汁	10
		調合油	3
	鮭の塩焼き	さけ	50
		食塩	0.2

区分	料理名	食品名	摂取量(g)
昼食 (弁当)	きんぴらごぼう	ごぼう	40
		にんじん	20
		上白糖	1.5
		こいくちしょうゆ	4
		酒/ごま油	1/0.5
		白ごま	1
間食	バナナ	バナナ	100
	ミルクココア	ミルクココア/水	3/50
		普通牛乳/上白糖	100/3
夕食	ごはん	めし（精白米）	180
	すまし汁	だいこん	20
		根深ねぎ	20
		あさり（水煮）	20
		だし汁/食塩	150/0.1
	ポークピカタ	豚肉（かたロース）	70
		食塩	0.4
		薄力粉	5
		卵	20
		パルメザンチーズ	5
		調合油	3
		ミニトマト	20
		トマトケチャップ	5
		マヨネーズ	5
	粉ふきいも	じゃがいも	100
	キャベツコールスロー	キャベツ	30
		きゅうり	50
		にんじん	5
		調合油	3
		穀物酢/食塩	2/0.2
	りんご	りんご	100
		プルーン（乾）	10

■栄養指導上のポイント

　この時期は，体重の維持に加え，急激な身体発達と性成熟がみられるため適切な栄養補給，正しい食習慣を身につけることが大切である。朝食をとり，カルシウム，鉄を豊富に含む食品を献立に取り入れるようにする。

食事区分	エネルギー(kcal)	たんぱく質(g)	脂質(g)	炭水化物(g)	食物繊維(g)	ビタミンA(μgRAE)	ビタミンB₁(mg)	ビタミンB₂(mg)	ビタミンC(mg)	葉酸(μg)	カルシウム(mg)	鉄(mg)	食塩(g)
目標値*	2,100	50.0	58.3	301.9	13	600	1.10	1.30	85	208	750	12.0	6.0未満
朝食	537	20.7	19.8	63.4	10	174	0.39	0.49	47	108	384	1.4	2.8
昼食	513	20.5	10.9	77.6	7	317	0.21	0.38	10	108	110	2.2	1.4
夕食	794	24.8	26.3	107.5	16	141	0.69	0.41	65	109	165	8.0	1.6
間食	166	3.7	3.8	27.8	1	43	0.09	0.20	17	31	121	0.4	0.1
合計	2,010	68.2	60.7	282.0	34	675	1.38	1.49	139	357	781	12.0	5.9
PFC比率(%)	13.6	27.3	59.1	PFC比率：エネルギー産生栄養素バランス（％エネルギー）									

＊目標値：脂質は25％エネルギー，炭水化物は57.5％エネルギー

第**4**章　成　人　期

1.1　成人期・更年期の特性

　成人期の明確な年齢定義はないが，一般には，思春期以降（20歳前後）から高齢期（65歳前後以降）までの年齢層を対象にすることが多い。身体的特徴としては，生理的にも機能的にも成熟から老化への退行性変化を生じる時期であり，ライフステージ中で最も年齢幅が広いため，年齢層ごと異なる栄養的配慮が必要になる。男女ともに思春期直後と高齢期間近で特性が異なるが，女性はさらに，妊娠・出産・閉経といった大きな身体的変化を生じる時期でもある。

　本章では，「日本人の食事摂取基準（2020年版）」の年齢構成に準じ，若年成人期（18〜29歳），壮年期（30〜49歳），更年（中年）期（50〜64歳）に分けて，特徴を述べることとする。

（1）若年成人期（18〜29歳）

　身体的成長がほぼ終了し，骨格筋量が最大になり，諸臓器の機能が完備する時期である。しかし，精神的な成長は未熟な部分を残している場合もある。学生生活を終了し，親の保護下から独立する時期にもあたり，社会的には自立する場合が多く，さらには結婚・出産・育児を迎える時期でもある。

　身体的に完成した時期であるため，疾病による死亡者数は年齢階級中で最も少なく，死亡原因の第1位は外因死（自殺，不慮の事故）である。思春期に次いで，人生で最も疾病にかかわりの少ない年齢階級である。しかし，健康に無頓着な生活になりやすいため，壮年期以降の生活習慣病発症につながらないよう十分な注意が必要である。令和元年国民健康・栄養調査の結果では，1日野菜摂取量が最も少ない年齢階級が，男女とも20歳代で，男性233.0g，

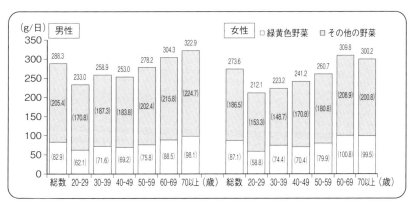

図4-1　野菜類摂取量の平均値（20歳以上，性・年齢階級別）
出典）厚生労働省：令和元年国民健康・栄養調査報告，2019

87

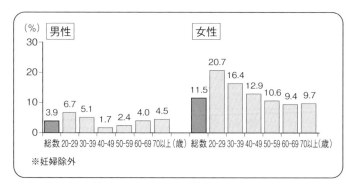

図4-2　やせの者（BMI＜18.5）の割合（20歳以上，性・年齢階級別）
出典）厚生労働省：令和元年国民健康・栄養調査報告，2019

女性212.1g，目標量を100g以上下回ることが報告されている（図4-1）。さらに20歳代女性のやせの割合は，年齢階級中で最も多い（図4-2）。妊娠・出産を控えたこの時期のやせは，母子ともに危険な状況を引き起こすおそれがある。さらに，この時期ピークに達した骨量は，徐々に減少傾向となるため，最大骨量を維持させる注意が必要となる。

（2）壮年期（30〜49歳）

　身体的には，各組織，臓器，機能が，成熟から衰退の過程に入る。職場では，責任ある仕事を任されるポジションとなり，家庭では，子どもを生み育てる時期にあたる。男女ともに，公私で責任ある立場となるため，精神的にも身体的にもストレスを受けることが多い。

　令和元年国民健康・栄養調査の結果では，前年同様，40歳代男性の肥満の割合が最も多い。また，男女とも運動習慣が最も少ない年代であり，多忙による不規則な生活時間，持ち帰り弁当・惣菜や外食機会の増加などといった健康を損なう要因も重複して抱えている場合がある。このようなことから，特に男性にはメタボリックシンドローム対策（表4-1参照），女性には妊娠・出産・育児に備えたやせ予防対策が必要になる。近年は，35歳以上の高年齢初産による妊娠高血圧症候群や妊娠糖尿病（第1章参照）などの発症予防，さらに早期閉経（40歳未満の閉経）を含む更年期に備えた栄養的配慮が重要である。

（3）更年（中年）期（50〜64歳）

　社会的，経済的には安定し充実する時期であるが，加齢による身体機能低下，筋肉や内臓諸器官の退行性変化が顕在化し進行する。女性では，多くの場合この時期に閉経を迎え，更年期障害を生じる場合も少なくない。子育てが終了する頃であり，親世代の介護問題に直面し，さらに本人の生活習慣病発症などといった状況が重なりやすい時期でもある。

　高血糖，高血圧，脂質異常などからくる生活習慣病発症が増加するとともに，日本人の死因第1位である悪性新生物〈腫瘍〉の発症率も高くなる。令和元年国民健康・栄養調査の結果では，「生活習慣病発症リスクを高める飲酒」が，男性は壮年期40歳代に次いで，女性は更年（中年）期で最も高い（図4-3）。これまでの経験によって培われた知識，判断力，一般的な分別や経済力を兼ね備えた年代であるが，反面，社会的には重責を担い，それまでの多忙からくる不規則な生活，睡眠不足，運動不足，蓄積した疲労，精神的ストレスが，疾病という形で顕在化しやすい時期であるため，栄養・休養・運動の是正が不可欠となる。

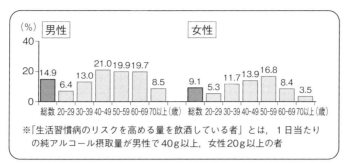

図4-3　生活習慣病のリスクを高める量を飲酒している者の割合
（20歳以上，性・年齢階級別）

出典）厚生労働省：令和元年国民健康・栄養調査報告，2019

1.2　成人期の栄養ケア

（1）栄養アセスメント

　成人期の栄養アセスメントでは，糖尿病，脳血管疾患，心疾患，脂質異常症，高血圧症などといった生活習慣病の一次予防と，生活習慣病の重症化予防のため早期発見・早期治療の二次予防に努めることが重要である。特に壮年期以降は，加齢に伴い基礎代謝が低下するため，摂取エネルギーが消費エネルギーを上回りやすく，肥満を引き起こしやすいことに留意する。具体的には，メタボリックシンドローム診断基準（表4-1）に基づいた栄養アセスメントがポイントとなる。

1）身 体 計 測

　身長と体重から算定したBMIによる肥満の判定（表4-2）だけでなく，ウエスト周囲長の計測値から腹腔内脂肪蓄積型肥満の有無を確認する（表4-1，メタボリックシンドロームの診断基準参照）。日本肥満学会では，ウエスト周囲長が男性85cm以上，女性90cm以上で，腹部CTによる内臓脂肪面積100cm^{2}以上の者を内臓脂肪型肥満と判定している。その他，機器を用いた生体電気インピーダンス法，生体内電気伝導度測定法，二重エネルギーX線吸収測定法（DEXA）などから体脂肪率や除脂肪体重を計測し，必要に応じて，隠れ肥満，浮腫，脱水などの栄養状態評価を行う。

2）臨 床 検 査

① 血　圧

　日本高血圧学会による分類は表4-3のとおりである（140/90mmHgを高血圧とするのは，世界共通の基準値）。高血圧は脳血管疾患，虚血性心疾患，慢性腎臓病（CKD）などを発症させる重大な危険因子である。日々の血圧管理は，同時刻，同条件下での計測が重要になる。

② 血清脂質

　日本動脈硬化学会による脂質異常症のスクリーニングのための診断基準および管理目標値は表4-4，4-5のとおりである。冠動脈疾患は，総コレステロール（TC）値，LDLコレステロール（LDL-C）値，トリグリセリド（TG；中性脂肪）値が高いほど，またHDLコレステロール（HDL-C）値が低いほど発症リスクが高まる。生活習慣の欧米化に伴い，日本人の脂質異常症が疑われる者の割合増加を危惧し，冠動脈疾患発症予防重視の観点から設定された。

表4-1　メタボリックシンドロームの判定項目・基準値

	危険因子	基準値
必須項目	腹腔内脂肪蓄積 ウエスト周囲長 （内臓脂肪面積　男女とも≧100cm²に相当）	男性≧85cm 女性≧90cm

上記に加え，以下の2項目以上

選択項目	高トリグリセリド血症 かつ／または 低HDLコレステロール血症	≧150mg/dL ＜40mg/dL
	収縮期血圧 かつ／または 拡張期血圧	≧130mmHg ≧85mmHg
	空腹時高血糖	≧110mg/dL

＊CTスキャンなどで内臓脂肪量測定を行うことが望ましい。
＊ウエスト周囲長は立位，軽呼気時，臍レベルで測定する。脂肪蓄積が著明で臍が下方に偏位している場合は，肋骨下縁と前上腸骨棘の中点の高さで測定する。
＊メタボリックシンドロームと診断された場合，糖負荷試験が薦められるが診断には必須ではない。
＊高TG血症，低HDL-C血症，高血圧，糖尿病に対する薬剤治療を受けている場合は，それぞれの項目に含める。
出典）「メタボリックシンドローム診断基準検討委員会」2005年4月（日本内科学会ほかの9学会合同）

表4-2　肥満度分類

BMI	日本肥満学会基準	WHO基準
＜18.5	低体重（やせ）	Underweight
18.5≦～＜25.0	普通体重	Nomal range
25.0≦～＜30.0	肥満（1度）	Pre-obese
30.0≦～＜35.0	肥満（2度）	Obese Class Ⅰ
35.0≦～＜40.0	肥満（3度）	Obese Class Ⅱ
40.0≦	肥満（4度）	Obese Class Ⅲ

注）BMI≧35を高度肥満とする。
出典）日本肥満学会：肥満症診療ガイドライン2022

表4-3　成人における血圧値の分類　（単位：mmHg）

分　類	収縮期血圧		拡張期血圧
正常血圧	＜120	かつ	＜80
正常高値血圧	120-129	かつ／または	＜80
高値血圧	130-139	かつ／または	80-89
Ⅰ度高血圧	140-159	かつ／または	90-99
Ⅱ度高血圧	160-179	かつ／または	100-109
Ⅲ度高血圧	≧180	かつ／または	≧110
（孤立性）収縮期高血圧	≧140	かつ	＜90

出典）日本高血圧学会：高血圧治療ガイドライン2019

表4-4 脂質異常症診断基準

LDLコレステロール	140mg/dL以上	高LDLコレステロール血症
	120～139mg/dL	境界域高LDLコレステロール血症**
HDLコレステロール	40mg/dL未満	低HDLコレステロール血症
トリグリセライド	150mg/dL以上 （空腹時採血*）	高トリグリセライド血症
	175mg/dL以上 （随時採血*）	
Non-HDLコレステロール	170mg/dL以上	高non-HDLコレステロール血症
	150～169mg/dL	境界域高non-HDLコレステロール血症**

＊基本的に10時間以上の絶食を「空腹時」とする。ただし水やお茶などカロリーのない水分の摂取は可とする。空腹時であることが確認できない場合を「随時」とする。

＊＊スクリーニングで境界域高LDL-C血症，境界域高non-HDL-C血症を示した場合は，高リスク病態がないか検討し，治療の必要性を考慮する。

・LDL-CはFriedewald式（TC − HDL-C − TG/5）で計算する（ただし空腹時採血の場合のみ）。または直接法で求める。

・TGが400mg/dL以上や随時採血の場合はnon-HDL-C（＝TC − HDL-C）かLDL-C直接法を使用する。ただしスクリーニングでnon-HDL-Cを用いる時は，高TG血症を伴わない場合はLDL-Cとの差が＋30mg/dLより小さくなる可能性を念頭においてリスクを評価する。

・TGの基準値は空腹時採血と随時採血により異なる。

・HDL-Cは単独では薬物介入の対象とはならない。

出典）日本動脈硬化学会：動脈硬化性疾患予防ガイドライン2022年版

表4-5 リスク区分別脂質管理目標値

治療方針の原則	管理区分	脂質管理目標値（mg/dL）			
		LDL-C	non-HDL-C	TG	HDL-C
一次予防 まず生活習慣の改善を行った後薬物療法の適用を考慮する	低リスク	< 160	< 190	< 150（空腹時）*** < 175（随時）	≧ 40
	中リスク	< 140	< 170		
	高リスク	< 120 < 100*	< 150 < 130*		
二次予防 生活習慣の是正とともに薬物治療を考慮する	冠動脈疾患またはアテローム血栓性脳梗塞（明らかなアテローム****を伴うその他の脳梗塞を含む）の既往	< 100 < 70**	< 130 < 100**		

＊糖尿病において，PAD，細小血管症（網膜症，腎症，神経障害）合併時，または喫煙ありの場合に考慮する。

＊＊「急性冠症候群」，「家族性高コレステロール血症」，「糖尿病」，「冠動脈疾患とアテローム血栓性脳梗塞（明らかなアテロームを伴うその他の脳梗塞を含む）」の4病態のいずれかを合併する場合に考慮する。

・一次予防における管理目標達成の手段は非薬物療法が基本であるが，いずれの管理区分においてもLDL-Cが180mg/dL以上の場合は薬物治療を考慮する。家族性高コレステロール血症の可能性も念頭に置いておく。

・まずLDL-Cの管理目標を達成し，次にnon-HDL-Cの達成を目指す。LDL-Cの管理目標を達成してもnon-HDL-Cが高い場合は高TG血症を伴うことが多く，その管理が重要となる。低HDL-Cについては基本的には生活習慣の改善で対処すべきである。

・これらの値はあくまでも到達努力目標であり，一次予防（低・中リスク）においてはLDL-C低下率20～30％も目標値としてなり得る。

＊＊＊10時間以上の絶食を「空腹時」とする。ただし水やお茶などカロリーのない水分の摂取は可とする。それ以外の条件を「随時」とする。

＊＊＊＊頭蓋内外動脈の50％以上の狭窄，または弓部大動脈粥腫（最大肥厚4mm以上）

出典）日本動脈硬化学会：動脈硬化性疾患予防ガイドライン2022年版

③ 血 糖

空腹時血糖の基準値は60～110mg/dLである。随時血糖値200mg/dL以上，空腹時血糖血値126mg/dL以上，あるいは75g経口ブドウ糖負荷試験（75gOGTT）2時間値が200mg/dL以上の場合に「糖尿病型」と診断され，血糖値50mg/dL以下は低血糖と判定される。

④ 糖化ヘモグロビン（ヘモグロビンA1c；HbA1c）

空腹時血糖同様に，糖尿病診断の指標となる。血管内で赤血球のたんぱく質であるヘモグロビンA（HbA）にブドウ糖（グルコース）が結合したもので，血液中のブドウ糖が多いほど，ヘモグロビンと結合した糖化ヘモグロビン（HbA1c）量が多くなる。赤血球の寿命が約120日であることから，測定日1～2か月前の平均的血糖値が判断できる。HbA1cの基準値（NGSP値）は4.6～6.2%で，日本糖尿病学会では，6.5%以上を「糖尿病が強く疑われる」，6.0～6.5%未満を「糖尿病が否定できない」としている。

⑤ 尿 酸

尿酸は，細胞核中の遺伝子に存在するプリン体が代謝産物として血液中に放出されつくられる。通常は産生量と排泄量が一定に保たれているが，血液中で飽和状態が長期に続くと，尿酸が結晶化し関節やさまざまな臓器に沈着するため，痛風発作や腎障害などを引き起こしやすくなる。尿酸は，急激な運動や暴飲・暴食によっても増加する。基準値は2～6mg/dLで，7mg/dL以上が高尿酸血症と診断される。

3）臨 床 診 査

問診では，家族構成，既往歴，服薬状況，家族病歴，勤務形態，運動習慣，自覚症状の有無などを聞き取るほか，食事摂取状況として外食の頻度や内容，飲酒や間食の頻度や内容，サプリメント等の摂取状況も確認する必要がある。また，栄養や健康についての知識・関心の有無，調理技術の程度についても把握する必要がある。さらに，女性の場合は妊娠・出産歴，初経・閉経年齢の確認が必要になることがある。

4）食 事 調 査

自記式法で複数日間分の食事記録を記載してもらう。分析することが可能な年代であるが，短時間で対象者の食事内容を把握する場合には，食物摂取頻度調査や聞き取り面接法が一般的になる。どちらの場合も，過小申告傾向になることを十分認識しておく必要がある。

（2）栄養ケア計画

成人期における健康維持や疾病予防は，食習慣と関係が深いことを対象者に十分認識してもらいながら，本人が実践できる栄養ケア計画を検討する。

1）栄養目標量の設定

① 食事摂取基準

「日本人の食事摂取基準（2020年版）」から，成人期の主な基準値を表4-6に示した。2020年版の策定にあたっては，「健康の保持・増進，生活習慣病の予防」から，「健康の保持・増進，生活習慣病の発症予防と重症化予防」に加え，「高齢者の低栄養予防やフレイル予防」も視野に入れて策定された。

a．エネルギー　　エネルギー必要量は，個人間差が多数存在するが，望ましいBMIを

表4-6 成人期の主な食事摂取基準 （1日当たり）

	若年成人期（18〜29歳）		壮年期（30〜49歳）		更年（中年）期（50〜64歳）	
	男 性	女 性	男 性	女 性	男 性	女 性
エネルギー（kcal）	2,650	2,000	2,700	2,050	2,600	1,950
たんぱく質（g）	65	50	65	50	65	50
脂質（g）	74	56	75	57	72	54
炭水化物（g）	381	288	388	295	374	280
ビタミンA（μgRAE）	850	650	900	700	900	700
ビタミンB₁（mg）	1.4	1.1	1.4	1.1	1.3	1.1
ビタミンB₂（mg）	1.6	1.2	1.6	1.2	1.5	1.2
ビタミンC（mg）	100	100	100	100	100	100
カルシウム（mg）	800	650	750	650	750	650
鉄（mg）	7.5	10.5*	7.5	10.5*	7.5	6.5*
食塩相当量（g）	7.5未満	6.5未満	7.5未満	6.5未満	7.5未満	6.5未満
食物繊維（g）	21以上	18以上	21以上	18以上	21以上	18以上
養素バランス（%E）エネルギー産生栄 たんぱく質	13〜20		13〜20		14〜20	
脂質	20〜30		20〜30		20〜30	
炭水化物	50〜65		50〜65		50〜65	

注）脂質と炭水化物（g）は，エネルギー比率の中央の値（脂質25%E，炭水化物57.5%E）より計算した値。エネルギーは推定エネルギー必要量（身体活動レベルⅡ）。たんぱく質，各ビタミン・ミネラルは推奨量。食塩相当量，食物繊維，各エネルギー産生栄養素バランスは目標量。
* 18〜49歳月経あり，50〜64歳月経なしの場合

維持するエネルギー摂取量であることが重要である。目標とするBMIの範囲を表4-7に示す。エネルギー必要量については，個人間差が要因として多数存在するため，性・年齢階級・身体活動レベル別に単一の値として示すことは困難であるが，基本事項，測定方法，推定方法を記述するとともに，推定エネルギー必要量（EER）が示されている。

表4-7 目標とするBMIの範囲（18歳以上）

年齢（歳）	目標とするBMI（kg/m²）
18〜49	18.5〜24.9
50〜64	20.0〜24.9
65〜74	21.5〜24.9
75以上	21.5〜24.9

出典）日本人の食事摂取基準（2020年版），2019

b．たんぱく質 窒素出納維持量を基に，たんぱく質維持必要量0.66g/kg体重/日で算定され，妊婦・授乳婦には付加量の設定がある。たんぱく質摂取量と脳血管疾患発症率低下や降圧効果などの報告がある一方，過剰摂取による糖尿病や心血管疾患発症の可能性を考慮し，たんぱく質エネルギー比率が20%エネルギー（%E）を超えないこととしている。他の食事性因子との組み合わせを考慮し，動物性・植物性両方からバランスよく摂取する。

c．脂 質 脂質はエネルギー産生の主要な成分であるとともに，脂溶性ビタミンの吸収を助け，細胞膜の主要な構成成分でもある。成人期の食事摂取基準では，脂質，飽和脂肪酸，n−3系脂肪酸，n−6系脂肪酸が設定されている。脂質（脂肪エネルギー比率）の目標量（DG）は，18歳以上で男女とも20〜30%Eである。また，心筋梗塞発症予防および重症化

93

予防の観点から，飽和脂肪酸（脂肪エネルギー比率）の目標量は7％E以下と策定されている。閉経後の女性は，脂質代謝の変化に伴い，虚血性心疾患のリスクが急増するため，脂質目標量だけでなく脂肪酸組成にも十分な注意が必要である。体内での合成が不可能な必須脂肪酸であるn−3系脂肪酸およびn−6系脂肪酸については，目安量（AI）での設定がある。

　d．ナトリウム　　　生活習慣病発症予防および重症化予防を目的とし，食塩相当量の目標量が，男性7.5g/日未満，女性6.5g/日未満で設定されている。

　e．カルシウム　　　若年成人期には体内骨量が最大に達するが，その後は徐々に減少する。特に閉経後の女性は，骨密度の減少が顕著になる。最大骨量を維持した状態で高齢期を迎えるためにも，成人期での十分なカルシウム補給と吸収を助けるビタミンDの摂取は重要になる。ただし，強化食品やサプリメント利用におけるカルシウム過剰摂取を考慮し，耐容上限量（UL）の設定がある。

　f．鉄　　　鉄はヘモグロビンや各種酵素の構成成分であるため，不足すると貧血や運動および認知機能の低下を生じる。思春期以降閉経前の女性では，月経や妊娠・出産による鉄の必要量が増すため，十分な摂取が必要となる。食事摂取基準では，月経の有無により推定平均必要量（EAR）と推奨量（RDA）の設定があり，強化食品およびサプリメントの利用による過剰摂取を考慮し，耐容上限量の設定もある。

　g．食物繊維　　　食物繊維は，炭水化物の一部であるが，エネルギー産生がほとんどない。しかし，生活習慣病の発症予防および重症化予防と食物繊維のもつさまざまな生理的機能との関連性が報告され，目標量が設定されている。男性21g以上/日，女性18g以上/日である。

2）食生活の方針

　加齢に伴う基礎代謝量および身体活動量が低下するため，エネルギー必要量も低下する。しかし，成人期には，親からの独立，単身赴任，社交などによる外食頻度や飲酒量の増加による，過食，偏食，欠食などの問題が生じやすくなる。結果として，摂取エネルギーが消費エネルギーを上回り，肥満や生活習慣病予備群，発症へとつながる危険が高まる。また，やせ願望による過度な節食から，鉄欠乏性貧血や低出生体重児出産などの危険性も増大する。理解力・行動力が確立した成人期であるからこそ，自分自身の健康を維持するための正しい方法や知識を獲得し，実行する意識を高める必要がある。

3）食品構成の作成

　設定した栄養目標量から作成した食品構成例は表4-8の通りである。

（3）成人期の疾患と栄養ケア

1）生活習慣病発症と重症化予防

　成人期には，成熟した身体の組織や臓器の諸機能が，徐々に衰退過程をたどるようになる。その上，社会的にも家庭的にも，中心的役割を担う存在になるため，精神的・身体的ストレスが男女ともに大きくなる。このような状況下では，見過ごされがちだった好ましくない生活習慣が，疾病として表面化しやすくなる。そこで，成人期に最も注意しなければならないことは，糖尿病，脳血管疾患，心疾患，脂質異常症，高血圧症などといった生活習慣病

表4-8　成人期の食品構成例

（単位：g）

	若年成人期（18～29歳）		壮年期（30～49歳）		更年（中年）期（50～64歳）	
	男　性	女　性	男　性	女　性	男　性	女　性
穀　物	400	280	400	270	350	260
いも類	100	100	100	100	100	100
砂　糖	10	10	10	10	10	10
種実類	5	5	5	5	5	5
緑黄色野菜	150	150	150	150	150	150
その他の野菜	200	200	200	200	200	200
果実類	200	200	200	200	200	200
きのこ類・海藻類	20	20	20	20	20	20
豆　類	100	100	100	100	100	100
魚介類	100	80	100	80	100	80
肉　類	100	80	100	80	80	80
卵　類	50	50	50	50	50	50
乳　類	250	250	200	200	200	200
油脂類	25	15	25	15	20	10
調味料・香辛料類	20	20	20	20	20	20

の発症予防と重症化予防である。生活習慣病の発症要因としては，栄養・食生活のほかに，運動，休養，飲酒・喫煙，ストレス，社会環境，遺伝因子などあり，複雑に関与している。栄養・食生活の面では，アセスメントの指標で記述した肥満やメタボリックシンドロームの予防が不可欠である。飽和脂肪酸を多く含む脂質過剰摂取による摂取エネルギーの過多は，糖尿病，高血圧症，冠動脈疾患，大腸がんや乳がんの発症リスクを高める。食塩の過剰摂取や飲酒・喫煙は，高血圧症，高尿酸血症・痛風，肝機能障害などの発症および重症化に深く関与する。さらに欠食・外食・間食習慣は，食物繊維やカルシウム不足を生じ，生活習慣病の重症化や骨粗鬆症のリスクを高め，高齢期の健康へも影響を与えることになる。小児期から良好な生活習慣を身につけ，成人期にも継続し，健やかな高齢期を迎えることが理想であるが，自己管理能力が完成した成人期には，これまでの生活習慣を見直し，是正すべき点は早急に改善するための知識と行動力が必要である。

2）更年期と更年期障害

　更年期とは，一般的には日本人女性の平均閉経年齢50歳前後の約10年間をいい，卵巣機能が低下し始め，最終的にその機能を停止するまでの時期をいう。卵胞ホルモン（エストロゲン）が低下すると，月経不順，顔のほてり，のぼせ，手足の冷え，動悸，めまい，抑うつ，不眠，頭重感，疲労感，肩こり，腰痛，関節痛，手足のこわばりなどの更年期症状を自覚することがある。これらの症状の中で，器質的変化に起因しない症状を更年期障害という。骨粗鬆症や脂質異常症など加齢に伴う疾患とも関連してくる。なお，更年期障害は男性にも現れる。

1.3　事例に基づいた栄養ケアの実際

【成人期―若年成人期の事例】

対象者プロフィール	
38歳男性，会社員（システムエンジニア），ひとり暮らし	

栄養アセスメント	
身 体 状 況	身長175cm，体重82.3kg，BMI 26.9，腹囲88cm
身 体 特 徴	20歳時から体重10kg増加　近眼矯正（裸眼両目0.1）
臨 床 検 査	血圧150/80mmHg　γ-GTP 214　UA 7.0　HbA1c 6.7%
臨 床 症 状	腰痛，疲労感，空腹時胃痛
既 往 歴	肥満指摘，尿酸値高め指摘，受診せず
家 族 病 歴	父：痛風発作（5年前，治療中），母：高血圧症治療中（内服薬）
生 活 お よ び 身体活動状況	運動：学生時代は野球部，現在はほとんどなし 通勤時間：片道20分（電車15分，徒歩5分） 仕事内容：デスクワーク，残業60時間／月 　　　　　　国内出張（日帰り2日／月），海外出張（7日／年） 睡眠時間：6時間／日 趣味：スポーツ観戦，映画鑑賞
食事摂取状況	朝食：欠食，昼食：外食（めん類多い），夕食：コンビニ弁当（肉類・揚げ物多い） 　とビールまたは居酒屋でつまみ（刺身・揚げ物多い）とビール・焼酎・日本酒 　（2日程度／週） 間食：缶コーヒー（1～2本／日），コンビニのデザートやスナック菓子（4回／週） 自炊ほとんどなし（カップめん，レトルト食品程度） 調理器具有（電子レンジ，まな板，包丁，小鍋，フライパン，やかん） 飲酒：6日／週，ビール2～3本，喫煙：なし（5年前まで20本／日）

UA：尿酸，HbA1c：ヘモグロビンA1c

（1）栄養アセスメント

1）身体状況からの所見

　腹囲およびBMIから内臓脂肪蓄積型肥満の疑いがあるため，機器による除脂肪組織の計測が必要である。また，現在の身体活動量が少ないこと，骨格筋が完成する20歳時から体重が10kg増加していることなどからも，脂肪組織による体重増加，つまり内臓脂肪蓄積型肥満の疑いが濃厚である。

2）臨床検査・臨床症状からの所見

① 血液検査項目

◆血圧分類から，拡張期血圧は正常高値血圧程度ではあるが，収縮期血圧はⅠ度高血圧に入る。毎日同条件下での血圧測定が必要である。

◆γ-GTP高値であるため，週2日の飲酒量の確認が必要。さらに肝機能検査（AST，ALT）を追加する必要がある。

◆UA値7.0（飽和量）をこのまま放置すると，父親同様，痛風発作や腎機能障害の危険がある。

◆HbA1c値やや高め（基準値6.5%未満），境界型糖尿病範囲内であるため，空腹時血糖値および75gOGTT検査が必要である。

◆脂質異常症合併予防を含め，今後はHDL-C，LDL-C，TG値の観察も必要となる。

② 尿検査項目

◆HbA1c高値のため，尿糖確認が必要である。

◆UA高値のため，腎機能障害の有無確認の意味で，尿たんぱく，尿ケトン体，尿素窒素検査が必要である。

③ 呼吸器

◆内臓脂肪蓄積型肥満の疑いおよび過去の喫煙習慣から，心電図検査および胸部X線検査の必要がある。

④ 浮腫の有無

◆体重増加から確認の必要がある。

⑤ 動悸・息切れ症状，心音確認

◆過去の喫煙習慣および体重増加から確認の必要がある。

３） 生活状況・食事摂取状況からの所見

① 通勤途中，業務中，自宅での生活を振り返り，自分自身で変更が可能な部分を抽出する。

② 中食・外食時（海外含め）のメニュー選択で，何を優先しているか（金額，嗜好，量など）確認する。また，間食習慣（時間，種類，量，理由）を確認する。

③ 休日の過ごし方を見直し，新しい趣味（散歩，料理など）なども検討してみる。

④ 自記式法で平日1〜2日間＋休日1日分の食事調査，または食物摂取頻度調査を行う（過小申告を考慮）。

⑤ 食事摂取時の環境（誰と何時頃どこでどのように食べるか），早食い，空腹感の有無などを確認する。

⑥ 調理技術，調理機器の設備や栄養的知識の有無を確認し，料理や食べものに興味があるかを確認する。

４） 栄養アセスメントの要点

メタボリックシンドロームの診断基準に従い，糖尿病，高血圧症，脂質異常症の発症予防，もしくは重症化予防を目指す。食事面だけでなく，消費エネルギーを増加し，筋肉量を維持するための運動療法も併用する。

① 食事摂取の分析・臨床検査結果より，脂肪および炭水化物偏重の摂取エネルギーの過剰，食塩摂取量過剰，野菜不足によるビタミンおよび食物繊維の不足への気づきを促す。

② 業務中を含めた1日の生活時間内から，運動時間を確保できる部分を見出す必要がある。

③ 中食・外食での食品選択，メニュー選択が的確になるための知識を提供する。

④ 間食習慣の工夫（水分補給の代替品，食品選択）の知識を提供する。

⑤ 摂食習慣（早食い，ながら食，孤食，飲酒量）の見直しをする。

（2）栄養ケア計画（Plan）

1） 問題点の抽出

① 消費エネルギーを大幅に上回るエネルギー摂取量。

② 朝食は欠食，間食を含む昼食以降の食物総摂取量が多いため，摂取エネルギーが多い
だけでなく，脂肪の蓄積しやすい食事パターンになっている。

③ 昼食・夕食ともに外食のため，食塩摂取量が多く，野菜摂取量が極端に少ない。

④ 糖質や脂質の多い甘味飲料やスナック菓子での間食習慣があるため，常にエネルギー
過剰状態である。

⑤ 平日の通勤や業務内容，趣味においても身体活動量が少ないため，日常的に消費エネ
ルギーが少ない。

２）栄養目標量の設定

食事摂取基準は壮年期男性（表4-6）に準じる。ただし，積極的に身体活動量を上げ，消
費エネルギーを増やす努力が必要である。

３）食生活の方針

摂取エネルギーが消費エネルギーを上回らないよう注意し，エネルギー産生栄養素バラン
スを是正する。具体的には，以下の8点とする。

① 毎食，野菜料理（外食，中食，生野菜含む）を確保する。

② 外食は単品より定食を選択するよう心がける。

③ 1食中に揚げ物など，油を使用した料理が重複することを避ける。

④ 水分摂取は糖分やアルコール分を含まないものにする。

⑤ 間食の頻度や量を減らし，徐々に質の選択ができるようにする。

⑥ 十分な咀嚼を意識し，時間をかけて食事をとることを習慣づける。

⑦ 節酒を心がける。

⑧ 簡単なものから，自分で料理をしてみる。

４）目標の設定

上記①〜⑧を実行した上で以下の項目を目標値とする。

長期目標：BMI 22，腹囲79cm，収縮期血圧130mmHg，拡張期血圧79mmHg，尿酸6.0，
HbA1c 6.0%

中期目標：BMI 24，腹囲82cm，収縮期血圧135mmHg，拡張期血圧80mmHg，尿酸6.5，
HbA1c 6.3%

短期目標：BMI 25，腹囲86cm，収縮期血圧135mmHg，拡張期血圧80mmHg，尿酸6.5，
HbA1c 6.5%

（3）栄養ケア実施の要点（DoおよびCheck）

１）開始〜4週間

短期目標達成のため，「バランスよく食べる」と「運動」の習慣化で体重1kg減，具体的
には以下の①〜⑦を課題とした。

① 朝食を食べる（ヨーグルトと果物，おにぎりとカップみそ汁，サンドイッチと牛乳）。

② 昼食はなるべく定食物，またはめん類の場合は野菜多めで汁を残す。

③ 間食は無糖飲料と果物程度にする。

④ 夕食は主食＋主菜＋副菜＋揚げ物以外の調理法を意識する。

⑤ ゆっくりよく噛んで食べる。

⑥ 飲酒量の減少，付き合い以外は禁酒とする。

⑦ 通勤時に一駅歩く，または休日の散歩などで1日30分程度の徒歩を習慣づける。

2）3か月後

過去4週間の1）-①～⑦で，達成できたものは継続，困難だったものは再検討後，実行可能な方法に変更する。具体的には以下の①～⑦となった。

① 1）-①は，週5日は実行可能，継続する。

② 1）-②は，週3日は実行可能，週5日可能になるよう継続する。

③ 1）-③は，缶コーヒー1～2本/日を午前中1本のみとして継続する。コンビニでのデザート購入は1回/週を継続する。

④ 1）-④は，副菜が欠ける日があり，継続とする。

⑤ 1）-⑤については努力中，継続とする。

⑥ 1）-⑥は，飲酒量は減少できず。ただし自宅での禁酒は達成できたため継続する。

⑦ 1）-⑦は，週末のみ，1日30分の歩行実行中。平日はエレベーターやエスカレーターを使わないことに課題を変更する。

3）6か月後

過去3か月の2）-①～⑦達成度と各データを評価，達成できたものは習慣化していく。困難だったものは再検討後，方法を変更し継続，3か月後に評価し同様の作業を行う。

（4）改善（Act）

壮年期の事例の食事計画例を示した（p.100）。

※食事計画作成のポイント

① 市販品（おにぎりとカップみそ汁，牛乳とサンドイッチなど）での朝食習慣が確立後，食事計画例のような簡単な朝食準備ができるようにする。野菜は下処理が楽なものを利用し，腹持ちをよくするため，少量の植物油を使用する。

② 外食は定食物にし，揚げ物を選択せざるを得ない場合は，食事計画例のように，素材自身が多脂でない食材（ロース肉やひき肉よりひれ肉やもも肉，魚介類など）にする。

③ 間食の加糖飲料は，水，茶，ブラックコーヒーなど無糖のものにする。飲酒の頻度と1回量を減らす。

④ 間食のデザート類やスナック菓子は，ヨーグルトや生の果物にする。難しい場合は，頻度を減らし小サイズにし，徐々に改善できるようにする。

⑤ 3食ともに汁物がつく場合は，汁量を減らし，具沢山を心がける。外食の場合は汁半量，漬物1切残すなどを心がける。

⑥ しょうゆやソースをかける場合は，まず料理の味を確認後，必要な場合のみとし習慣化しない。レモン，すだち，ゆずなどの柑橘類や酢を代替として利用する。

⑦ 夕食が外食の場合も，野菜料理を2皿以上組み合わせる。

⑧ 飲酒は付き合い時のみとし，量を決め，それ以上にならないよう心がける。自宅での飲酒習慣はやめる。

30歳代男性（身体活動レベルⅡ）の食事計画例

区分	料理名	食品名	摂取量(g)
朝食	ごはん	めし（精白米）	200
	オクラ納豆	糸引き納豆	40
		オクラ	20
		うずらの卵	10
		こいくちしょうゆ	3
	野菜のレンジ蒸し	ピーマン	50
		りょくとうもやし	50
		かぼちゃ	100
		マヨネーズ	12
	焼きのり	焼きのり	2
	果物	バナナ	100
	カフェオレ	コーヒー	100
		普通牛乳	150
昼食	ごはん	めし（精白米）	250
（とんかつ定食）	とんかつ	豚肉（ひれ）	80
		食塩	0.4
		小麦粉	6
		卵	10
		パン粉（半生）	10
		調合油	25
		こしょう	0.1
		キャベツ	60
		トマト	20
		とんかつソース	25
		レモン	5
	揚げのみそ汁	淡色辛みそ	6
		だし汁	120
		油揚げ	5
		葉ねぎ	10
	さといも煮	さといも	50
		砂糖	5
		こいくちしょうゆ	4

区分	料理名	食品名	摂取量(g)
間食	果物	温州みかん	200
	飲料	飲むヨーグルト	200
夕食	ごはん	めし（精白米）	200
	さわらのホイル焼	さわら	100
		食塩	0.5
		えのきたけ	50
		たまねぎ	30
		レモン	10
	茶碗蒸し	卵	25
		だし汁	75
		大正えび	10
		鶏肉（むね，皮なし）	15
		にんじん	10
		ぎんなん	2
		生しいたけ	10
		みつば	2
		うすくちしょうゆ	3
	ほうれんそうのごま和え	ほうれんそう	80
		だし汁	10
		ごま	2
		こいくちしょうゆ	4
	酢ばす	れんこん	40
		酢	3
		砂糖	3

■ 栄養指導上のポイント

欠食をなくす。

毎食野菜を献立に加え，揚げ物が１食に重複しないよう心がける。外食時および間食も含め，エネルギー摂取のバランスを意識し，よく噛んで食べる習慣も身につけるようにする。また，節酒を心がける。

食事区分	エネルギー(kcal)	たんぱく質(g)	脂質(g)	炭水化物(g)	食物繊維(g)	ビタミンA(μgRAE)	ビタミンB₁(mg)	ビタミンB₂(mg)	ビタミンC(mg)	カルシウム(mg)	鉄(mg)	食塩(g)
目標値*	2,700	88～135	60～90	338～439	21以上	900	1.40	1.60	100	750	7.5	7.5未満
朝食	801	19.9	20.0	113.8	13.8	507	0.33	0.79	109	274	3.4	0.9
昼食	909	26.8	31.1	121.7	7.9	49	1.24	0.35	40	104	2.7	3.5
夕食	647	35.0	12.8	87.0	10.0	424	0.47	0.78	61	126	4.3	2.1
間食	226	6.0	1.2	38.0	2.0	178	0.22	0.30	64	262	0.6	0.2
合計	2,583	87.7	65.1	360.4	33.7	1,158	2.26	2.22	273	765	11.0	6.6
PFC比率(%)		13.6	22.7	63.7	PFC比率：エネルギー産生栄養素バランス（%エネルギー）							

＊目標値：エネルギー産生栄養素バランス：たんぱく質13～20%エネルギー，脂質20～30%エネルギー，炭水化物50～65%エネルギー

【成人期―更年（中年）期の事例】

対象者プロフィール	
55歳女性，パート勤務（週4日），4人家族	

栄養アセスメント	
身 体 状 況	身長155cm，体重67.8kg，体脂肪率35%，腹囲84cm
身 体 特 徴	20歳時から体重20kg増加　51歳閉経
臨 床 検 査	血圧130/90mmHg　TC 288mg/dL　HDL-C 50mg/dL　TG 324mg/dL　HbA1c 6.0%　Hb 11.0g/dL
臨 床 症 状	頭痛，肩こり，膝痛，不眠，便秘，四肢の冷え，ホットフラッシュ（2年前から）
既 往 歴	子宮筋腫あり（5年前から経過観察中），肥満指摘，脂質異常症疑い再検査（一昨年，昨年）
家 族 病 歴	父：高血圧治療中（内服薬），母：糖尿病治療中（内服薬のみ）
生 活 お よ び 身体活動状況	運動：学生時代はバレーボール部，現在は犬の散歩（毎夕20分） 通勤時間：片道自転車10分（平地） 仕事内容：惣菜屋での調理と販売（立ち仕事5時間／日） 睡眠時間：5時間／日 趣味：食べ歩き，テレビ鑑賞，旅行（国内3日／年，海外7日／年）
食事摂取状況	朝食：ブラックコーヒー，トースト1枚（ジャム・マーガリン），果物 昼食：コンビニおにぎり1個＋サラダまたはサンドイッチ1パック＋加糖飲料 　　　友人と外食1回／月 夕食：自炊（肉＞魚＋野菜＋ごはん茶碗1杯＋汁物）　家族帰宅まで待つ（21：00頃） 　　　家族で外食1～2回／週 間食：毎日職場でまんじゅう，クッキー，せんべいなど，夕食後アイスクリームや洋菓子など 飲酒：缶ビール1本／週　　喫煙：なし

TC：総コレステロール，HDL-C：HDLコレステロール，TG：トリグリセリド（中性脂肪），Hb：ヘモグロビン

（1）栄養アセスメント

1）身体状況からの所見

　腹囲およびBMI，20歳時から体重20kg増加などから，内臓脂肪蓄積型肥満の疑いがあるため，CTなどの機器による内臓脂肪面積および除脂肪組織の計測が必要である。また，年齢的には，骨密度減少が予想できるため，二重エネルギーX線吸収測定法（DEXA）など機器による骨密度測定が必要である。

2）臨床検査・臨床症状からの所見

① 血液検査項目

◆血圧分類から，収縮期血圧は高値血圧ではあるが，拡張期血圧はI度高血圧に入る。家族にも高血圧症の既往歴があるため，毎日同条件下での血圧測定が必要である。

◆HDL-Cは正常値であるが，TC値（高め），TG値（高め）から，LDL-C値を計算し173であることから，脂質異常症診断の高LDLコレステロール血症分類に入る。更年期特有の症状を加味しても，家族歴のある糖尿病や循環器疾患の発症予防を目的とした対応と定期的な検査が必要である。

◆Hb11.0はやや低値。閉経していることを確認した上で，食事性の鉄欠乏性貧血を疑うが，消化器管・痔核・口腔内等からの出血の有無を確認する必要がある。

◆HbA1c値やや高め，「糖尿病が否定できない」（6.0〜6.5%未満）に入る。家族歴もあり脂質異常症の疑いも強いため，空腹時血糖値および75gOGTTを含めた定期的な検査が必要である。脂質異常症合併予防が最優先となる。

② 尿検査項目

◆HbA1c高値のため，腎機能状態把握の意味で，尿たんぱく検査の確認が必要である。

③ 呼吸器

◆内臓脂肪蓄積型肥満の疑いから，心電図検査および胸部X線検査が必要である。

④ 臨床症状

◆不定愁訴については，疾病によるものか，更年期症状（簡略更年期指数など利用）かを確認する必要がある。

◆職場や家庭でのストレスと，食欲や食行動への影響の有無を確認する。

◆鉄欠乏性貧血の疑いから眼窩色確認，甲状腺機能低下症の疑いから甲状腺触診を行う。

◆サプリメントの摂取内容等を確認する。

3）生活状況・食事摂取状況からの所見

① 通勤途中，業務中，自宅での生活を振り返り，自分自身で変更が可能な部分を抽出する。

② 中食，外食，内食を含めて，メニュー選択で優先しているもの（金額，量，質，嗜好（家族か自分か），調理の手間，調理技術の程度など）を確認する。

③ 職場の人間関係，家族や自身の健康問題，心配事の有無と相談相手について確認する。

④ 自記式法で平日1〜2日間＋休日1日分の食事調査，または食物摂取頻度調査を行う（過小申告を考慮）。

⑤ 食事摂取時の環境（誰と何時頃どこでどのように食べるか），早食い，空腹感の有無などを確認する。

⑥ 栄養的知識の有無や程度，その情報源，ダイエット経験の有無や経緯を確認する。

⑦ 間食習慣（時間，種類，量，理由）を確認する。

4）栄養アセスメントの要点

更年期にあたる年齢を考慮しつつ，メタボリックシンドロームの診断基準に従い，糖尿病，高血圧症，脂質異常症の発症予防，もしくは重症化予防を目指す。また，不定愁訴については更年期障害によるものを考慮した上で，食事面だけでなく，骨格筋量の維持，ストレス軽減，消費エネルギー増加などを目的とした運動療法を併用する。

① 食事配分が夕食偏重な上，食事時間が遅いため，間食量が多くなり摂取エネルギー過剰を生じていることへの気づきを促す。

② 朝・昼食に主菜・副菜がないことへの改善工夫を導き出す。

③ 鉄欠乏性貧血，骨粗鬆症予防に不可欠な栄養素（鉄，カルシウム，ビタミンDなど）への知識を確保する。

④ 脂質の種類についての知識を提供し，望ましい脂質摂取量と脂肪酸バランスの知識を確保する。

⑤ 職場での付き合い方を含めた間食習慣の減少（1回量，食品選択による質，他への興味）

の工夫が必要である。

⑥ 中食・外食での食品選択，メニュー選択が的確になるための知識が必要である。

⑦ 手軽な野菜摂取方法の知識を獲得する。

⑧ 1日の生活時間内から，気分転換を兼ねた運動時間確保の工夫が必要である。

（2）栄養ケア計画（Plan）

1）問題点の抽出

① 消費エネルギーを大幅に上回るエネルギー摂取量。

② 遅い夕食による脂肪を蓄積しやすい食事パターン。

③ 朝食・昼食・夕食ともにたんぱく質源の食品と野菜摂取量が少ない。

④ 糖質や脂質の多い毎日の間食習慣で，1日のエネルギー摂取量が過剰になっている。

⑤ 動脈硬化を引き起こしやすい脂肪酸組成の洋菓子等からのエネルギー摂取が多い。

⑥ 骨量維持に必要なカルシウム摂取量が少ない。

⑦ 消費エネルギーを増やし，HDL-Cを上昇させ，骨量を維持し，ストレス軽減に必要な日常的な運動量が少ない。

⑧ LDL-C，TGを下げる働きのある食物繊維量や植物油・魚油の割合が少ない。

2）栄養目標量の設定

食事摂取基準の更年（中年）期女性（表4-6）に準ずる。ただし，積極的に身体活動量を増加し，消費エネルギーを増やす。

3）食生活の方針

摂取エネルギーが消費エネルギーを上回らないよう注意し，エネルギー産生栄養素バランスを是正する。具体的には，以下の10点とする。

① 洋菓子などによる間食からの摂取エネルギーを減らすため，間食は牛乳やヨーグルト，果物などにする。

② 夕食は早めにとり，遅い家族の夕食時間には，無糖飲料だけで会話中心にする。

③ 市販品や外食時でも，主食・主菜・副菜の組み合わせを心がける。

④ 間食の頻度や量を減らす。職場での間食は人間関係を考慮した上で，断るもしくは持ち帰る。自宅では，少量をゆっくり味わいながら楽しむことを重視し，習慣化しない。

⑤ 間食の洋菓子を含め，調理で使用するバターや生クリーム，肉脂身を減らし，魚介類（特に青皮魚）や植物油の割合を増やす。

⑥ 牛乳やヨーグルトなどの乳製品（場合により低脂肪）は毎日1〜2回，豆腐や海藻類なども毎日1〜2回摂取するように心がける。

⑦ 手軽にできる運動（散歩，サイクリング，ラジオ体操など）の習慣をつける。

⑧ 毎食野菜料理（加熱野菜含む）を1〜2皿食べる習慣をつける。

⑨ 十分な咀嚼を意識し，時間をかけて食事をとることを習慣づける。

⑩ ストレスは，食べもの以外のものでも解消できるような工夫を心がける。

4）目標の設定

長期目標：BMI 23，腹囲75cm，拡張期血圧79mmHg，TC245，LDL-C145，TG140，Hb12

中期目標：BMI 25, 腹囲78 cm, 拡張期血圧80 mmHg, TC265, LDL-C160, TG180, Hb12

短期目標：BMI 27, 腹囲80 cm, 拡張期血圧80 mmHg, TC275, LDL-C165, TG250, Hb12

（3）栄養ケア実施の要点（DoおよびCheck）

一般成人期の栄養ケアの注意点として，メタボリックシンドロームの診断基準に従い，糖尿病，高血圧症，脂質異常症の発症予防，もしくは重症化予防を目指す。

同時に，更年期栄養ケアでは，骨粗鬆症予防および動脈硬化予防の注意が必要となる。骨粗鬆症および鉄欠乏性貧血の予防として，赤身肉類，魚介類，大豆・大豆製品，牛乳・乳製品から良質なたんぱく質およびカルシウムを確保する。さらに，摂取したカルシウムが効率よく吸収されるために必要なビタミンDの摂取が重要であり，加工食品に多く含まれるリンの過剰摂取にも注意し，運動習慣を身につけることが重要となる。動脈硬化予防としては，飽和脂肪酸を多く含む肉脂身，バター，生クリーム，鶏卵，洋菓子類の過剰摂取に気をつけるとともに，野菜類，海藻類，きのこ類，豆類，雑穀などに多く含まれる食物繊維を積極的に摂取することを心がける。緑黄色野菜や海藻類は，鉄欠乏性貧血予防効果のある鉄やその吸収を促進するビタミンCも多いため，毎日摂取することが必要である。

具体的には，バランスの良い食事，ストレス緩和と骨量維持を目的とした運動療法による消費エネルギーの増加，内臓脂肪減少を重視した栄養ケアが必要である。

1）開始～4週間

短期目標を達成するため，「バランス良く食べる」と「夕食後の間食減少」の習慣化で体重1kg減，具体的には以下の①～⑦を課題とした。

① 朝食に乳製品と野菜を追加する（カフェオレ＋チーズトースト＋トマトなど）。

② 昼食に野菜料理（サラダパックやおひたし・煮物など）を追加する。

③ 職場での間食は最低量にし，時には持ち帰り冷凍保存し，夕食後の間食はやめる。

④ 夕食は主食＋主菜（魚介類と大豆製品中心，肉の場合は赤身部分）＋副菜＋揚げ物以外の調理法とする。

⑤ 夕食を早めにし，ゆっくりよく噛み，家族帰宅時には無糖飲料のみで会話中心にする。

⑥ 中食・外食は内容量に注意する。動物性脂肪と揚げ物の重複を避け，多めの野菜を心がける。

⑦ 通勤時の自転車，犬の散歩以外に，毎朝夕のストレッチ体操やダンベル体操，休日は30分程度の徒歩を実施する。

2）3か月後

過去4週間の1)-①～⑦で，達成できたものは継続，困難だったものは再検討後，実行可能な方法に変更，具体的には以下の①～⑦となった。

① 1)-①は，週5日，乳製品は実行可能，野菜は週2～3日，継続する。

② 1)-②は，週2日，昼食に前夕残りの煮物持参などでは実行可能，週5日可能になるよう継続する。

③ 1)-③は，職場での間食は実行不可だったため継続して心がける。夕食後の間食は1回だけ少量にする。

④ 1）-④は，魚介類の頻度は増加，大豆製品は困難だったが，継続して心がける。休日の外食で副菜が欠けることあり，意識を継続する。

⑤ 1）-⑤は，夕食時刻は週2日改善，継続する。ゆっくり噛むことは努力中，無糖飲料は改善した。

⑥ 1）-⑥は，肉類は赤身肉になったが，洋菓子減少が難しい。揚げ物の重複は避ける傾向になった。継続する。

⑦ 1）-⑦は，毎夕のストレッチは週3日実行可能，休日30分の歩行は月2回実行可能，継続して努力する。

3）6 か 月 後

過去3か月の2）-①～⑦の達成度と各データを評価，達成できたものは習慣化していく。困難だったものは再検討後，方法を変更し継続，3か月後に評価し同様の作業を行う。

（4）改善（Act）

更年期の食事計画例を示した（p.106）。

※食事計画作成のポイント

① カルシウム補給としての乳製品の含有脂質にも配慮する。血中コレステロール値抑制作用のある食物繊維を多く含む野菜類と組み合わせて摂取することを習慣化する。

② 甘味が欲しいときは，朝食のトースト（マーマレード）のように，身体を動かす機会が多い時間帯にする。

③ 昼食の弁当は，手づくりの回数を増やす。低塩・低動物性脂肪と野菜多めを心がけ，前日夕食の残り物や常備菜を詰めるだけでも可能になる。

④ 間食は，加糖飲料や菓子（特に洋菓子）よりも果物と乳製品を優先する。果物は夕食後のデザートよりも，朝食や職場での間食（消費熱量の多い時間帯）に利用する。

⑤ 夕食は，弁当に入れなかった主菜と野菜料理2品を原則とし，揚げ物よりも焼き物・煮物・蒸し物などの調理方法を優先する。

⑥ 肉類は，脂肪の多いロース肉・霜降り肉・ひき肉よりも赤身肉を選び，鶏肉は皮目を少なめにするなどを習慣化する。

⑦ 卵や脂肪の多い肉を使用する際は，食物繊維が豊富な食品（野菜類・海藻類・きのこ類・豆類・雑穀など）と植物油の組み合わせを心がける。

⑧ 主食の米やパンは，時に胚芽米や七分つき米，全粒粉やライ麦のパンなどにしてみる。

（5）栄養ケア計画の評価

1）チェックリストの作成

計画立案から実施に際し，毎日の記録を心がける。内容としては，体重，腹囲，運動量，便通，可能な場合は血圧や脈拍で，実行が困難だった場合は，その理由を具体的に記載する。さらに実行不可が続く場合，計画の見直しが必要となる。

2）評　　価

最終的には，長期目標とした項目で判断するが，目標を達成するための実施項目が，習慣化し，継続できるようになることが何より重要である。

50歳代女性（身体活動レベルⅡ）の食事計画例

区分	料理名	食品名	摂取量(g)
朝食	トースト	食パン（6枚切）	60
		低糖マーマレード	20
	きな粉ミルク	低脂肪牛乳	200
		きな粉	12
	蒸し野菜	ブロッコリー	80
		にんじん	30
		かぶ	30
		じゃがいも	80
		レモン汁	10
	果物	バナナ	100
昼食	ごはん	めし（精白米）	200
（手づくり弁当）	焼きのり	焼きのり	2
	ぎんだらの照り焼き	ぎんだら	60
		砂糖	2
		みりん	4
		こいくちしょうゆ	5
	きのこソテー	エリンギ	20
		生しいたけ	20
		オリーブ油	4
		こしょう	0.2
		ミニトマト	20
	ゆで卵	卵	25
	カレーピクルス	セロリ	15
		赤パプリカ	15
		黄パプリカ	15
		酢／砂糖	4/2
		カレー粉／こしょう	0.2/0.1
	かぼちゃの煮物	かぼちゃ	50
		砂糖	2
		みりん	3
		こいくちしょうゆ	3
間食	ヨーグルト	ヨーグルト（脱脂加糖）	100
	果物	オレンジ	150

区分	料理名	食品名	摂取量(g)
夕食	ごはん	めし（精白米）	150
	チキンピカタ	若鶏肉（もも，皮なし）	60
		食塩	0.3
		こしょう	0.1
		小麦粉	8
		卵	15
		調合油	8
		レモン	10
		パセリ	1
	豆腐の甘酢あんかけ	絹ごし豆腐	100
		たけのこ	20
		にんじん	15
		しめじ	15
		たまねぎ	20
		だし汁	100
		こいくちしょうゆ	3
		酢／砂糖／酒	3/3/3
		片栗粉／ごま油	2/4
	ほうれんそうのごま和え	ほうれんそう	80
		だし汁	10
		こいくちしょうゆ	4
		ごま	3
	さといものみそ汁	さといも	40
		カットわかめ	3
		だし汁	120
		淡色辛みそ	8

◀ 栄養指導上のポイント ▶

　毎食野菜料理を献立に加え，うち1回は緑黄色野菜とする。また，大豆製品および魚介類を多く取り入れた献立を工夫する。間食に気をつけ，特に夕食後の間食は控える習慣を身につける。夕食の時刻にも気をつけ，会話を楽しみながらの食事を心がける。

食事区分	エネルギー (kcal)	たんぱく質 (g)	脂質 (g)	炭水化物 (g)	食物繊維 (g)	ビタミンA (μgRAE)	ビタミンB$_1$ (mg)	ビタミンB$_2$ (mg)	ビタミンC (mg)	カルシウム (mg)	鉄 (mg)	食塩 (g)
目標値*	1,950	68〜98	43〜65	244〜317	18以上	700	1.10	1.20	100	650	6.5	6.5未満
朝食	511	20.6	7.8	81.9	18.4	299	0.42	0.70	164	365	3.3	1.2
昼食	631	17.4	17.1	91.0	8.1	1,197	0.22	0.40	81	55	1.8	1.4
夕食	664	26.0	21.7	74.9	10.9	437	0.45	0.51	47	279	5.1	3.4
間食	128	5.5	0.4	25.3	1.2	15	0.18	0.20	60	152	0.6	0.2
合計	1,935	69.5	46.9	273.1	38.6	1,948	1.27	1.81	352	850	10.8	6.2
PFC比率(%)		14.4	21.8	63.8	PFC比率：エネルギー産生栄養素バランス（%エネルギー）							

＊目標値：エネルギー産生栄養素バランス：たんぱく質14〜20％エネルギー，脂質20〜30％エネルギー，炭水化物50〜65％エネルギー

第5章 高齢期

1. 高齢者一般

1.1 高齢期の特性

　日本では従来65歳以上を高齢者としており，65〜74歳を前期高齢者，75歳以上を後期高齢者と区分している。わが国は世界で最も高齢化が進んでおり，2021（令和3）年10月時点で65歳以上人口は3,639万人で，総人口に占める割合は29.1％に達している。また，75歳以上の人口割合は15.0％となっている（総務省統計局「人口推計（2021年10月1日現在）」）。平均寿命が男女ともに80歳を超え，近年の高齢者が身体的に若返っている客観的事実と，各種意識調査から75歳以上を高齢者とすることも提案された（高齢者に関する定義ワーキンググループ報告書）。しかし，65歳以上の要介護者等は増加しており，特に75歳以上で割合が大きく上昇する。認知症や脳血管疾患（脳卒中），高齢による衰弱などで医療，看護，介護を受ける高齢者人口増大をきたし，医療費も年々増加している（図5-1）。

　老化に伴う身体機能や生理機能の低下，社会的環境の変化においては，個人差が非常に大きい。生理的年齢と暦年齢とのひらきも高齢になるほど大きくなる。身体的に自立して日常生活を営んでいる人もいる一方で，疾病に対する抵抗力が弱まり，複数の慢性疾患をもって

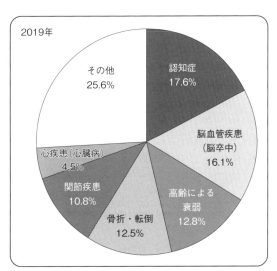

図5-1　介護が必要となった主な原因（総数）
出典）厚生労働省：令和元年国民生活基礎調査

いることも多く，介護が必要な状態になる人も増加する。高齢者の栄養管理においては，特異性や個人差を十分考慮した上で，生活の質・人生の質の向上を尊重した栄養支援が重要である。

　高齢期の健康維持のためには，疾病の予防や治療の管理だけでは不十分で，加齢に伴い出現する生活機能の低下を予防するとともに，さまざまな日常生活における老化の危険なサインを早期に発見し，早期に対応する必要がある。国による介護予防事業は，要介護状態にならないこと，あるいは要介護状態になった場合の悪化防止や軽減を目的としている。こうした高齢者の介護予防においても，低栄養と過剰栄養が混在している高齢者の栄養障害が，疾病の原因になることがあるため，管理栄養士・栄養士の役割はきわめて大きい。

（1）食生活に関する機能の変化

1）感覚機能の低下

① 味　覚

　味覚は舌の味蕾によって受容されるが，味蕾は加齢とともに萎縮し，減少することにより味の感じ方が弱くなり，味覚閾値が上昇する。特に塩味に対する味覚低下が著しく，次いで甘味の感じ方が低下する。これにより味付けが濃くなりやすく，食塩や砂糖の過剰摂取につながる。味覚障害は唾液分泌量の低下や亜鉛欠乏，薬剤の服用に伴って起こることもある。

② 視　覚

　老眼はだれにでも起こりうる老化現象であるが，加齢による視力の低下の原因には白内障や飛蚊症がある。食生活においては，料理の色合いを感じにくくなる。

③ 嗅　覚

　老化に伴う嗅覚の低下は，鼻腔内の嗅覚細胞の萎縮や脳細胞機能低下によって起こる。料理の香りやにおいに対する感覚が鈍くなり，食欲の低下につながる。

④ 温冷感

　高齢期では脳の機能低下に伴う皮膚感覚器の鈍麻によって，温度感覚も鈍くなってくる。特に熱い食べものややけどに注意が必要である。

2）口渇感の鈍化

　加齢とともに体内の組織内水分（細胞内液）の減少がみられる。口渇感もなくなり，水分摂取量の減少，腎臓におけるナトリウム保持力の低下，多薬剤の服用などにより脱水症状を起こしやすくなる。脱水症状では，意欲の低下，不眠，認知症状などの精神症状や脳血栓などを生じやすくなり，脳梗塞を引き起こす可能性が大きくなる。

3）唾液分泌量の低下

　唾液腺が萎縮し，唾液の分泌量も少なくなり，質的にも粘稠度が高くなるため，食物摂取に障害をきたすようになる。

4）咀嚼力の低下

　歯の喪失（表5-1）は，咀嚼力の低下をもたらす。加齢により歯根やセメント質が萎縮することによる歯の欠損よりも，歯周病やう蝕などが原因で歯を損失することが多い。80歳で20本以上の歯が残っている者の割合は51.1％である（厚生労働省：平成28年歯科疾患実態調

表5-1　1人平均現在歯数の推移　　（単位：本）

年齢（歳）	1993年	1999年	2005年	2011年	2016年
40～44	26.0	26.9	27.5	27.8	28.0
45～49	25.1	25.2	26.4	27.1	27.6
50～54	22.9	24.1	24.8	25.9	26.4
55～59	20.8	22.2	23.6	24.4	25.3
60～64	17.1	20.4	21.3	22.5	23.9
65～69	12.7	16.8	18.3	21.2	21.6
70～74	10.6	12.7	15.2	17.3	19.7
75～79	6.7	9.0	10.7	15.6	18.0
80～84	5.1	7.4	8.9	12.2	15.3
85～	3.2	4.0	6.0	8.4	10.7

出典）厚生労働省：平成28年歯科疾患実態調査報告

査報告）。高齢期では顎関節や咀嚼筋の機能低下も起こるため，咀嚼力はますます低下する。義歯を使用することで，味覚や温感を鈍化させ，自分の歯の場合より咀嚼力が低下する。不適合義歯や歯ぐきでの咀嚼では固いものや細かいもの，歯にくっつきやすいものが食べにくくなる。このため軟らかい炭水化物の多い食品を好むようになり，バランスの崩れた食事傾向になる。

5）嚥下機能の低下

加齢とともに口腔，咽頭，食道など嚥下筋の低下，むし歯や歯の欠損による咀嚼力の低下，精神，筋肉系の障害などが重なって嚥下機能が低下する。水や食べものを飲み込むときにむせるといった症状が現れる。食べものを口腔から胃へうまく移送させることができない状態を嚥下障害といい，誤嚥性肺炎，低栄養，脱水などを引き起こしやすい。

6）消化液の分泌量の低下

加齢とともに胃粘膜，胃腺の萎縮などが進行し，胃酸やペプシンなどの消化酵素の分泌が低下する。同時に胃の筋力低下によって運動能力も低下するので，消化機能は低下し，食物の胃内停滞時間も長くなる。胃もたれやむかつき感の原因となり，胃内停滞感，食欲不振，不定愁訴などを訴えることが多くなる。消化液の分泌低下によりビタミン，カルシウム，鉄などの吸収能力を遅らせる。さらに膵臓からの膵液分泌も衰え，小腸における脂肪の消化・吸収を低下させると考えられているが，加齢による小腸での吸収の影響は少ないともいわれている。

7）腸管の蠕動運動の低下

大腸の蠕動運動が低下する反面，水分は吸収されるので，便秘になりやすい。食物繊維不足，水分不足，運動不足などもさらに便秘傾向を強め，腸閉塞の原因にもなりかねない。食欲不振，腹部膨満などにより栄養不足になりやすい。

8）食欲の低下

加齢に伴い，生活意欲全般が低下して食事に対する関心が衰える場合がある。高齢者では体調の変化（義歯があわない，味覚・嗅覚・視覚の衰退，発熱，便秘，不眠，運動不足など），薬の

影響（副作用），社会・心理的な原因（不安，抑うつ，睡眠不足，生きがい，ストレスなど）による食欲不振や欠食があるので，注意を要する。食欲不振を起こすと食事の質や量が不足して低栄養を招くことになる。

（2）栄養状態に影響を及ぼす精神的・社会的要因

1）精神的要因

記銘力の低下がみられ，物忘れや，注意力，集中力を保持することが困難になる。新しい生活や環境の変化への適応能力も低下して，自己中心的になりやすい。保守的，内向的，疑い深いなどの性格がみられるが，活動性の減退や身体的に不自由な高齢者では，感情のコントロールが困難で，短気になったり，寂しがる傾向がみられる。うつ状態は，高齢期になってからの社会的地位の変化，経済的自立度，体力の衰え，病気や障害の発生により起こりやすく，気分の落ち込み，晴れない嫌な気分や空虚感，自信喪失，強い不安感，意欲低下，睡眠障害，食欲低下，頭痛や疲労感などの症状を伴う。

2）社会的要因

高齢者の栄養状態には，教育歴，経済状態，世帯構成，近隣の友人との付き合い，公的サービスの利用状態などが影響を与えるといわれている。

1.2　高齢期の栄養ケア

（1）栄養スクリーニング

栄養アセスメントに先立ち，対象者の栄養状態のリスクを判定するために栄養スクリーニングが行われる。一般的に，主観的包括的評価（SGA：subjective global assessment）が簡便でよく利用されている（表5-2）。SGAは身長，体重，体重変化，食物摂取の変化，消化器症状（悪心，嘔吐，下痢，食欲不振）などの情報をチェックし，スコア化して評価する方法で，血液検査を必要とせずに，栄養障害のリスクの有無や程度を簡便に評価することができる。また，簡易栄養状態評価表（MNA：Mini Nutritional Assessment®）は，高齢者の低栄養を早期に検出するのに適している。

栄養ケア・マネジメントでは，巻末資料6-2の様式例（p.172）に従い栄養スクリーニングを行い，低栄養状態のリスクを判定する。リスクの判定は，BMI，体重減少率，血漿アルブミンのすべての項目が低リスクに該当する場合は「低リスク」，高リスクに1つでも該当すれば「高リスク」，それ以外が「中リスク」である。

（2）栄養アセスメント

1）身体計測

高齢者は若年成人と比較して，個人差が大きいことから，身体機能の能力を示す筋肉量など体組成成分の評価が重要である。身体計測のなかでも身長と体重の測定は簡便で安価であり，栄養状態を示す指標として基本的かつ重要である。

① 身　長

寝たきりや関節変形，腰曲がり，脊柱後彎，身体麻痺や車いすなどで立位を測定できない場合は，間接的な方法として仰臥位による測定や5点法測定（頭の頂点から首の付け根，肩か

表5-2　主観的包括的栄養アセスメント

現病歴
1．体重変化 　　過去6か月間の体重減少：　　　kg（　　%） 　　過去2週間の体重変化：　増加　不変　減少 2．食事摂取量の変化（通常時との比較） 　　なし 　　あり　　　期間：　　　週間 　　　　　　　タイプ：経口栄養不足　　経腸/静脈栄養充足　　経腸/静脈栄養不足　　絶食 3．消化器症状（2週間以上継続） 　　なし　　悪心　　嘔吐　　下痢　　食欲不振 4．身体機能低下 　　なし 　　あり　　　期間：　　　週間 　　　　　　　タイプ：制限はあるが労働可能　　歩行可能　　寝たきり
身体所見（ランク評価：0＝正常，1＋＝軽度，2＋＝中等度，3＋＝高度） 　　皮下脂肪量減少（上腕三頭筋，胸部）　骨格筋量減少（大腿四頭筋，三角筋） 　　足首の浮腫　仙骨部の浮腫　腹水
主観的包括的評価（いずれかを選択） 　A．栄養状態良好　B．中等度栄養障害　C．高度栄養障害

資料）Detsky, AS., et al, JPEN. 11, p.8-13, 1987を一部改変
出典）津田博子：Nブックス　五訂応用栄養学, p.2, 建帛社, 2020

ら腸骨，腸骨から大転子，大転子から膝中央，膝からかかと），膝高，指極から推定式を用いて算出する方法がある。膝高の計測の際は仰臥位にした後，左膝を直角に曲げ，大腿前面から足底までの距離を測定する。

推定身長：男性（cm）＝64.02＋2.12×膝高（cm）－0.07×年齢

女性（cm）＝77.88＋1.77×膝高（cm）－0.10×年齢

② 体　重

体重は最も重要な栄養状態を示す指標である。体重の増減はエネルギーの過不足を評価できる。寝たきりなどで実測できない場合は，膝高，上腕周囲長（AC），上腕三頭筋皮下脂肪厚（TSF），年齢から算出する。また，下腿周囲長（CC）もBMIとの相関があるとされる。

体重：男性（kg）＝1.01×膝高（cm）＋AC（cm）×2.03＋TSF（mm）×0.46＋年齢×0.01－49.37

女性（kg）＝1.24×膝高（cm）＋AC（cm）×1.21＋TSF（mm）×0.33＋年齢×0.07－44.43

誤差：男性＝±5.01kg，女性＝±5.11kg

③ 体重変化

栄養障害の予後判定に最も有用なデータである。個人差の大きい高齢者では通常時体重（UBW：usual body weight）を基準として個々の体重減少率（%LBW）を評価する。通常時体重とは，健康な状態で体重が6～12か月間安定していたときの体重であり，一定期間に通常時体重から低下した割合を示す体重減少率からは，減少した期間や低下速度を推測することができる。体重減少の期間が短期間であれば，臨床的に重要な意味をもつ。

表5-3　日本人の新身体計測基準値JARD2001（65歳以上）

年齢 （歳）	男　性					女　性				
	AC 中央値 (cm)	TSF 中央値 (mm)	AMC 中央値 (cm)	AMA 中央値 (cm²)	CC 中央値 (cm)	AC 中央値 (cm)	TSF 中央値 (mm)	AMC 中央値 (cm)	AMA 中央値 (cm²)	CC 中央値 (cm)
65〜69	27.50	10.00	24.04	45.99	34.00	26.20	20.00	20.08	32.10	32.20
70〜74	26.80	10.00	23.57	44.25	33.40	25.60	16.00	20.28	32.73	31.60
75〜79	26.20	9.25	22.86	41.61	32.80	24.78	14.00	20.16	32.36	30.60
80〜84	25.00	10.00	21.80	37.85	31.90	24.00	12.50	19.96	31.72	29.60
85〜	24.00	8.00	21.43	36.57	30.00	22.60	10.00	19.25	28.81	28.30

表5-4　%TSF，%AC，%AMC
の判定基準

60%未満	低栄養　高リスク
60〜80%	低栄養　中リスク
80%以上	正　常

体重減少率（%LBW）＝（通常時体重−実測体重）／通常時体重×100

④ **体格指数BMI（body mass index）**

体脂肪率との相関が高いため，肥満の判定に用いられる。高齢者の場合BMI 21.5〜24.9kg/m²の範囲が目標となる（日本人の食事摂取基準2020年版）。個人に合った標準指標で標準体重を求める。

$$BMI ＝ 体重（kg）／身長（m）^2$$

⑤ **体脂肪量**

一般的に体脂肪量は簡便なインピーダンス法を用いて測定される。皮下脂肪厚をキャリパー，アディポメータなどを用いて測定する方法は，仰臥位でも測定可能であり，皮下脂肪厚から体脂肪量と筋肉量の推定ができる。TSFや肩甲骨下部脂肪厚（SSF）は体脂肪を推定する指標である。

⑥ **除脂肪体重：LBM（lean body mass）**

体重から体脂肪を除いた値で，骨格筋，内臓たんぱく，血漿たんぱく，細胞外液，骨格の総称であり，筋肉量の推定に用いられる。この値の増減は栄養状態を反映し，高齢者の低栄養で著しく低下する。

⑦ **骨格筋量**

上腕筋囲（AMC）や上腕筋面積（AMA）が筋肉量の指標して用いられる。それらはACとTSFを測定し，皮下脂肪を除いたAMCを推定して求められる。TSF，AMCの評価は「日本人の新身体計測基準値（JARD2001）」（表5-3）と比較した%で行う（表5-4）。

$$AMC（cm）＝ AC（cm）− \pi × TSF（mm）／10$$
$$AMA（cm^2）＝ [AMC（cm）]^2 × (1/4\pi)$$

２）臨床検査

高齢者においては低栄養や脱水状態，貧血などの指標のほか，生活習慣病が顕在化して糖尿病や脂質異常症，高血圧や腎機能障害などを併発している場合も多いため，これらに関連する指標も総合的に評価・判定することになる。

① **血清アルブミン（Alb）**

血清総たんぱくの約60%を占めており，内臓たんぱく量を反映している。低値の場合は

低栄養状態，高値の場合は脱水が疑われる。半減期が17〜23日と長いため，比較的長期間の栄養状態の判定に用いられる。短期間の栄養状態の判定には，RTP（rapid turnover protein）である半減期の短い血清トランスフェリン（半減期7日），血清トランスサイレチン（プレアルブミン）（半減期3〜4日），血清レチノール結合たんぱく質（半減期0.5日）などが適している。

② 総リンパ球数

免疫能の指標である。低栄養状態や異化状態では，免疫細胞合成低下により免疫能が低下する。栄養状態の低下と相関があり，早期の栄養状態低下を把握できる。

③ 血清クレアチニン（Cr）

腎機能障害の指標となる。高値の場合は腎炎，腎不全など糸球体濾過能の低下を示す。

④ 尿素窒素（BUN）

腎機能障害の指標となる。

⑤ 尿素窒素／クレアチニン比（BUN/Cr比）

脱水の推定に用いられる。正常は10であるが25以上では脱水の可能性が高い。

⑥ 血　糖

糖尿病の指標であり，加齢とともに高くなる。

⑦ ヘモグロビン（Hb）

ヘマトクリットとともに貧血の診断指標である。

⑧ 総コレステロール（TC）

低栄養状態で低下する。高値では脂質異常症となり動脈硬化の危険因子となる。

⑨ 尿中クレアチニン

筋肉量に比例して排泄量が増加する。食事の影響を受けない。クレアチニン身長係数（CHI）：60〜80％中等度消耗，＞80％高度消耗。

3）臨床診査（表5-5）

高齢者では低栄養のリスクが高いことから，日々の食事摂取状況や身体状況などをよく観察して，定期的に栄養状態を評価することが重要である。問診では，既往歴や現病歴，現在の病態や臨床症状，処方されている薬，自覚症状，義歯の有無などを明らかにする。観察（毛髪，眼，口唇，皮膚），触診（浮腫，眼瞼蒼白），栄養不良状態のときにみられる臨床所見から栄養状態を評価する。これらの身体所見のほかに，日常生活機能の要因として日常生活動作能力（ADL），知的能力（判断力，思考力，記憶力），社会的能力（積極性，協調性），心理的要因として家族関係，人間関係や生きる意欲などの評価も行う。必要に応じて摂食機能調査，認知症評

表5-5　臨床診査の内容

自他覚症状の観察	問　診
るい痩，やせ	主訴
肥　満	現症，身体所見
食　欲	現病歴
味覚障害，味覚の変化	既往歴
皮脂の症状	家族歴
浮　腫	
脱　水	
黄　疸	
体温と発熱	
下　痢	
便　秘	
悪心，嘔吐	

価，精神機能調査などを行う。

4）食事摂取状況

高齢者の正確な食事量の把握は，エネルギーおよび栄養素摂取状態や食習慣，さらに食スキルを評価する上で大変重要である。高齢者自身の調査には，食事記録法（目安量，秤量）は負担が大きく，食物摂取頻度調査法は，記憶に依存するため不向きである。家族や代理人による食事調査や写真による映像記録など簡便で正確に評価できる方法が望ましい。喫食調査では毎食，主食・副食をそれぞれ何割くらい食べているか，どのようなときにどのようなものを残しているかを把握する。脱水状態の判定のため水分摂取量の把握も必要である。

5）環　　　境

食生活状況は食事環境，自然環境，生活環境，社会・経済・文化的環境などの差違によって異なる。居住形態（独居・家族と同居，施設），配偶者，経済状態など栄養ケア計画を立てる上で重要となる。

（3）栄養アセスメントにおける要点

栄養アセスメントの目的は，誰に何を把握し何をすればよいかにより，どのような項目について実態把握するかを決めることである。高齢者の健康状態・栄養状態の診断にはBMIや血液生化学的検査値から低栄養の有無を評価する。また生活活動記録から生活の自立状況を把握し，食生活の改善の方向性を検討する。

（4）栄養ケア計画

1）栄養ケア計画作成の要点

高齢者は加齢による身体機能の低下がみられるが，その程度は個人差が大きい。したがって暦年齢よりも身体状況を考慮して本人のもつ機能を低下させないことを念頭におき，栄養ケア計画を立てる。また本人を取り巻く環境や，人生経験，知識レベルなども十分考慮する必要がある。計画の立案にあたっては基本的な流れとして栄養アセスメント結果に基づき，1. 栄養管理上の問題点の整理，2. エネルギーおよび栄養素摂取量の設定，3. 食生活の方針，4. 目標の設定，5. 食品構成表の作成，6. 食事計画作成の順に考える。

2）栄養目標量の設定

栄養アセスメントによる栄養診断と問題点を反映させた目標摂取量を設定する。基本的には食事摂取基準を活用する。

① 食事摂取基準

食事摂取基準では65歳以上を高齢者として，年齢区分は65〜74歳，75歳以上の2区分となっている。食事摂取基準の対象者は，高齢者においては「フレイルに関する危険因子を有していたりしても，おおむね自立した日常生活を営んでいる者」も含まれる。

　a．エネルギー　　エネルギー摂取の過不足の評価と食事改善の計画立案，実施では，BMIまたは体重変化率を用いる。高齢者では，基礎代謝量，身体活動レベルの低下によりエネルギー必要量が減少するが，たんぱく質や他の栄養素の充足が難しくなるため，身体活動量を増加させてエネルギー消費量を高め，摂取量とのバランスをはかりながら望ましいBMIを維持することが重要である。

　一般に推定エネルギー必要量（EER）は，基礎代謝量×身体活動レベルで算出される。高齢期の身体活動は個人差が大きいため，体格や健康状態，生活状況なども考慮して身体活動レベルを設定した上での，適切なエネルギー摂取が求められる。75歳までの高齢者では健康で自立した高齢者の報告から代表値をレベルⅡ（ふつう）1.70とし，レベルⅠ（低い）1.45，レベルⅢ（高い）1.95とした。75歳以上の高齢者では，レベルⅠ（1.40）とレベルⅡ（1.65）のみとしたが，レベルⅠは自宅にいてほとんど外出しない者や高齢者施設で自立に近い生活をしている者に適用できる値である。

　ｂ．たんぱく質　　たんぱく質の推定平均必要量（EAR）は，窒素出納法によって得られたたんぱく質維持必要量0.66 g/kg体重/日に利用効率90％で除して求められる。推奨量（RDA）は算定係数1.25を考慮する。高齢者においてはたんぱく質の摂取不足が，フレイルやサルコペニアの発症に大きく影響することから，これらの発症予防の観点から少なくとも1.0 g/kg体重/日以上のたんぱく質摂取が望ましいとされ，目標量（DG）の下限は推奨量以上とする。高齢者は日常活動の低下に伴い食欲低下を起こし食事量の減少を招くことからたんぱく質の摂取不足に陥りやすいので注意が必要である。

　ｃ．脂　質　　脂質の目標量は他の年代と同様で，20〜30％エネルギー（％E）である。血中HDLコレステロール，総コレステロール/HDLコレステロール，中性脂肪をそれぞれの適正な濃度にするには，脂肪エネルギー比率20％E以上がよいとされている。極端な低脂肪食は脂溶性ビタミンの吸収を悪くし，また食品中の脂質とたんぱく質含量とが正相関を示すため，たんぱく質摂取不足を招く可能性がある。一方，高脂肪食は飽和脂肪酸摂取量の増加により血漿LDLコレステロール濃度の上昇を招き，冠動脈疾患のリスクを高くする。

　ｄ．ビタミン　　ビタミンAは腸管からの吸収には加齢による顕著な影響はみられなかったが，高齢者では血中レチニルエステル濃度の高値と肝機能検査の指標であるAST値の高値との関連も報告されており，サプリメント使用による多量摂取には注意が必要である。

　ビタミンEの耐容上限量（UL）は健常者を対象とした出血傾向に関する研究結果に基づいて定められており，高齢者では抗凝固剤等を服薬中の者も少なくはないため，留意が必要である。

　高齢者ではビタミンD不足が多く，骨粗鬆症性骨折リスクを増加させる。ビタミンDは紫外線を浴びることで皮膚で産生されるため，高齢者では適度な日光浴を行うことも推奨され，目安量（AI）は8.5 μg/日とした。

　ビタミンB_6，B_{12}，葉酸はいずれも高齢者で必要量を多く設定してはいないが，これらのビタミン不足は循環器疾患のリスクとなるホモシステイン濃度の上昇を招く。ビタミンB_6やB_{12}濃度の低値は高齢者の脆弱性や身体機能の低下に関連したとの報告がみられ，摂取量の減少等による欠乏状態への留意が必要である。

　ビタミンCの推定平均必要量は成人と同じ値としてあるが，高齢者が若年ならびに成人と同じ血漿ビタミンC濃度に達するためには多めのビタミンCを必要とする可能性が示されており，不足しないよう注意が必要である。

　ｅ．ミネラル　　カルシウム摂取量と骨量，骨密度との間には有意な関連が認められてい

る。加齢とともにカルシウムの腸管からの吸収率は低下し骨量は徐々に減少する。カルシウムの摂取量は日本人では不足しがちであるため，適切な摂取量となるよう留意する。

　鉄の欠乏では，貧血や運動機能，認知機能の低下を招く。高齢者では胃酸分泌量の低下により腸管からの吸収率が低下する可能性が指摘されており，不足に留意する。

　ナトリウムの摂取量と高血圧やがんといった生活習慣病との関連が明らかにされ，これらの疾病予防のためには減塩が推奨される。目標量として食塩相当量が設定されており，男性7.5g未満／日，女性6.5g未満／日である。高齢者では味覚の減退で特に塩味の閾値（いきち）が上昇し，濃い味を好むようになる。極度のナトリウム制限が食欲を損なわせ，食事摂取量の不足から低栄養を招き，フレイル（p.126参照）等の要因とならないよう，健康状態や病態，摂取量全体をみながら減塩に取り組む必要がある。

② 目標とするエネルギー摂取量の設定

◆現在のエネルギー消費量の推定：対象者の性・身長・体重・身体活動レベルに応じて推定する。

　　基礎代謝量（基礎代謝基準値×現体重）×身体活動レベル

◆現体重のアセスメントと目標体重の設定：BMIを算出し体格に応じて目標体重を設定する。目標とするBMIの範囲は，$21.5 \sim 24.9 \mathrm{kg/m^2}$である。

　　普通体重の場合：特に考慮すべき問題がなければ現状維持を目標

　　低体重や肥満の場合：身体状況，身体活動レベル，食物摂取状況等を加味し，目指したい体重を総合的に判断する。

◆目標とするエネルギー摂取量の設定：目標体重に応じて算出する。食事摂取基準で設定されている身体活動レベル（PAL）は3区分であるが，高齢者は日中ベッドや車いすで生活する人や自由に歩行できる人など個人差が大きいため，表5-6に示す入院患者等の対象のものから該当する係数を用いる場合もある。

　　基礎代謝量（基礎代謝基準値×目標体重）×身体活動レベル

◆ハリス-ベネディクト（Harris-Benedict）の式から必要エネルギー量を求める場合は，過大評価の傾向があり，体組成の変化を考慮していない点などに注意が必要である。

　　ハリス-ベネディクトの式（kcal／日）

　　男性：$66.4730 + 13.7516 \times W + 5.0033 \times H - 6.7550 \times A$　　　　W：体重（kg）H：身長（cm）

　　女性：$655.0955 + 9.5634 \times W + 1.8496 \times H - 4.6756 \times A$　　　　A：年齢（歳）

③ 目標とする栄養素摂取量の設定（たんぱく質，脂質，炭水化物）

◆たんぱく質は推定平均必要量（EAR），推奨量（RDA）を参考にして，目標となるエネルギー摂取量に対するエネルギー比率から算出する（15〜20％エネルギー）。

◆目標量（DG）の下限が推奨量以上であること，また2.0g/kg体重／日未満であることを確認。

◆脂質，炭水化物の目標量のエネルギー比率か

表5-6　身体活動レベル（入院患者等）

ほとんど横になっている人	1.20
ベッド近辺で座位時間が多い人	1.30
室内を中心によく動く人	1.40

出典）食事摂取基準の実践・運用を考える会編：日本人の食事摂取基準（2020年版）の実践・運用，p.20，第一出版，2020

らそれぞれの摂取量（範囲）を設定する。

④ 目標とする栄養素摂取量の設定（その他の栄養素）

◆推定平均必要量，推奨量が設定されている栄養素は，推奨量を目指す。ビタミンB₁，
　B₂，ナイアシンはエネルギー1,000kcal当たりで設定されているので目標エネルギー摂
　取量を考慮する。

◆目標量，目安量（AI）を目指す。

⑤ 必要水分量の算出方法

水分制限が必要でない場合は，簡便法として次の式で算出する。

　　　必要水分量（mL）= 30～40（mL/kg）×現体重（kg）

年齢による目安：30mL/kg体重/日（55～64歳），25mL/kg体重/日（65歳以上），活動量
により付加する。

　　　必要水分量（mL）= 1（mL/kg）×推定エネルギー必要量（kcal）

3）食生活の方針

問題点や課題を解決するための具体的な食生活の方針を考える。まず優先順位の高い問題
への対処方法を決めて，対象者の生活習慣など考慮した上で，多職種協働による必要なサポ
ート方法も含めて方針を立てる。高齢期はQOLをいかに維持するかを念頭におき，「適切な
栄養補給」だけでなく「健やかな日常生活を送る」という心理面での充実感にも配慮する。

4）目標の設定

目標の設定では，対象者が具体的に実行可能な目標を設定すること，栄養状態の改善によ
って健康の維持・増進あるいは疾病の予防・治療などが期待できるものであること，どの課
題が重要であるか優先性を考慮すること，などが重要である。

5）食品構成・食事計画の作成

① 食品構成例

設定した栄養目標量から食品構成表を作成する。表5-7に高齢期の食品構成例を示した。

② 1日の食事計画

高齢者における食事計画では，その人らしい生活全般の改善や回復に対する意欲を引き出
し，高齢者のQOLの維持・向上を目指した"食べること"を支援する視点が重要である。

計画立案の際は，朝・昼・夕（・間食）からの栄養素等摂取量について，おおまかでも目標
とする構成配分を設定しておくと，対応しやすい。日本食を構成する主要な3要素（主食・
主菜・副菜）と果物・乳製品の組合せを意識することにより，比較的容易に食事計画の骨格
を立案することができる。1食当たりの摂取量が低下し，低栄養を招く危険性のある対象者
においては，間食を設定することで，無理なく必要な栄養素を摂取することが可能となりや
すい。

a．食品の選択

◆主食は，米やパンのほか，めん類などで変化をつける。軟らかめにすると食べやすい。

◆魚・肉類は脂肪の多いものは控えめにする（ただし脂肪の少ない肉は硬いので適度に脂を含
　むものが食べやすい）。魚は白身ばかりでなく魚油（EPA・DHA）の多い青皮魚も用いる。

◆豆腐や豆類，油揚げ，納豆，き
なこなど大豆製品も十分にとる
ようにする。木綿豆腐より絹ご
し豆腐のほうが水分が多く食べ
やすい。

◆季節の野菜類，きのこ類，果実
類を適量とり合わせて，ビタミ
ンや食物繊維の補給を考える。
野菜は加熱すると嵩（かさ）を減らすこ
とができ，繊維に直角に包丁を
入れて切ることで軟らかく調理
することができる。

◆いも類は，じゃがいも，さとい
も，さつまいもなどいずれも適
当であるが，水分が少ないので
煮含めたり，マヨネーズなどの
油脂を使い食べやすくするとよ
い。やまいもはすりおろしてとろろにする。

表5-7　高齢期の食品構成例

75歳以上，身体活動レベルⅠ（低い）

栄養基準	男　性	女　性
エネルギー（kcal）	1,800	1,400
たんぱく質（g）	60	50
脂質（％エネルギー）	20〜30	20〜30
食品構成	**重量（g）**	**重量（g）**
穀　類	450	340
魚介類	70	50
肉　類	70	40
卵　類	50	30
豆　類	60	50
緑黄色野菜	120	120
その他の野菜	230	230
いも類	60	60
海藻・きのこ類	10	10
乳　類	200	200
果物類	180	120
油脂類	10	8
砂糖・甘味料	20	15
調味料・香辛料類	60	60

◆牛乳をそのまま飲むことは好まれないことも多いので，スキムミルク，ヨーグルトなど
も使用する。腸内環境を整えるビフィズス菌入りヨーグルトは積極的にとるとよい。

◆脂質はエネルギーが高いので少量でエネルギー補給ができる。動物性より不飽和脂肪酸
を多く含む植物油脂を使用する。

◆お茶や水分の多いものを十分にとる。

◆食塩の多いものは控える。

b．調理上の要点

◆食べやすくするため，食品によって切り方を変え，かくし包丁を入れたり，細かく切る。

◆材料の持ち味を生かして薄味とする。酸味や香味を利用したり，だしを濃くするなどの
工夫をする。

◆食欲を起こさせる工夫として，色彩を活かした盛りつけ，適温での料理の提供，香り付
け，料理にあった食器の選択などを行う。

◆飲み込みやすくするため，とろみつけや，魚の骨をのぞいたり，ゆっくり煮込むなど調
理の工夫をする。

1.3　個人の事例に基づいた栄養ケアの実際

【高齢期—個人の事例】

対象者プロフィール	
80歳女性，無職，ひとり暮らし	
栄養アセスメント	
身体状況	身長148cm，体重41.6kg，BMI 19.0 上腕周囲長（AC）22.1cm，上腕三頭筋皮脂厚（TSF）8mm，上腕筋面積（AMA）30cm^2
身体特徴	視力問題なし，聴力やや聴き取りにくい，腰痛あり 月に2回の通院（徒歩で500mくらい）
臨床検査	Alb 3.6g/dL，Hb 12.1g/dL，空腹時血糖値91mg/dL，TC 189mg/dL，Cr 0.7mg/dL， BUN 11.7mg/dL，血圧150/90mmHg（降圧剤服用）
臨床症状	体重減少2kg/年，歯ぐきの腫れ（痛み止めを服用）， 心疾患（内服と定期的受診による経過観察中），下肢に浮腫が出ることがある。
既往歴	なし
生活および 身体活動状況	夫を1年前に亡くしひとり暮らし。料理をすることは好きだったが，ひとり暮らしになってから張り合いをなくし食べる楽しみや気力が低下している。そのため粗食や小食になりがちである。以前は近所付き合いは良好で老人会での交流にも参加していたが，最近は機会が減り閉じこもりがちである。買い物は坂の下のスーパーマーケットだが，自宅付近は急な坂道が多く徒歩で負担も大きいため，あまり行けない。週に1回程度，市内に住む息子の妻が買ってくる。お惣菜は嫌いで自分で煮炊きすることが多い。家庭菜園が趣味で畑仕事は毎日続けている。
食事摂取状況	朝：ごはん（茶碗8分目），みそ汁，こうなごのつくだ煮 昼：ごはん，はくさいと揚げの煮物，梅干し 夕：ごはん，ロールキャベツ2個，ほうれんそうのおひたし 間食：塩大福2個 1日の摂取エネルギーは約1,200kcal，たんぱく質30g。水分は確保できている。食事回数は基本的には3回と間食であるが，週1，2日は朝昼を1食で済ませる。牛乳は週1回1本飲む程度である。味付けは薄めである。食欲は低下している。

Alb：アルブミン，Hb：ヘモグロビン，TC：総コレステロール，Cr：クレアチニン，BUN：尿素窒素

（1）栄養アセスメント

1）身体状況からの所見

　BMI 19.0より普通体重である。体重減少2kg/年より体重減少率は4.6%/年である。歯ぐきの腫れが痛む。心疾患があり，浮腫が出ることがある。食欲の低下がみられる。毎日畑仕事をしており，身体活動レベルはふつう程度と推測される。

2）臨床検査からの所見

　Alb値3.6g/dLより低栄養のリスクは低いが，基準値より低い。

　Hb 12.1g/dLは正常範囲内である（貧血ではない）。空腹時血糖値91mg/dLは正常域である（糖尿病ではない）。Cr 0.7mg/dL，BUN 11.7mg/dLいずれも基準範囲内である（腎機能は正常である）。BUN/Cr＝16.7より脱水の可能性は低い。高血圧で服薬あり。

3）食事摂取状況からの所見

　エネルギー摂取は約1,200kcal/日。エネルギーの70%を炭水化物でまかなっており，たんぱく質摂取量は30g/日（10%エネルギー）のためたんぱく質不足である。欠食がみられる。摂取している食品数，種類が少ない。

4）介護予防を目的とした評価

　現在のところ低栄養のリスクは低いが，BMIが目標値の下限21.5kg/m²を下回っており，体重減がみられることと食事摂取量が少ないことから，今後フレイルや低栄養状態になる可能性が高い。

（2）栄養ケア計画（Plan）

1）問題点の抽出

① エネルギー源が炭水化物に偏っており，たんぱく質不足である。

② 歯ぐきの痛みにより食事摂取量が減っている可能性がある。

③ 食材の調達に支障があり，食の偏りがみられる。

④ ひとり暮らしによる孤独感から食事に対する気力が低下している。

⑤ 活動量に見合ったエネルギー摂取ができておらず，このまま体重減少が続くと低栄養状態になる可能性が高い。

⑥ 腰痛があり，外出に支障をきたしている可能性がある。無理な姿勢での畑仕事が腰痛の原因とも考えられる。

2）栄養目標量の設定

① 現在の体重を維持する：41.6kg（BMI 19.0）

② エネルギー：基礎代謝基準値20.7×体重41.6kg×身体活動レベルⅡ1.65 = 1,421kcalより，1,450kcalと設定する。

③ たんぱく質：エネルギー産生栄養素バランス15～20％エネルギーから算出すると218kcal～290kcal = 54～73g，体重から求めた推奨量は38gより，55gと設定する。

④ 脂質：エネルギー産生栄養素バランス20～30％エネルギーから算出すると32～48g，目安として35gとする。

⑤ 炭水化物：エネルギー産生栄養素バランスより1,450 − (55×4 + 35×9) = 915kcal，約230gとする。

⑥ ビタミン：ビタミンB₁，B₂は目標エネルギー1,450kcalより算出する。

　ビタミンB₁ = 0.54mg/1,000kcalより0.8mg

　ビタミンB₂ = 0.60mg/1,000kcalより0.9mg

⑦ 必要水分量：1mL/kg体重×エネルギー必要量1,450kcal = 1,450mL

3）食生活の方針

① 低栄養を予防するため，エネルギーとたんぱく質摂取量を確保する。

② 息子家族の訪問回数を増やしてもらい，料理をふるまう機会を増やす。

③ 食材確保のため宅配利用を提案する。

4）目標の設定

長期目標：食事づくりをさらに楽しみ，積極的に買い物に行けるようになる

中期目標：体重の維持

短期目標：食事量の確保，たんぱく質の確保，歯ぐきの治療，腰痛の改善

目標を達成するためには，食事量の確保のため，今までの食事内容や摂取状況を振り返っ

80歳女性（身体活動レベルⅡ）の食事計画例

区分	料理名	食品名	摂取量(g)
朝食	ごはん のりの佃煮添え	めし（精白米）	120
		のりの佃煮	3
	半熟卵	卵	50
	こまつなの ごま和え	こまつな	70
		ごま	1.3
		こいくちしょうゆ	3
	しめじのみ そ汁	ぶなしめじ	30
		油揚げ	10
		煮干しだし汁	100
		淡色辛みそ	6
	果物	キウイフルーツ	50
	牛乳	低脂肪牛乳	120
昼食	ごはん	めし（精白米）	120
	汁だくさん 肉じゃが	豚肉（もも・脂身つき）	50
		じゃがいも	80
		たまねぎ	40
		にんじん	25
		さやえんどう	10
		かつおだし汁	80
		酒	6
		みりん	7
		上白糖	2
		こいくちしょうゆ	10
		調合油	2
	三色野菜炒 め	もやし	100
		青ピーマン	10
		赤ピーマン	10
		ツナ缶	20
		植物油	3
		食塩／こしょう	0.5／少々
	お茶	せん茶（浸出液）	100

区分	料理名	食品名	摂取量(g)
間食	ヨーグルト	ヨーグルト（プレーン）	100
		メープルシロップ	5
夕食	ごはん	めし（精白米）	130
	蒸しだらの ねぎオイル かけ	まだら	80
		酒	2
		こいくちしょうゆ	3
		しょうが	1
		食塩	0.5
		こしょう	少々
		根深ねぎ	50
		さんしょう（粉）	少々
		ごま油	4
	かぼちゃと たまねぎの サラダ	かぼちゃ（西洋）	60
		たまねぎ	20
		マヨネーズ	6
		ヨーグルト（プレーン）	6
		こしょう	少々
	すまし汁	木綿豆腐	30
		かつおだし汁	100
		あおさ	1
		うすくちしょうゆ	3

■栄養指導上のポイント■

　ごはんは茶碗（小）1杯を食べることをすすめ，毎食卵，肉や魚，豆腐などの入った料理を一品は入れている。

　間食にヨーグルトを選択して，エネルギーとたんぱく質の確保に努める。

　また，水分確保と食べやすさを考慮して，汁物や汁の多い煮物をつける。

食事区分	エネルギー (kcal)	たんぱく質 (g)	脂質 (g)	炭水化物 (g)	食物繊維 (g)	ビタミンA (μgRAE)	ビタミンB₁ (mg)	ビタミンB₂ (mg)	ビタミンC (mg)	カルシウム (mg)	鉄 (mg)	食塩 (g)
目標値*	1,450	55.0	35.0	230.0	17以上	650	0.80	0.90	100	600	6.0	6.5未満
朝食	411	17.8	10.4	56.4	6.8	285	0.20	0.50	50	359	3.6	1.8
昼食	530	16.5	16.2	68.7	6.8	204	0.62	0.54	55	66	2.8	2.4
夕食	444	18.2	10.3	63.8	6.6	215	0.22	0.21	28	104	1.4	2.0
間食	69	3.3	2.8	7.1	0.0	33	0.04	0.14	1	124	0.0	0.1
合計	1,454	55.8	39.7	196.1	20.1	737	1.07	1.38	134	653	7.8	6.4
PFC比率（%）		15.4	24.6	60.0	PFC比率：エネルギー産生栄養素バランス（%エネルギー）							

＊目標値：たんぱく質，脂質，炭水化物は，エネルギー産生栄養素バランスから算出した目安

て改善点を認識してもらう。欠食を減らしてごはんは茶碗（小）1杯を食べることを進める。歯の治療をして痛みをとることで食事への影響を改善する。息子家族に食材の買い物や声かけなどの支援を依頼する。食材の宅配サービスの情報提供を行う。たんぱく質の確保のためには，毎食卵や肉，魚，豆腐などの入った料理を1品とることにする。エネルギーだけでなくたんぱく質を補給できる間食についての情報提供を行い，乳製品（ヨーグルトなど）を取り入れることを提案する。腰への負担を減らすため，畑仕事は短時間にして回数を増やす。

5）食品構成・食事計画の作成

食品構成例は表5-7にしたがい，食事計画例（p.121）を示した。

（3）実施状況（Do)，評価（Check)，改善（Act）および再計画

栄養ケア計画の実施から評価，モニタリング，修正までの流れを表5-8に示した。

表5-8　栄養ケア計画の実施から改善まで

	栄養改善ができている場合	再計画が必要な場合
実施状況 （Do)	①欠食はなくなり3食とるようにしている ②ごはんは1回に1杯は食べきれないこともあるが，夕食ではほぼ茶碗9分目を食べている ③歯の治療は継続中であるが，薬の処方により痛みが緩和して食欲が増加している ④朝食では毎日卵料理を食べている ⑤乳製品の摂取は今までとかわらない。間食はまんじゅうか団子を食べることが多い	①欠食回数は週2，3日でやや回数が増え気味である ②ごはんは毎回茶碗9分目は食べている ③歯の治療は未だ受けていない ④肉料理は週1回程度しかなく，魚料理はほとんど白身魚である ⑤乳製品の摂取は今までとかわらない
評　価 （Check)	3か月後体重は微増（0.3kg程度）し，主観的健康観は「あまりよくない」から「ふつう」に改善された。歯の治療は継続中であるが経過は良好で，食欲が出て体調も戻ってきた。息子家族の訪問も毎週1回に増え，料理を作る機会が増えた	3か月後の体重変化はみられないが，主観的健康観は「あまりよくない」のままであった。食欲はむらがあり，歯ぐきの痛みが続いている。摂取エネルギーやたんぱく質量はほとんどかわらない
改善（Act）および再計画	このまま栄養ケア計画を継続して実行する	歯の治療を優先する。同市内に住む息子家族に協力を依頼し，歯科医への付き添いや訪問回数を増やしてもらい，料理を作る機会を増やすように支援する。摂取量の増加などの無理強いはせず，本人が納得した上でできることを確認して取り組んでもらう

1.4　集団の事例に基づいた栄養ケアの実際

高齢者の一次予防は，健康づくりや疾病予防である。楽しみでもあり生きがいでもある「食べること」を支援してQOLの高い社会の実現を目指すことは非常に重要である。

ここでは地域栄養活動の一環である健康教室をとりあげ，健康教育の中での目標達成への支援としてのアセスメントから食事計画作成までについて述べる。

【高齢期―集団の事例：健康で自立した高齢者を対象とした健康教室】

事　業　名	一次予防事業「健康長寿のための食生活大作戦」
目　　　的	高齢者のQOLの維持・継続
実　施　主　体	市町村
目　　　標	自分自身の食生活状態が理解できる。 自分にとって適正な食品の摂取量を知ることができる。 交流の機会を広げることができる。
対　象　者	65歳以上の自立した生活を送っている地域住民
内　　　容	【実施時期・回数】6回（半年）　　【開催時間】9：30～12：30 【内容】講話，食事診断，食事教室，調理実習，健康体操実践　他
参 加 者 構 成	70名（男性15名，女性55名） 年齢：65～74歳34名（男6名，女28名），75歳以上36名（男9名，女27名）
身 体 状 況	介護認定を受けていない。身体的に自立している。 血圧　140/90mmHg以上もしくは服薬者40名
身 体 計 測	BMI　65～74歳　BMI 25以上（男0名，女3名），BMI 18.5未満（男0名，女1名） 　　　75歳以上　BMI 25以上（男4名，女3名），BMI 18.5未満（男0名，女2名）
食 事 摂 取 状 況	食事調査（自記式食事歴法）を実施 PAL：65～74歳　PAL I （男3名，女13名），PAL II （男3名，女15名） 　　　75歳以上　PAL I （男5名，女17名），PAL II （男4名，女10名） たんぱく質：EAR未満（男2名，女3名） 脂質：DG以上（男9名，女46名），DG未満（男0名，女3名） 炭水化物：DG以上（男名とも0名），DG未満（男5名，女15名） ビタミンA：EAR未満（男6名，女17名），ビタミンB$_1$：EAR未満（男7名，女21名） ビタミンB$_2$：EAR未満（男4名，女4名），ビタミンC：EAR未満（男4名，女12名） カルシウム：EAR未満（男9名，女18名），鉄：EAR未満（男2名，女4名） 食塩：DG以上（男11名，女49名） 野菜摂取量（中央値）：65～74歳（男270g，女372g），75歳以上（男316g，女356g） 魚介類摂取量（中央値）：65～74歳（男90g，女76g），75歳以上（男74g，女76g） 肉類摂取量（中央値）：65～74歳（男93g，女66g），75歳以上（男67g，女49g） 乳類摂取量（中央値）：65～74歳（男150g，女155g），75歳以上（男130g，女212g）
地 域 環 境	コンビニエンスストアはあるがスーパーは1年前閉店した。自家用車保有率が高く，買い物は車使用者がほとんどである。参加者のうち3割が野菜を自家栽培している。

PAL：身体活動レベル，EAR：推定平均必要量，DG：目標量

（1）栄養アセスメント

　BMI 25以上の過栄養の者が男性27％，女性11％である。高血圧罹患率57％と半数を超えている。食塩摂取量が目標量を超えている割合は男性73％，女性89％と非常に高い。

　たんぱく質エネルギー比率は男女とも15％エネルギーである。

　脂質エネルギー比率が30％エネルギーを超えている割合は男性60％，女性84％である。

　ビタミンA，ビタミンB$_1$，カルシウムの不足者割合が30％を超えている。ビタミンC不足者は20％を超えている。

（2）栄養ケア計画（Plan）

1）問題点の抽出

高血圧の者が57%と多いが，食塩摂取量が目標量を超えてとり過ぎである。

ビタミン（A，B₁，C），カルシウムの摂取不足者が多い。

エネルギー過剰者が不足者より多く，脂質エネルギー比率が高いことから，今後生活習慣病が顕在化してくる可能性が考えられる。

2）栄養目標量の設定

① エネルギー：対象者の性，年齢，身体活動レベル別の推定エネルギー必要量（EER）から加重平均値を算出する（表5-9）。

加重平均値（kcal）＝1,699より，

1,700 kcalと設定する。

表5-9　対象者の推定エネルギー必要量（kcal）

身体活動レベル	男　性		女　性	
	Ⅰ	Ⅱ	Ⅰ	Ⅱ
65〜74歳	2,050	2,400	1,550	1,850
75歳以上	1,800	2,100	1,400	1,650

② たんぱく質：目標量を15%エネルギーから算出すると64 g。食事摂取基準をもとに求めた加重平均52 g。実施可能な数値として65 gと設定する。

③ 脂　質：20〜30%エネルギー

④ 炭水化物：50〜70%エネルギー

⑤ その他の栄養素：日本人の食事摂取基準に基づき設定する。

⑥ 食塩相当量：高血圧の罹患率が半数を超えているが，現在の摂取量が目標量を大きく超えていることから，まずは摂取目標量7.5 g未満とする。

3）食生活改善の方針

健康教室の目的に即して問題点を改善できる方針を考える。この場合，高齢者QOLの維持・継続の食生活の提案として，エネルギーとたんぱく質の確保である。一方対象集団では，エネルギー確保はできているが，脂質過多，食塩摂取過剰である点を考慮する。

① たんぱく質の摂取量を増やして脂質エネルギー比率を下げる。

② 減塩を進めるために，具体的な食品や調理方法の情報を提供する。

4）目標の設定

長期目標（健康教室の期間6か月）：自分自身の食生活状態を理解して，適正な食事ができる。

短期目標：日常の食事内容を評価する。問題点に気づく。

食事教室，調理実習で対象集団が達成できる目標を設定する。ここではモデル献立と対象者自身の食事内容，量を比較する。

5）食品構成・食事計画の作成

食品構成例は表5-7を参考にして，高齢者1,700 kcalの食事計画例を示した（p.125）。

高齢者1,700kcalの食事計画例

区分	料理名	食品名	摂取量(g)
朝食	食パン	食パン	60
		いちごジャム（低糖度）	15
	オムレツ	卵	50
		普通牛乳	20
		プロセスチーズ	8
		ハム（豚・ロース）	10
		こしょう	0.05
		有塩バター	3
	キャベツの蒸し煮	キャベツ	75
		植物油	1
		食塩	0.2
		こしょう	0.05
	ニンジングラッセ	ニンジングラッセ	30
	トマト	トマト	40
	カフェオレ	コーヒー・浸出液	100
		普通牛乳	100
		砂糖	3
	果物	温州みかん	45
昼食	ビビンバ丼	めし（精白米）	170
		牛肉（もも・脂身つき）	50
		卵	10
		ほうれんそう	20
		にんじん	10
		大豆もやし	20
		ごま油	0.5/1.6
		砂糖	0.5/1.5
		ごま（いり）	0.2
		こいくちしょうゆ	1.5
		酒	1.2
		豆みそ	1
		食塩	0.5/0.5
		こしょう	0.05
		酢	0.5
	ピーマンとじゃこのたき合わせ	ピーマン	30
		生揚げ	20
		しらす干し(微乾燥品)	10
		植物油	0.5
		こいくちしょうゆ	1.5
		酒	5
	かぶのすりおろし豆乳スープ	かぶ・根	50
		かぶ・葉	5
		かつおだし汁	50

区分	料理名	食品名	摂取量(g)
昼食	（かぶのすりおろし豆乳スープつづき）	豆乳	75
		淡色辛みそ	1.5
間食	りんごのコンポートヨーグルト添え	りんご	70
		レモン果汁	3
		砂糖	10
		白ぶどう酒	5
		ヨーグルト(脱脂加糖)	100
夕食	ごはん	めし（精白米）	160
	さけの焼きづけ	しろさけ（切り身）	80
		酒/片栗粉	1.2/4.5
		なす	30
		ししとうがらし	8
		しそ葉	1
		まいたけ	25
		植物油	6
		めんつゆ（三倍濃厚）	3
		酢	1.2
	さといもサラダ	さといも	60
		マヨネーズ・卵黄型	3
		塩昆布	1.5
	ほうれんそうののり和え	ほうれんそう	70
		焼きのり	0.7
		こいくちしょうゆ	2.5
	具だくさんみそ汁	木綿豆腐	30
		だいこん	30
		にんじん	10
		ぶなしめじ	15
		根深ねぎ	10
		煮干しだし汁	150
		淡色辛みそ	9

■ 栄養指導上のポイント ■

たんぱく質源としての肉，魚，卵，豆・豆製品をバランス良くとり入れる。乳製品はカルシウム源として重要である。野菜は加熱することで，かさを減らしてたくさん食べることができる。小さめに切ったり繊維を断ち切るように切ることで食べやすくなる。また主菜に加えることで量を増やす。酢をきかせたり，香辛料を使用して食塩を抑える工夫を取り入れている。主菜の味をはっきりとつけ，副菜は野菜をたくさんつけることで全体の食塩を控えた。

食事区分	エネルギー(kcal)	たんぱく質(g)	脂質(g)	炭水化物(g)	食物繊維(g)	ビタミンA(μgRAE)	ビタミンB₁(mg)	ビタミンB₂(mg)	ビタミンC(mg)	カルシウム(mg)	鉄(mg)	食塩(g)
目標値*	1,700	65.0	38～57	213～298	17以上	650	0.90	1.00	100	650	6.5	7.5未満
朝食	461	18.5	18.5	52.5	5.4	493	0.28	0.48	34	271	1.5	2.1
昼食	527	21.2	14.4	71.2	6.2	228	0.18	0.25	38	155	3.3	2.2
夕食	556	25.4	14.0	74.4	10.5	431	0.33	0.38	26	144	2.8	2.4
間食	146	4.1	0.3	29.8	1.0	1	0.05	0.15	4	123	0.2	0.2
合計	1,689	69.1	47.2	228.0	23.0	1,152	0.83	1.26	102	693	7.8	6.9
PFC比率（％）		16.4	25.2	58.4	PFC比率：エネルギー産生栄養素バランス（％エネルギー）							

＊目標値：たんぱく質は15％エネルギーから算出した目安，脂質20～30％エネルギー，炭水化物50～70％エネルギー

2. 低栄養の高齢者

2.1　高齢者低栄養の特性

　わが国では急速に高齢化が進展している（p.107参照）。超高齢社会における高齢者の栄養評価は，健康寿命延伸，介護予防の視点からなされることが重要と考えられる。要介護状態のリスクとして，認知症，転倒とならびフレイルが注目されている。フレイルとは，老化に伴う種々の機能低下（予備能力の低下）を基盤とし，さまざまな健康障害に対する脆弱性が増加している状態，すなわち健康障害に陥りやすい状態を指す（p.130コラム参照）。したがって，高齢者の低栄養評価は，単に血液所見のみから行われるのではなく，運動機能，日常生活における活動性などを含め総合的に行われる必要がある。

　また，フレイルに関連した高齢者の状態としてサルコペニアがある。サルコペニアは加齢に伴う筋肉量の減少で，転倒の原因となるだけでなく，フレイルの前段階でもある。図5-2にフレイル・サイクル（フレイルとサルコペニアの原因，関連）を示した。

　Fried らは，①体重減少，②主観的疲労感，③日常生活活動量の減少，④身体能力（歩行速度）の減弱，⑤筋力（握力）の低下，のうち3項目が当てはまればフレイルとし，1〜2項目が当てはまる場合はフレイル前段階と定義した。また①筋肉量減少，②筋力低下（握力など），③身体能力の低下（歩行速度など）の①に加え，②または③を併せもつ場合にサルコペニアと診断される。こうした概念を含めて総合的に栄養状態を評価することが重要である。

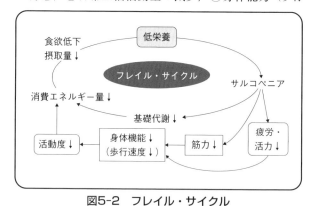

図5-2　フレイル・サイクル

出典）Xue QL et al. J Gerontol A Biol Sci Med Sci, 63：984, 2008改変

2.2　事例に基づいた栄養ケアの実際

（1）栄養アセスメントの主な項目

1）身 体 計 測

① 立位可能者においては成人期同様にBMIを測定する。しかし，要介護高齢者は寝たきりで立位困難であったり，関節拘縮があったりするため身長測定ができない場合もある。また，寝たきりの場合，体重測定には特別な機器が必要で，在宅での測定は困難である。このように，高齢者では成人において栄養評価として一般的に使用される身体計測値が得られにくい。

② 上腕周囲長（AC）は寝たきりでも測定可能なので役立てたい。最近，サルコペニアの評価法としてBMIに代わって下腿周囲長（CC）が用いられている。メジャーで測定し30cm未満の場合，サルコペニアと診断するが，検者あるいは本人が両手の拇指と中指

で下腿の最も太い部分を囲み，指が離れることなく輪を作ることができた場合は筋萎縮があると判定する簡便法もあり，寝たきりの高齢者には使いやすいスクリーニング法である。歩行速度と握力の値からサルコペニアが疑われる場合は，DEXA（p.89参照）あるいは生体電気インピーダンス法で筋肉量を測定する。

2）臨 床 検 査

RTP（rapid turnover protein：トランスサイレチン（プレアルブミン），レチノール結合たんぱく，トランスフェリンなど），あるいは血清アルブミンが測定できれば栄養状態のよい指標となるが，自治体等で行う高齢者健康診査等には含まれていないことが多い。したがって，一般的な項目である総コレステロール，中性脂肪，血糖，HbA1c，総たんぱく質，血色素量などから総合的に栄養状態を推測する。

3）臨 床 診 査

1年間の体重変化，倦怠感の有無，最近の運動習慣を聴取する。併せて嚥下・咀嚼機能の状態，下痢・便秘の有無，義歯の状態，味覚・嗅覚の現状，治療中の疾患と服薬内容などを確認する。

フレイル，サルコペニア診断のために，立位・歩行可能な高齢者においては歩行速度（5mの距離を歩く時間）の計測と握力測定（男性26kg未満，女性18kg未満）を行う。下肢筋力，バランス，歩行能力，易転倒性の総合的評価法としてのTimed Up & Go Test（TUG）（p.130コラム参照）も有用である。

4）食事摂取状況

本人から聴取可能な場合は本人から，困難な場合は家族から食事内容を聴取する。

5）環境・精神状況の把握

高齢者の低栄養状態に関連する要因として孤独感・貧困などの社会的要因，うつ状態の有無などを聴取する。

【高齢者―低栄養の事例】

対象者プロフィール	
93歳男性，無職，90歳の妻と2人暮らし	
栄養アセスメント	
身 体 状 況	身長155cm（成人時は178cm），体重55kg，BMI 22.9，下腿周囲長（CC）33.5cm，体重は1年間で1.5kg減少（2.8％減少）
身 体 特 徴	視力・聴力に問題なし。下顎切歯の入れ歯調整中のため噛み切りが困難だが，奥歯ですりつぶすことは可能
臨 床 検 査	血圧 130/70mmHg，Hb 9.9g/dL，Ht 32.1％，TP 6.1g/dL，TC 184mg/dL，TG 80mg/dL，随時血糖 119mg/dL，HbA1c 6.4％，eGFR 59.4mL/分/1.73m^2（1年前は68.0）
臨 床 症 状	眼瞼結膜に貧血を認め，両下肢足背に著明な浮腫を認める。仙骨部の皮膚に黒ずみを認めるが褥瘡には至っていない。腰が曲がり歩行は不安定である。5mの歩行時間は6.4秒，握力は左右とも25kg。下顎切歯はほぼ失われているが，臼歯は全歯そろっている。便秘傾向（1回/3日）

既　　往　　歴	腰部脊椎管狭窄症，要介護1
生活および 身体活動状況	90歳の妻と2人暮らし。日常生活動作は自立している。週1回午前中だけパワーリハビリテーションを行う理学療法士（PT）常駐のデイサービスに行っているが，ここ1か月ほどは疲労を理由に休むことが多い。 腰が曲がり，歩容が不安定で，歩く速さは遅い。日常的に外出の際はT杖を用いる。屋内ではゆっくりだがつかまらずに歩行している。 家ではテレビ前のソファに座った状態でほぼ1日過ごす。もともと，写真，音楽と多趣味であったが，最近はほとんど趣味にかかわる活動をしていない。 年1回健康診断を受診，今回貧血と低栄養を指摘された。
食事摂取状況	1日3食。妻も高齢で食事の支度を負担に感じていて，夕食は高齢者用宅配弁当のおかずを利用し，自宅で妻が軟飯を用意して食べる。高齢者食であるが，噛み切りにくい食品が入っている場合は面倒になり最近は食べ残しが多い。妻がおかずをミキサーにかけてみたが，食欲低下を招いてしまった。朝食は買い置きの惣菜，妻の用意したみそ汁と軟飯を食べる。昼食は菓子パンを食べることが多い。牛乳は好きでないのでほとんど飲まない。甘味の清涼飲料水が好きで500mLのペットボトル1本飲む。

Hb：ヘモグロビン，Ht：ヘマトクリット，TP：総たんぱく質，TC：総コレステロール，TG：トリグリセリド（中性脂肪），HbA1c：ヘモグロビンA1c，eGFR：推算糸球体濾過量

（2）栄養アセスメント

1）身体状況からの所見

　もともと長身やせ形で，50歳代の頃は身長178cm，体重60kg，BMI 18.9であった。腰が曲がったため身長が短縮し，本事例では見かけのBMI増加を呈しているので，栄養状態の指標としてBMIを使用することは困難である。体重は1年間で1.5kg減少した（2.8%減少）。

2）臨床検査からの所見

① 小球性貧血を認め，鉄摂取不足が疑われる。

② TP低下，下肢の浮腫，仙骨部の皮膚変化より，たんぱく質摂取不足が疑われる。

③ 軽度腎機能低下より，飲料水量不足が疑われる。

3）生活状況・食事摂取状況からの所見

① もともと外出好きであったが，最近のデイサービスの参加率から，何らかの理由による活動性低下が疑われる。本人は疲労感を訴えている。

② 歯の状態から摂食量の低下が疑われる。

③ 硬い食品を避け，牛乳を飲まないことから特にたんぱく質摂取不足が疑われる。

④ 自分でお茶を入れることはないので，飲水不足になりやすい状況である。

（3）栄養ケア計画（Plan）

1）問題点の抽出

①貧血，②低たんぱく血症，③飲水不足，④フレイルおよびサルコペニア，⑤咀嚼障害

2）栄養目標量の設定

① 標準体重設定：見かけのBMI増加状態のため，標準体重設定は困難で，現在の体重維持を目標とする。

② エネルギー量の設定：自立しているがほとんどの時間を自宅で過ごしているので運動

レベルはⅠで，日本人の食事摂取基準（2020年版）に従うと，エネルギー量は1,800 kcal/日であるが，94歳という年齢から考えて，1,600 kcal/日を目標とした。

③　たんぱく質設定：1日当たり60 gを下回らないようにする。

④　水分量：1日当たり500 mLでは少ないので，ペットボトル1.5本750 mLとする。現在は清涼飲料水を好んで飲んでいるが，麦茶，ミネラルウォーターなど無糖のものにする。

3）食生活の方針

①　妻も高齢者で食事の支度を苦痛に感じているので，夕食は現在の宅配弁当利用を継続する。

②　貧血，低たんぱく改善のために，ヘム鉄を積極的に取り入れる。

　　a. 菓子パンを食べている昼食をサンドイッチ，調理パンに変え，肉・魚類を昼食で摂取するようにする。

　　b. 肉類を使った常備菜を準備し，夕食の宅配弁当に適宜添える。

③　乳製品を摂取する。

4）目標の設定

長期目標：（達成の目安は6か月～1年程度）

　　a. 血液所見のHb，TPの改善

　　b. 下腿の浮腫の消失

　　c. 活動性を上げ，仙骨部の血流不全を改善する

　　d. 筋力をつけ歩容の安定性，歩行速度の改善を図る

短期目標：（達成の目標は次期モニタリング時）

　　a. たんぱく質摂取量を増やす

　　b. 乳製品を摂取する

　　c. 現在週1回通っている，パワーリハビリテーションを行うPT常駐のデイサービスに休まず参加する

5）食事計画

1日の食事計画例を示した（p.131）。

（4）栄養ケア実施の要点（Do）

1）食事の改善

対象者および高齢の妻が無理なく取り入れることができるよう指導する。

①　宅配の高齢者用夕食の利用は容認し，簡単に作り置きできる肉料理の作り方を指導し，宅配弁当に添えて摂取できるようにする。

②　買い物を担当している妻に対し，昼食用のパンの選び方を指導する。また週2回訪問しているホームヘルパーに対しても，同様の指導を行う。

③　昼食や間食に，牛乳を使ったスープ，牛乳を加えた飲料などを紹介し，牛乳が好きでなくても抵抗なく摂取できる方法を提案する。

④　宅配のおかずが硬く，噛み切れない場合，差し替えることができるよう，冷凍のソフト食を紹介する。

２）生活の改善

① 水分摂取に無糖の飲料を指導する。妻も本人も高齢のため都度お茶を入れることをおっくうと感じているので，ペットボトルの飲料で飲みやすいものを紹介する。

② 食後の食器下げ，妻の洗った食器を拭くなど，分担できる家事を指導し，自宅でこまめに動けるよう指導する。

（5）食事改善計画の評価の要点（Check）

① デイサービスの活用

　・体重測定　1回／月　　　・歩行速度とTimed Up & Go Test　1回／3か月

② 貧血，浮腫に関し通院し，医師の評価・治療を受ける

（6）改善（Act）および再計画の要点

① チェック項目に改善傾向が認められた場合：現在のケアを続ける。

② 体重減少，および運動機能・医師の評価のどちらかで低下の傾向が認められた場合：改善計画が実行できたか否か妻に対し確認し，実行できなかった場合はその原因を検討する。本例は高齢の妻との2人暮らしであるため，妻がどこまで実行できるかが重要であり，実行できなかった場合は，人的な補助も含めて再検討が必要と考える。

　　実行できていたにもかかわらず測定値が低下した場合は，高齢を意識して低めに設定したエネルギー必要量を中心に計画を見直す。

コラム　フレイル

　フレイルとは，日本老年医学会が2014年に公表した，高齢者の介護予防の重要性と普及を目的に「老衰・衰弱・脆弱」と訳されているFrailty（フレイリティー）からの造語である。大規模疫学調査によって，フレイルの評価・予防のための研究が進み，2020年には75歳以上の高齢者を対象に，食習慣・口腔機能・認知機能・社会参加等を含めた15項目からなるフレイル健診を実施することが厚生労働省において決定された。要介護の一歩手前の「フレイル」の早期把握により，健康寿命延伸を目指すものである。

Timed Up & Go Test（TUG）

　高齢者の生活機能を正しく評価することは，転倒・骨折の危険性を早期に発見し，適切なリハビリテーションを行うことによって，要介護状態となることを防止し，尊厳ある高齢者の自立を支援するというきわめて重要な意味をもつ。高齢者の運動機能測定法でTUGは信頼性が高く，下肢筋力，バランス，歩行能力，易転倒性といった日常生活機能との関連性が高く，高齢者の身体機能評価として広く用いられている。

　椅子に腰かけた状態から立ち上がり，3mをいつも歩く速さで歩き，折り返してから再び着座するまでの時間を測定する。わが国では介護予防の観点から運動器不安定症のカットオフ値を11秒に設定している。

高齢者・低栄養の食事計画例（男性）

区分	料理名	食品名	摂取量(g)
朝食	ごはん	めし（精白米）	130
	焼き厚揚げ のねぎ，だ いこんおろ しのせ	生揚げ	70
		だいこん	75
		根深ねぎ	15
		こいくちしょうゆ	2
	キャベツの おかか和え	キャベツ	50
		本みりん	7
		こいくちしょうゆ	2
		削り節	2.5
	ほうれんそ うとふのみ そ汁	ほうれんそう（冷凍）	20
		板ふ	1
		米みそ	6
昼食	市販ハム・ ツナサンド	食パン	72
		バター	5
		練りマスタード	3
		ロースハム	20
		きゅうり	20
		トマト	20
		まぐろフレーク	30
		たまねぎ	5
		マヨネーズ	3
		リーフレタス	10
		食塩	0.2
	クラムチャ ウダー	市販レトルトクラ ムチャウダー半量	160

区分	料理名	食品名	摂取量(g)
間食	ロイヤルミ ルクティ	普通牛乳	100
		紅茶	100
	かるかん	かるかん	50
	りんご	りんご	125
夕食	ごはん	めし（精白米）	130
	肉豆腐	牛赤肉	80
		木綿豆腐	80
		葉ねぎ	15
		温泉卵	50
		こいくちしょうゆ	8
	ブロッコリ ーのマヨサ ラダ	ブロッコリー	25
		ミックスビーンズ	25
		マヨネーズ	3
		プロセスチーズ	30

■栄養指導上のポイント

　超高齢夫婦のみ世帯，単身高齢者世帯では，高齢者用宅配食の活用も選択肢の一つである。不足している栄養素を補う副菜，個人の好みの副菜などを加えることで楽しく栄養価の高い食事にレベルアップできる。本事例では，昼食はこれまで菓子パンを購入していたが，同じ市販品でもサンドイッチやおかずパンに変えることで不足しているたんぱく質，鉄を補うことができる。乳製品はたんぱく質，ミネラルに富み容易に摂取できるので，高齢者の食事には積極的に取り入れたい。

食事 区分	エネル ギー (kcal)	水分 (g)	たんぱ く質 (g)	脂質 (g)	炭水 化物 (g)	食物 繊維 (g)	ビタミ ンA (μgRAE)	ビタミ ンB$_1$ (mg)	ビタミ ンB$_2$ (mg)	ビタミ ンC (mg)	カルシ ウム (mg)	鉄 (mg)	食塩 (g)
目標値*	1,600	1,000	65.0	36～53	200～240	19以上	800	1.20	1.30	100	700	7.0	7.5未満
朝食	390	287	15.1	8.4	57.2	7.3	148	0.1	0.1	29	288.2	3.2	1.1
昼食	435	310	20.1	15.7	50.9	5.1	300	0.3	0.2	17	131.9	10.2	3.6
夕食	625	306	40.1	27.6	49.7	4.7	221	0.3	0.6	41	346.2	5.5	2.5
間食	241	314	4.1	3.6	46.8	2.0	39	0.1	0.2	7	116.3	0.3	0.1
合計	1,691	1,218.8	79.4	55.3	204.6	19.1	708.6	0.8	1.1	93	882.5	19.3	7.3
PFC比率（%）			18.8	29.4	51.8	PFC比率：エネルギー産生栄養素バランス（%エネルギー）							

＊目標値：脂質は20～30％エネルギー，炭水化物は50～60％エネルギー

3. 嚥下困難の高齢者

3.1 摂食・嚥下障害の要点

　摂食・嚥下障害の原因は，機能的な原因と器質的な原因に大別することができる。機能的障害は，解剖学的に問題はないが感覚や動きに異常がある（食物の搬送機構そのものの異常）場合で，脳血管疾患による麻痺からくる場合が多い。器質的障害では口腔や咽頭などのその解剖学的構造の異常（搬送路自体の異常）で，口腔・咽頭内での腫瘍などが原因となる。このほかに，認知症やうつ病などの神経・心理的障害や薬物の副作用などの医原性の障害もある。表5-10に摂食・嚥下機能に影響を与える薬剤例を示した。

表5-10　摂食・嚥下機能に影響を与える薬剤例

症状や状態	薬剤の種類と商品名
口腔内乾燥 摂食・嚥下障害 胃腸障害	・利尿薬（ラシックス） ・抗不整脈薬（リスモダン） ・降圧薬（レニベース） ・抗潰瘍薬（コランチル） ・抗ヒスタミン薬（レスタミン，ピレチア） ・抗パーキンソン薬（シンメトレル，アーテン） ・抗うつ薬（トリプタノール，トフラニール） ・抗精神病薬（セレネース，コントミン，リスパダール） ・鎮静薬（レンドルミン，ホリゾン，ハルシオン） ・抗生物質 ・副腎皮質ステロイドなど
歯肉肥大	・抗てんかん薬（アレビアチン） ・カルシウム拮抗薬（アダラート，ペルジピン，ヘルベッサー）など
オーラルジスキネジア （不随運動）	・抗精神病薬（セレネース，ウインタミン） ・抗パーキンソン薬（シンメトレル）など
味覚障害	・降圧薬（レニベース） ・非ステロイド系抗炎症薬（ポンタール） ・鎮静薬（ホリゾン，ハルシオン） ・抗うつ薬（トリプタノール，トフラニール）など

出典）永濱郁代：褥瘡・嚥下・栄養ケア（松浦正子監修），p.78，照林社，2012

3.2 事例に基づいた栄養ケアの実際

（1）嚥下障害の栄養アセスメント

　医師・歯科医師・言語聴覚士（ST）等による診断を受けるが，スクリーニングのための質問や，家族・本人，または食事摂取場面での観察によっても多くの情報を得ることができる。表5-11にスクリーニングのための質問票，表5-12に観察の主な内容と，観察から推察される障害の内容を示した。この他に，嚥下スクリーニング検査（EAT-10）がある。

表5-11 摂食・嚥下障害スクリーニングのための質問票

年　　月　　日

氏名　　　　　　年齢　　歳　男・女　身長　　　cm　体重　　　kg

あなたの嚥下（飲み込み，食べ物を口から食べて胃まで運ぶこと）の状態についていくつかの質問をいたします。ここ2，3年のことについてお答えください。

いずれも大切な症状ですので，よく読んでA，B，Cのいずれかに○をつけてください。

1. 肺炎と診断されたことがありますか？	A. 繰り返す	B. 一度だけ	C. なし
2. やせてきましたか？	A. 明らかに	B. わずかに	C. なし
3. 物が飲み込みにくいと感じることがありますか？	A. しばしば	B. ときどき	C. なし
4. 食事中にむせることがありますか？	A. しばしば	B. ときどき	C. なし
5. お茶を飲むときむせることがありますか？	A. しばしば	B. ときどき	C. なし
6. 食事中や食後，それ以外のときにものどがゴロゴロ（痰がからんだ感じ）することがありますか？	A. しばしば	B. ときどき	C. なし
7. のどに食べ物が残る感じがすることがありますか？	A. しばしば	B. ときどき	C. なし
8. 食べるのが遅くなりましたか？	A. たいへん	B. わずかに	C. なし
9. 硬いものが食べにくくなりましたか？	A. たいへん	B. わずかに	C. なし
10. 口から食べ物がこぼれることがありますか？	A. しばしば	B. ときどき	C. なし
11. 口の中に食べ物が残ることがありますか？	A. しばしば	B. ときどき	C. なし
12. 食物や酸っぱい液が胃からのどに戻ってくることがありますか？	A. しばしば	B. ときどき	C. なし
13. 胸に食べ物が残ったり，詰まった感じがすることがありますか？	A. しばしば	B. ときどき	C. なし
14. 夜，咳で眠れなかったり目覚めることがありますか？	A. しばしば	B. ときどき	C. なし
15. 声がかすれてきましたか？（ガラガラ声，かすれ声など）	A. たいへん	B. わずかに	C. なし

出典）大熊るり・藤島一郎ほか：日本摂食嚥下リハ会誌，6(1)：3-6，2002

【高齢者―嚥下障害の事例】

対象者プロフィール	
88歳女性，無職，介護老人保健施設入所	
栄養アセスメント	
身体状況	身長147cm，体重40kg，BMI 18.5，体重減少：肺炎の入院により3か月前より体重が3kg減少
身体特徴	視力・聴力問題なし，脱水状況はなし，ADL：食事以外は全介助　食事：自立，移動：車いす，排せつ：全介助，コミュニケーション：良好，説明の理解：不良，要介護3
臨床検査	TP 7.1g/dL，TC 180g/dL，Alb 3.8g/dL，Hb 14.1g/dL，Na 160mEq/dL
臨床症状	誤嚥性肺炎
既往歴	多発性脳梗塞，高血圧症，右半身麻痺
生活および身体活動状況	ベッドで過ごすことが多い。排せつは自分で移動して行うことができる。
食事摂取状況	スプーンや自助具を使用しながらの自食が可能である。主食は全がゆで，副食は嚥下調整食分類コード3極刻み食（p.173参照），水分はとろみ剤添加。食べ方が早く，食事中にむせが頻繁に出る。

TP：総たんぱく質，TC：総コレステロール，Alb：アルブミン，Hb：ヘモグロビン，Na：ナトリウム

（2）栄養アセスメント

1）身体状況からの所見

本事例では，症状としての「脱水状況はなし」とされるが，脱水の判断基準を表5-13に

表5-12　摂食・嚥下障害の観察ポイント

観察項目	観察ポイント	考えられる主な障害
食物の認識	ボーとしている。キョロキョロしている	食物の認知障害，注意散漫
食器・食具の使用	口に到達する前にこぼす	麻痺，失調，失行，失認
食事内容	特定のものを避けている	口腔期・咽頭期・味覚の障害，唾液分泌低下，口腔内疾患
一口量	一口量が極端に多い	癖，習慣，口腔内の感覚低下
口からのこぼれ	こぼれてきちんと口に入っていない	取り込み障害，口唇・頬の麻痺
咀嚼	下顎の上下運動だけで，回旋運動がない	咬筋の障害
	固いものが噛めない	う歯，義歯不適合，歯周病など
嚥下反射が起こるまで	長時間口にため込む。努力して嚥下している	口腔期・咽頭期の障害
	上を向いて嚥下している	送り込み障害
むせ	特定のもの（汁物など）でむせる	誤嚥，咽頭残留
	食事のはじめにむせる	誤嚥，不注意
	食事の後半にむせる	誤嚥，咽頭残留，疲労，筋力低下，胃食道逆流
咳	食事中，食事後に咳が集中する	誤嚥，咽頭残留，胃食道逆流
声	食事中，食後に声が変化する	誤嚥，咽頭残留
食事時間，摂食のペース	1食に30〜45分以上かかる	認知障害，取り込み障害，送り込み障害など
	極端に早く口にほおばる	
食欲	途中から食欲がなくなる	認知障害，誤嚥，咽頭残留，体力低下
疲労	食事の途中から元気がない，疲れる	誤嚥，咽頭残留，体力低下

出典）聖隷嚥下チーム：嚥下障害ポケットマニュアル第3版，p.43，医歯薬出版，2011より一部改変

表5-13　脱水の判断項目

身体の観察	皮膚の乾燥，倦怠感，尿量の減少，尿比重の増加
血液検査データ	TP・Htが血液濃縮のため以前より高値になる BUN/Crが2未満 血清Na 150mEq/L以上

TP：総たんぱく質，Ht：ヘマトクリット，BUN/Cr：尿素窒素／クレアチニン比，Na：ナトリウム

示したように，さまざまな状態からの判断が必要となる。事例の場合，Naの値が基準値より高いことから脱水のリスクがあると判断できる。嚥下障害がある場合は，流動性の高い液体が誤飲しやすいため水分摂取量が少なくなり，脱水症状になりやすい。目安となる尿量の減少は把握しにくいので，皮膚の乾燥状態の確認や，食事の残量，お茶の摂取状況を確認する。本人の聞き取りができれば実施するが，説明の理解が不良な場合では，介護職員等の聞き取りで把握する。

２）臨床検査・臨床症状からの所見

現在，誤嚥性肺炎を引き起こしている。今後誤嚥性肺炎を繰り返さないため，食事中のむせが起きないような介助や見守りに加え，誤嚥性肺炎は食事中の誤嚥だけでなく胃内容物の逆流，口腔内汚染や歯周病からの発症もあるため口腔内の衛生管理も重要となる。

３）生活状況・食事摂取状況からの所見

嚥下障害では，食事量の低下に伴う低栄養が生じやすい。さらに，形態を軟らかくあるいはペースト状にするために，食物に含まれる水分量が増大し，結果的に栄養密度が低下する。その一方で食べられる量も低下するため低栄養になりやすい。ちなみに全がゆ100gのエネルギー量はごはん100gの42％である。食事中にむせが生じているため，食べ方・形態の改善が必要である。

（３）栄養ケア計画（Plan）（p.171参照）

１）問題点の抽出

① 嚥下障害のため液体の摂取時にむせやすい。汁・飲料にとろみ剤を添加していたが，嗜好的に合わず摂取量が低下していた。とろみ剤からゼリー飲料にして水分の摂取量を確保する。

② 極刻み食では，むせやすいので食物形態を検討する。

③ Naの値が基準値より高いことから脱水のリスクが大きい。

④ 短期間で体重は減少し，体重減少率では中度のリスクである。ただ，BMIは18.5で，低栄養のリスクは小さいと判断できる。

２）栄養目標量および食物形態の設定

① 栄養目標量の設定

a．エネルギー　　21.5×標準体重（56kg）×1.2（日中車いすで過ごす）=1,445kcal

簡易式エネルギー算定法：25〜30×標準体重（56kg）=1,400〜1,680kcal

本事例は1,450kcalに設定

b．たんぱく質　　推奨量：推定平均必要量（0.85×標準体重（56kg））×1.25=59.5g

c．必要水分量　　30mL（20〜40mLの範囲）×現体重=1.5L　食事に含まれる水分量は食事の総重量×0.6〜0.8とされるが，嚥下困難者は食事内の水分量が多いため0.8で算出でき，飲料として約500mLを目標とする。しかしゼリー状であったり，濃度を付けると飲量が減少するため水分量の確保は重要である。食後のお茶や，間食時のお茶など小まめに水分を補給する。

② 食物形態の設定（表5-14参照）

誤嚥性肺炎を起こしたことから，これまでの「極刻み食」をやめソフト食を試みる。嚥下調整食分類では「コード３」（p.137コラム，巻末資料p.173参照）となり，舌でつぶせるくらいの形態の料理とする。液体については，とろみ剤を嫌がることから，汁物は片栗粉1.5％濃度の薄くず汁にし，飲料はゼリー飲料を主に使用する。

３）食生活の方針

コード３相当区分を，極刻み食からソフト食へ変更する（委託の栄養士・調理員との連携に

より）。誤嚥予防は，看護師・言語聴覚士・介護職員との連携が必要である。本人が自分で
食べるが，見守りを重点的に実施し，食前の嚥下体操，食後の口腔ケアを実施する（看護師・
介護職員との連携により）。

4）目標の設定

長期目標：誤嚥性肺炎を起こさず，自力摂取の維持（6か月後）

中期目標：入院前の体重に戻す（3か月後）

短期目標：誤嚥予防（むせないよう食べ方に留意），入院で減少した体重を少しずつ増やす

5）食事計画

1日の食事計画例と嚥下調整食分類コード4・コード3への展開を示した（p.138）。また，
各種とろみ剤の特徴・栄養素を表5-15に示した。

（4）栄養ケアの実施（Do）

食事の改善として，施設の食事形態を調理員とともに検討しソフト食を導入する。誤嚥予
防については，今まで量を多く口に入れむせやすかった液体の摂取方法を，むせないように
注意する。自食を維持するためのさまざまな食事用自助具がある。その種類と用途を巻末資
料5に示した（p.170）。

（5）評価の要点（Check）

栄養ケアのモニタリングは，誤嚥性肺炎の再発予防として，中リスク程度の1か月ごとに
実施。本事例でのモニタリングでは，栄養アセスメント・モニタリング（様式例）（巻末資料
6-2，p.172）に従って，体重，食事摂取量％，食事時間1食当たりのむせの有無，1か月間
の発熱の有無を記録する。総合評価として，改善の状況を判断する。

（6）改善（Act）および再計画の要点

- ケース1　むせがあり，発熱もみられ，改善がみられない場合は，食物形態をさらに食
べやすいものに変更する。
- ケース2　むせや発熱はないが体重の増加がない場合は，食事摂取量を確認して対処す
る。摂取量が少ない場合は，なるべく100％摂取になるように看護師・言語聴覚士・介
護職員との連携を高める。
- ケース3　体重の増加がみられ，改善傾向にある場合は，改善計画を持続させ6か月ま
でモニタリングを続ける。

表5-14　嚥下困難者に適した食物形態の特徴

適する食物形態の特徴	咀嚼・嚥下の特徴	適さない食品の形態（食品例）
軟らかく，適度なまとまりがあり，ばらけない	弱い力で口腔から咽頭へ，まとまった状態で送り込める	・噛みにくく，口の中でばらけやすい食品（かまぼこ，こんにゃく） ・ぱさつき，まとまりにくい食品（ゆで卵，ふかしいも，脂の少ない焼き魚）
口腔や喉に貼りついたりべたつかず，変形しやすく滑りがよい	口腔，咽頭，食道へ移送する際に，粘膜に付着しにくく，移送しやすい	・変形しやすいが，付着性が大きい食品（もち，だんご） ・口に貼りつきやすい食品（わかめ，ロールパン，のり）

表5-15　主な増粘剤の特徴と栄養成分

主原料	商品名	販売会社	エネルギー (kcal)	たんぱく質 (g)	ナトリウム (mg)	主な特徴
			100g当たり			
デンプン系	ムースアップ	ヘルシーフード	365	0.2	244	(第1世代)デンプン臭さがある。唾液で粘度が低下する。もったりとしたとろみが付き，固形食にできる
	トロメリン顆粒	ニュートリー	378	0.2	35	
グァーガム系	ハイトロミール	フードケア	290	1.5	260	(第2世代)少量でとろみが付くが，粘度の発現が遅い。白濁する。比較的安価
	強力スカイスルー	キッセイ薬品工業	288	1.0	430	
	トロミアップパーフェクト	日清オイリオ	233	0.7	1,865	
キサンタム系	つるりんこQuickly	森永	346	0.5	787	(第3世代)粘度が素早く付き，とろみの安定性が高い。べたつき感が少ない。透明感がある。高粘度にするには，添加量が多くなる
	トロミパワースマイル	ヘルシーフード	202	0.9	1,360	
	トロメイク	明治	290	0.5	1,440	
	ソフティアS	ニュートリー	292	0.5	1,535	
	新スルーキングi	キッセイ薬品工業	288	0.4〜1.7	1,750	
	ネオハイトロミールⅢ	フードケア	267	0.9	1,181	
	とろみファイン	キユーピー	333	0	950	
	とろみエール	アサヒ（和光堂）	274	0.4	1,693	

コラム　嚥下調整食分類2021（日本摂食嚥下リハビリテーション学会）

　2013年，日本摂食嚥下リハビリテーション学会より「嚥下調整食分類2013」が発表された。2021年には，一部改訂され「嚥下調整食分類2021」となっている。2013年以前は国内の施設・病院・地域では，統一された食種区分の名称や段階がなく，施設連携が十分取れない状況であった。そこでこの学会分類は，国内の病院・施設・在宅医療および福祉関係者が共通して使用できることを目的とし，食事（嚥下調整食）およびとろみについて，段階分類を示したものである。これらの段階は，必要な咀嚼能力に対応させた特徴を示し，各形態をその状態がわかるように日本語表記している。物性測定値は，各施設等での実施が困難であることから表記されていない。日本栄養士会の全面的協力もあり，病院や施設の食事区分でこれらのコード分類が普及している（巻末資料7，p.173参照）。

嚥下困難高齢者─施設における食事計画例とコード別展開（女性）

区分	料理名	食品名	1人分重量	コード4 歯ぐきつぶし	コード3 舌つぶし
朝食	ごはん	めし（精白米）	130	全がゆ・または軟飯	酵素処理をしたかゆ
	白菜とシーチキンの煮物	はくさい	50	白菜の加熱時間を40分に片栗粉で濃度をつける	コード4を1cm程度に切る
		まぐろ水煮缶	50		
		こいくちしょうゆ	3		
		かつおだし汁	80		
	豆腐とねぎのみそ汁	絹ごし豆腐	25	同じ	具は豆腐のみ
		ねぎ	15		片栗粉1.5%で濃度付ける
		淡色辛みそ	8		またはとろみ剤使用
		だし汁	120		
	ヨーグルト	ヨーグルト	90		
昼食	ごはん	めし（精白米）	130	全がゆ・または軟飯	酵素処理をしたかゆ
	豚の生姜焼き	豚肉（もも）	70	軟化用酵素使用	軟化用酵素使用
		しょうが	2		細かく刻む
	温泉卵添え	こいくちしょうゆ	4		温泉卵と和えて食べる
		調合油／酒	1/1		
		卵	50		
	ゆでキャベツ添え	キャベツ	30	キャベツのゆで時間長く	キャベツ　削除
	蒸しなすのおひたし	なす	70	同じ	細かく刻む⇒ねばり出る
		こいくちしょうゆ	2		
	お茶	せん茶	130		
間食	さつまいものあずき煮	さつまいも	60	同じ	さつまいものみ粗くつぶす
		あずき缶詰	10		
		砂糖	5		
	ココア（牛乳100g）	ココア	110		とろみ剤で濃度付ける
夕食	ごはん	めし（精白米）	130	全がゆ・または軟飯	酵素処理をしたかゆ
	さばの立田揚げおろし添え	さば	60	煮て片栗粉で濃度付ける	揚げてから一口大に切る
		こいくちしょうゆ	5		片栗粉で濃度付ける
		酒／片栗粉	2/2		
		調合油	4		
		だいこん	35		
	ほうれんそうのごま和え	ほうれんそう	50	ほうれんそう，3分長くゆでる	コード4を1cmの長さに切る
		ごまペースト	5		
		こいくちしょうゆ	3		
		砂糖	1		
	吸い物	だし汁	120	同じ	片栗粉1%で濃度付け
		えのきたけ	25		さといもは削除
		さといも	30		
		食塩／こいくちしょうゆ	0.5/1		

■栄養指導上のポイント

　料理の硬さを変えずに刻むだけの調理方法は，誤嚥を生じやすい。コード4は歯ぐきでつぶせる硬さにする。コード3は舌でつぶせる程度。コード4用の軟らかくした料理を，咀嚼しないで飲み込める程度の大きさにして，片栗粉や卵，ごまペースト等の粘度のある食品・調味料で混ぜると，とろみ剤を使用しなくても，嚥下しやすい状態となる。

食事区分	エネルギー (kcal)	水分 (g)	たんぱく質 (g)	脂質 (g)	炭水化物 (g)	食物繊維 (g)	ビタミンA (µgRAE)	ビタミンB1 (mg)	ビタミンB2 (mg)	ビタミンC (mg)	カルシウム (mg)	鉄 (mg)	食塩 (g)
目標値*	1,400	1,500	53〜70	31〜47	175〜228	17	650	0.90	1.00	100	600	6.0	6.5未満
朝食	343	481	15.4	2.0	58.3	3.6	10	0.11	0.24	12	162	1.4	2.0
昼食	407	395	22.3	9.7	48.7	4.1	114	0.77	0.47	23	61	2.0	1.1
夕食	458	369	16.7	14.9	53.1	6.0	197	0.33	0.38	24	80	2.8	2.1
間食	216	132	4.0	4.2	38.3	2.2	40	0.12	0.22	18	151	0.8	0.2
合計	1,425	1,377	58.4	30.7	198.4	15.9	361	1.33	1.31	77	454	7.1	5.4
PFC比率（％）			16.4	19.4	64.2	PFC比率：エネルギー産生栄養素バランス							

水分：1,377g（内　お茶・牛乳等230g）

＊目標値：エネルギー産生栄養素バランス：たんぱく質15〜20％エネルギー，脂質20〜30％エネルギー，炭水化物50〜65％エネルギー

第6章 スポーツ・運動

1.1 スポーツ・運動時の特性

身体活動不足は，筋力や呼吸・循環器などあらゆる身体の機能を低下させ，メタボリックシンドロームを含む生活習慣病や生活機能低下（ロコモティブシンドローム：運動器症候群*）などのリスクを高める。しかし日々の身体活動量を増やすことにより，これらのリスクを低減させることができるだけでなく，精神面の不調を予防する効果も得られる。これらの効果は健康寿命延伸，介護予防につながり生活の質（QOL）向上も期待できることから，超高齢社会にある日本において身体活動への積極的な取り組みが推奨されている。

> *ロコモティブシンドローム（運動器症候群）：運動器（筋肉，骨，関節など）の障害により日常生活に支障をきたし，要介護のリスクが高い状態をいう。2007年に日本整形外科学会が提唱した。

（1）身体活動と健康づくり

1）身体活動と健康日本21（第2次）

厚生労働省から示された第4次国民健康づくり運動にあたる「21世紀における第二次国民健康づくり運動〔健康日本21（第2次）〕」（2012年7月告示，2013年4月開始）では身体活動に関連する目標に，「日常生活における歩数の増加（1,200～1,500歩の増加）」，「運動習慣者の割合の増加（約10％増）」，「住民が運動しやすいまちづくり・環境整備に取り組む自治体数の増加（47都道府県とする）」を掲げている。この中で身体活動への取り組みは，個人と自治体および企業の双方から推進することが重要であることを示している。

2）健康づくりのための身体活動基準2013

健康日本21（第2次）を推進するため，「健康づくりのための運動基準2006」を改定し，「健康づくりのための身体活動基準2013」が策定された。運動指導にかかわる専門家および自治体・企業が，この基準を運動指導の質向上に活用することをねらいとしている。

「健康づくりのための身体活動基準2013」では，年齢区分ごとに身体活動（生活活動・運動）*の基準（表6-1）と全身持久力の基準を示している（表6-2）。全身持久力は，生活習慣病や生活機能低下のリスク低減に必要な体力の指標として用いられている。

> *身体活動は，家事，労働といった日常生活に伴う活動「生活活動」と，体力の維持・向上を目的に計画的・継続的に実施される活動「運動」とに分類される。

生活習慣病予備群の対象に対して保健指導の一環として運動指導を実施する際は，安全性を確保しながら進めていくことが重要である。図6-1に「健康づくりのための身体活動基準2013」を用いた保健指導実施の手順を示す。この中で実施にあたっては，「身体活動のリスクに関するスクリーニングシート」でリスクがないことを確認した上で，運動指導開始前

表6-1　健康づくりのための身体活動基準2013の概要

血糖・血圧・脂質に関する状況		身体活動（生活活動・運動）		運 動		体 力（うち全身持久力）
健診結果が基準範囲内	65歳以上	強度を問わず，身体活動を毎日40分（＝10メッツ・時/週）	今より少しでも増やす（例えば10分多く歩く）	—	運動習慣をもつようにする（30分以上・週2日以上）	—
	18〜64歳	3メッツ以上の強度の身体活動を毎日60分（＝23メッツ・時/週）		3メッツ以上の強度の運動を毎週60分（＝4メッツ・時/週）		性・年代別に示した強度での運動を約3分間継続可能
	18歳未満	—		—		
血糖・血圧・脂質のいずれかが保健指導レベルの者		医療機関にかかっておらず，「身体活動のリスクに関するスクリーニングシート」でリスクがないことを確認できれば，対象者が運動開始前・実施中に自ら体調確認ができるよう支援した上で，保健指導の一環としての運動指導を積極的に行う。				
リスク重複者またはすぐ受診を要する者		生活習慣病患者が積極的に運動をする際には，安全面での配慮がより特に重要になるので，まずかかりつけの医師に相談する。				

出典）厚生労働省：健康づくりのための身体活動基準2013（概要），2013

表6-2　性・年代別の全身持久力の基準

年齢	18〜39歳	40〜59歳	60〜69歳
男性	11.0メッツ（39mL/kg/分）	10.0メッツ（35mL/kg/分）	9.0メッツ（32mL/kg/分）
女性	9.5メッツ（33mL/kg/分）	8.5メッツ（30mL/kg/分）	7.5メッツ（26mL/kg/分）

上記強度での運動を約3分以上継続できた場合，基準を満たすと評価できる。
注）表中の（　）内は最大酸素摂取量を示す。
出典）厚生労働省：健康づくりのための身体活動基準2013，p.8，2013

には「運動開始前のセルフチェックシート」を活用する，運動中には脈拍数を測定する習慣を身につけるなどして，対象者自ら体調確認ができるよう支援することとしている。

　また肥満者を対象とする場合には，図6-2に示す「内臓脂肪減少のためのエネルギー調整シート」を活用し，食事指導とあわせて計画的に実施することが望ましい。

　一方，「健康づくりのための身体活動基準2013」に示す基準の達成に向けて，国民向けの情報提供ツールとして「アクティブガイド—健康づくりのための身体活動指針—」が作成されている（図6-3）。『＋10（プラステン）』をメインメッセージとし，今より10分多く体を動かすことを勧めている。

（2）スポーツ・運動と体力

　運動は生体の恒常性に影響を与えるため生理機能やエネルギー代謝に変化をもたらすが，適度な運動を負荷したのち，適切な栄養と休養をとることにより元の水準よりも高い回復（超回復）が起こる。したがって継続的に運動を負荷することにより身体機能は向上し，体力が増強する。

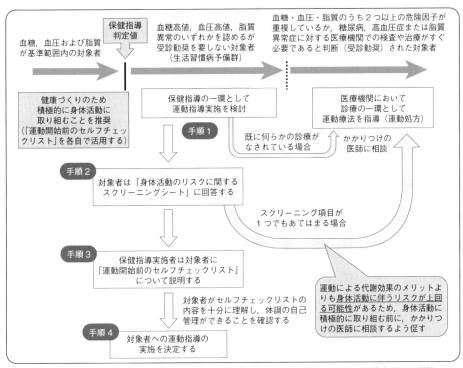

図6-1 「健康づくりのための身体活動基準2013」を用いた保健指導実施の手順

出典）厚生労働省：健康づくりのための身体活動基準2013，参考資料4-1，2013

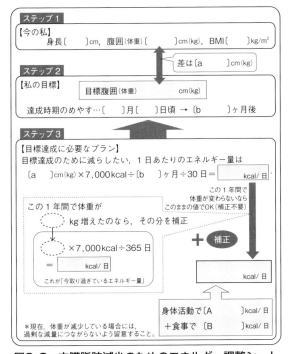

図6-2 内臓脂肪減少のためのエネルギー調整シート

出典）厚生労働省：健康づくりのための身体活動基準2013，
　　　参考資料6，2013

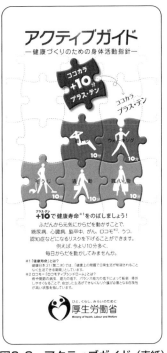

図6-3 アクティブガイド（表紙）

　運動による体力向上の効果を得るには，運動時の生理機能やエネルギー代謝に生じる変化を理解した上で，運動の目的や内容などに応じた適切な栄養管理が求められる。

1.2　スポーツ・運動時の栄養ケア

（1）栄養アセスメント

　栄養アセスメントを行う場合，現在の問題点や改善点を明らかにすると同時に，栄養ケア計画を立案する際の情報を得ることが重要となる。アセスメントの実施や分析の際には，季節的な要因も考慮に加える。

　身体計測では，身長，体重のほか，体脂肪率，上腕や下腿の周囲長を測定するとよい。生理・生化学検査については，リスクが高い場合には詳細に検査することが勧められる。臨床診査では，競技歴，けがなどの故障歴，女子選手の場合には月経の有無や周期を確認する。その他，エネルギー消費量および生活リズムを把握する。食事調査については，エネルギー・栄養素の摂取量はもちろん，食行動や食環境などに関する情報を収集する。

（2）栄養ケア計画

１）スポーツ・運動とエネルギー・栄養素摂取

①　エネルギー

　エネルギー摂取量の決定は栄養管理の基本である。運動時にはエネルギー消費量が大きくなるが，種目や持続時間，強度などにより異なるため，運動の内容を考慮してエネルギー摂取量を決定する必要がある。図6-4に競技種目別のエネルギー摂取量，表6-3にエネルギー別成分値の目安を示す。

②　たんぱく質

　たんぱく質の必要量は，身体活動が少ない場合と過度の場合に多くなる。しかし，たんぱく質の過剰摂取は肝臓や腎臓に負担をかけるだけでなく，体脂肪蓄積を促進することになるため望ましくない。たんぱく質摂取量の目安は，筋力トレーニング時には1.5～2.0g/体重kg/日，持久性トレーニング時には1.2～1.4g/体重kg/日が用いられている。

③　脂　質

　有酸素性のエネルギー代謝では炭水化物に加え，脂質もエネルギー源となる。

　脂質は1gにつき9kcalと高エネルギーを持つため，食事量が多くなる場合には脂質の摂取量を増やすことで食事の嵩（かさ）を減らすことができる。ただし，脂質の摂取量が多い場合には体脂肪蓄積や血清脂質に，摂取量が少ない場合には脂溶性ビタミンの吸収などに影響を及ぼすことから，摂取量は「日本人の食事摂取基準（2020年版）」の目標量（範囲）とし，また質についても考慮することが望ましい。

④　炭水化物

　運動強度が高くなるにつれ，無酸素性のエネルギー代謝が動員されるため炭水化物の利用割合が増す。筋グリコーゲン貯蔵量が多いほど持久力が高いことから，試合前にはグリコーゲン・ローディング*が利用されている。また，炭水化物は，クエン酸と一緒に摂取することでグリコーゲン貯蔵量の回復に効果があるといわれている。

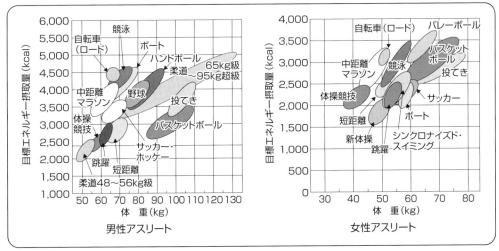

図6-4　競技種目別目標エネルギー摂取量

出典）小林修平・樋口満編：アスリートのための栄養・食事ガイド，p.92，第一出版，2014

表6-3　エネルギー別成分値

	エネルギー(kcal)	たんぱく質(g)	脂質(g)	炭水化物(g)	カルシウム(mg)	鉄(mg)	ビタミンA(μgRE)	ビタミンB$_1$(mg)	ビタミンB$_2$(mg)	葉酸(μg)	ビタミンC(mg)	食物繊維(g)
4,500kcal	4,472	168.1	140.2	618.8	1,591	19.5	1,683	2.39	3.19	749	251	31.4
3,500kcal	3,530	132.1	105.0	503.5	1,263	16.3	1,329	1.92	2.49	658	232	27.8
2,500kcal	2,518	100.4	71.8	363.2	1,078	13.3	1,034	1.46	2.02	564	212	23.5
1,600kcal	1,687	67.0	44.2	254.3	676	10.5	784	1.04	1.37	477	190	19.3

注）胚芽米，強化米を使用すれば，さらにビタミンB$_1$を多くとることができる。

出典）小林修平・樋口満編：アスリートのための栄養・食事ガイド，p.110-111，第一出版，2014

＊グリコーゲン・ローディング：体内の肝・筋グリコーゲンをいったん枯渇状態にしたのち，高炭水化物食を摂取すると肝・筋グリコーゲンが元の水準よりも多く蓄積されること（超回復）を利用した食事摂取方法のこと。通常，試合1週間前から開始し，前半3日間に高たんぱく質・高脂質食を摂取して体内のグリコーゲン貯蔵量を減らしていき，後半3日間に高炭水化物食に切り替えてグリコーゲン貯蔵量の超回復を得る。

⑤　ビタミン

脂溶性ビタミンであるビタミンAは粘膜の保護，ビタミンEは抗酸化，ビタミンDはカルシウムの吸収促進，ビタミンKは骨の形成に役立つ。

水溶性ビタミンのうちビタミンB群は，エネルギー代謝や，赤血球およびヘモグロビンの合成に関与する。ビタミンCは抗酸化，副腎皮質ホルモンの合成に働き，運動時のストレスから生体を守る。また，コラーゲンの合成に作用するため，損傷部位の回復に役立つ。

⑥　ミネラル

カルシウム，マグネシウムは骨の構成だけでなく，神経伝達や筋収縮に必要となる。

ナトリウム，カリウムは体液の浸透圧を調整している。発汗などにより損失が大きくなると脱水や筋けいれんなどの原因となる。

激しい運動を行う者ではスポーツ性貧血が問題となることが多いが，ほとんどは鉄の損傷

が大きいことによる鉄欠乏性貧血である。鉄欠乏性貧血では持久力が低下するため競技力に影響を及ぼす。

２）スポーツ・運動時の食事管理

スポーツ選手の食事管理を行う場合，まずスケジュールを試合期，トレーニング期，オフ期などに期分けする。さらに，期ごとに目標を設定する。例えば，試合期には試合に向けたコンディショニングやエネルギー補給，トレーニング期にはウエイトコントロールや基礎体力の向上，オフ期にはスポーツ障害の回復などの目標が設定される。その目標にあわせて食事計画を立案する。

1.3　事例に基づいた栄養ケアの実際

【スポーツ選手の事例】

対象者プロフィール	
20歳男性，大学生（２年），硬式野球部所属（投手）	
栄養アセスメント	
身体状況	身長183cm，体重79kg，BMI 23.6，体脂肪率10%
臨床検査	なし
臨床症状	目標：年間通してレギュラーとして試合に出場したい。 主訴：夏場には食欲が減退するため体重が落ち体調を崩しやすい。冬は風邪をひきやすい。 既往歴・故障歴：なし 生活習慣：23：00就寝，7：30起床 運動習慣：自転車通学（寮から大学まで片道30分），平日練習（平均90分程度），週末試合
食事摂取状況	食環境：朝と夜は寮の食事を摂取する。昼は学食で食べることが多い。 摂取量（３日間の平均値）：エネルギー4,981kcal，たんぱく質136.8g（P比11%），脂質113.3g（F比20%），ビタミンA 629μgRAE，ビタミンB$_1$ 1.94mg，ビタミンB$_2$ 1.62mg，ビタミンC 105mg，カルシウム482mg，鉄13.1mg，食塩17.3g

本事例の生活行動記録を図6-5に，食事調査を表6-4に示す。

（1）栄養アセスメント

１）主観的情報

本事例の場合，現在，既往歴・故障歴はないが，体調面にリスクを持っている。夏場の食欲減退に対する対策と，冬場の免疫力向上が課題となる。

２）客観的情報

本事例の体重および競技種目を図6-4に当てはめるとエネルギー摂取は3,500〜4,000kcalが適当と考えられるが，エネルギー摂取量は5,000kcal近い。次に各栄養素摂取量と表6-3を比較すると，ほとんどの項目で不足していることがわかる。特に炭水化物摂取量に対してビタミンB$_1$摂取量が少ないことから，持久力や疲労回復に影響を与えていると考えられる。また食塩摂取量は，発汗に伴う損失を考慮しても多く，見直す必要がある。

このような摂取については，表6-4から学食での昼食は単品料理が多く，また乳・乳製品，副菜の摂取量も少ないことが関係していると推測できる。

記入日： 年 月 日（ ）天気（ ）
名 前：（ ）性別：男・女 年齢：（20）歳

時間	内容
0：00	睡眠
1：00	
2：00	
3：00	
4：00	
5：00	
6：00	
7：00	7：30 起床
8：00	8：20～40 朝食
9：00	9：00 移動（自転車） 9：30 大学（授業）
10：00	
11：00	

時間	内容
12：00	12：20～40 昼食
13：00	13：00～14：30トレーニング ランニング，50mダッシュ，ストレッチ，筋トレ，キャッチボール，体幹トレーニング
14：00	
15：00	15：00～10 間食
16：00	16：00～30 移動（自転車）
17：00	17：30～18：00 夕食
18：00	
19：00	
20：00	20：00～10 間食
21：00	21：00～30 入浴
22：00	
23：00	23：00～ 睡眠

図6-5 生活行動記録例

表6-4 食事調査

氏名：（ ） 調査期間： 年 月 日（ ）～ 月 日（ ）

		主 食	副 菜	主 菜	果 物	乳・乳製品
1日目	朝	ごはん	サラダ （みそ汁）	ソーセージ 卵	（洋梨ゼリー）	
	昼	チャーハン ワンタンメン			みかん	
	間	肉まん		（肉まん）		
	夜	ごはん （マカロニ） 煮込みうどん	マカロニサラダ （煮込みうどん）	ハンバーグ	りんご	
2日目	朝	ごはん パスタ	（みそ汁）	ひき肉入り炒り卵	（洋梨ゼリー）	
	昼	ハヤシカツカレー （パスタサラダ）	パスタサラダ	（ハヤシカツカレー）		
	間			から揚げ		
	夜	ごはん	（みそ汁） 酢の物 コロッケ	あじの開き から揚げ	みかん	
	間			豆乳	みかん	
3日目	朝	ごはん	（みそ汁） きんぴら	炒り卵 ウインナー		
	昼	ごはん （パスタサラダ）	（みそ汁） パスタサラダ	鶏肉ソテー		
	間	チャーハン	きんぴら			
	夜	カレーライス			みかん	

　一方，図6-5の生活行動記録から，食事を摂取する時間が課題にあげられる。また，睡眠時間は十分にとれているが，超回復を促進させるためには就寝時間と起床時間を見直す必要がある。

（2）栄養ケア計画（Plan）

1）問題点の抽出

　目標とする「年間を通してレギュラーとして試合に出場する」ためには，主観的情報から体調管理が課題であり，この課題を解決するには客観的情報から現在のエネルギー・栄養素摂取状況，生活リズムを見直す必要があると分析できる。

2）栄養目標量の設定

　エネルギー・栄養素摂取量については，表6-3を参考に食品を過不足なく摂取する。3,500kcalの食事計画例を示す（p.148）。

　また，試合期，トレーニング期など，状況に応じて摂取量やエネルギー産生栄養素バランスを適正にする。本事例は投手であることから，登板のローテーションに合わせてグリコーゲン・ローディングを実施する（食事計画例，p.149）。

3）食生活の方針

　食事時間については，運動開始3〜4時間前に済ませるようにする。食事と練習開始までの時間が短い場合は，消化がよく，すぐにエネルギーとなる炭水化物を摂取し，練習後できるだけ速やかにエネルギーおよび各種栄養素を補給する。夕食は，睡眠の妨げとならないよう就寝3〜4時間前には食べ終えるようにし，脂質摂取量についても配慮する。

　一方，日本人アスリートの睡眠時間に関する調査では，平均約8時間という結果が得られている。しかし睡眠時間を10時間にした場合，競技パフォーマンスが向上したとの例も報告されている。そこで，就寝時間を早めるなどして8〜10時間程度の睡眠を確保できるようにする。

　以上のことから，食事時間や配分，睡眠時間を適正にするため，生活リズムを見直すこととする。

4）目標の設定

　長期目標：年間を通してレギュラーとして試合に出場する。

　中期目標：体調管理ができる。

　短期目標：①エネルギー・栄養素の摂取量，②食事時間・食事配分，③睡眠習慣を適正にする。

　実施にあたっては，食に関する選択能力が不可欠となる。したがって，栄養教育を段階的に進めていき，自己管理能力を身につけられるよう支援する。その際，セルフモニタリングによる自己管理ができるよう練習日誌を用いるとよい。また，寮や所属チームのスタッフとの連携が不可欠となるため，計画の目的や方法について理解を得ることが必要である。

（3）実施状況（Do），評価（Check），改善（Act）

　実施中は練習日誌の記録を定期的に確認し，評価・改善に活用する。体重変動はグラフにしておき，エネルギー摂取量の過不足を判定する。体重が低下している場合には，エネルギ

ー摂取量の不足に加え，オーバートレーニング症候群*についても検討する。

> *オーバートレーニング症候群：スポーツによって生じた疲労が積み重なり，休息をとっても容易に回復しない慢性疲労状態のこと。倦怠感や集中力の欠如，食欲不振，睡眠障害，体重低下などから競技能力も低下する。疲労が積み重なると安静時の心拍数が増加することから，心拍数はオーバートレーニング症候群の早期発見の指標として用いられる。

各種栄養素の摂取状況については，主食（炭水化物），主菜（たんぱく質，脂質），副菜・果物・乳製品（ビタミン類，ミネラル類）の内容と摂取量を確認する。特に主食，主菜の過剰摂取，副菜，果物，乳製品の摂取不足に注意する。

食事時間・食事配分については，必要なエネルギー・栄養素が補給でき，かつ食事と練習の間隔が適切となっていることを確認する。食事間隔が短いあるいは空き過ぎる場合には，間食として手軽に食べられるおにぎりやパン，バナナなどを用意できるようにする。

上記の食事摂取に関し，状況に応じて適切に食品を選択できていることを評価する。

睡眠時間とともに就寝時間および起床時間を確認する。起床時間が遅い場合は，早い時間に就寝できるよう改善する。夜間の睡眠以外に午睡で睡眠時間を確保するなど，自身が快適だと感じる睡眠を得るようにする。

コラム　スポーツ・運動とサプリメント

現在，さまざまなサプリメントが存在するが，特に競技力向上を目的としたものをエルゴジェニックスという。しかし，栄養素の過度な摂取は過剰症のリスクを高める。また，中には禁止薬物を含むものもあり，安易な使用は避けるべきである。必要な栄養は日々の食事から摂取し，サプリメントはあくまでも補助的なものとして利用することが望ましい。

スポーツ選手3,500kcalの食事計画例

区分	料理名	食品名	摂取量(g)
朝食	ごはん	こめ（精白米）	130
	温泉卵	鶏卵・全卵	50
		こいくちしょうゆ	0.5
	納豆	糸引き納豆	40
		こいくちしょうゆ	1.5
		かつお・昆布だし汁	1.5
	みそ汁	さといも	30
		にんじん	10
		えのきたけ	15
		さやえんどう	4
		淡色辛みそ	12
		かつお・昆布だし汁	150
	昆布の煮物	刻み昆布	10
		切り干しだいこん	5
		油揚げ	15
		こいくちしょうゆ	5
		かつお・昆布だし汁	15
		合成清酒	5
		砂糖	2
		ごま油	2
	こまつなと湯葉のごま和え	こまつな	80
		干しゆば	3
		ごま	8
		砂糖	4
		こいくちしょうゆ	4
		ゆず	1
	スムージー	ブルーベリー	50
		ヨーグルト（全脂無糖）	30
		普通牛乳	150
昼食	ロールパン	ロールパン	30
	きのこのペペロンチーノ	スパゲッティ	100
		ぶなしめじ	80
		まいたけ	65
		エリンギ	30
		葉ねぎ	4
		にんにく	1
		とうがらし	0.2
		オリーブ油	5
		白ぶどう酒	10
		食塩	1
	かじきのソテー　レモンバターソース	めかじき	80
		食塩	0.4
		こしょう	0.01
		薄力粉	8
		オリーブ油	4
		有塩バター	5
		レモン・果汁	2
		ブランデー	3
		レモン・全果	7
		パセリ・乾	0.2
	（付け合わせ1）	じゃがいも	70
		食塩	0.3
	（付け合わせ2）	たまねぎ	8
		セロリー	2.5
		ズッキーニ	25
		赤ピーマン	25
		黄ピーマン	25
		なす	35
		トマト・缶詰・ホール（食塩無添加）	50

区分	料理名	食品名	摂取量(g)
昼食	（付け合わせ2つづき）	バジル	1
		オリーブ油	10
		食塩	1.5
		こしょう	0.01
	ベビーリーフと柑橘類のサラダ	ベビーリーフ	10
		オレンジ	30
		グレープフルーツ	30
		干しぶどう	5
		オリーブ油	3
		ぶどう酢	2
		カテージチーズ	20
		粒入りマスタード	1
	ミルクゼリー	普通牛乳	150
		砂糖	15
		ゼラチン	1.5
間食	果物	バナナ	80
	きなこドリンク	きな粉	5
		ごま	5
		ヨーグルト（全脂無糖）	40
		普通牛乳	150
夕食	ごはん	こめ（精白米）	130
	豚しゃぶ鍋	豚肉（もも）	140
		にんじん	25
		生しいたけ	30
		ぶなしめじ	30
		えのきたけ	20
		めキャベツ	30
		にら	20
		根深ねぎ	30
		レタス	30
		しそ	3
		しょうが	5
		にんにく	5
	（たれ）	ポン酢しょうゆ	25
		ごま	10
	（大根おろし）	だいこん	50
	ひじきの煮物	干しひじき	8
		大豆（ゆで）	20
		にんじん	10
		しらたき	10
		ごま油	3
		こいくちしょうゆ	4
		合成清酒	4
		かつお・昆布だし汁	40
		砂糖	2
	果物	りんご	70
	ヨーグルト	ヨーグルト（全脂無糖）	100
		プルーン（乾）	15

■栄養指導上のポイント

　疲労回復を図るための炭水化物、ビタミンB群、体づくりのためのたんぱく質など、目的に応じて食材を選択する。また、たんぱく源は偏らないようにする。副菜の数を増やし、野菜を多く摂取できるようにする。その際、加熱して嵩を減らし、味付けにバリエーションをもたせる。夕食の献立は、睡眠の妨げにならないよう消化のよいものとする。

食事区分	エネルギー(kcal)	たんぱく質(g)	脂質(g)	炭水化物(g)	食物繊維(g)	ビタミンA(μgRAE)	ビタミンB₁(mg)	ビタミンB₂(mg)	ビタミンC(mg)	カルシウム(mg)	鉄(mg)	食塩(g)
目標値	3,500	130.0	105.0	500.0	28～35	900	2.1～2.8	2.1～2.8	100～200	1,000～1,200	10～15	12.0
朝食	986	39.7	30.4	149.4	15	454	0.51	0.98	45	702	9.1	4.8
昼食	1,173	49.4	44.9	158.1	23	242	0.78	0.90	149	274	4.3	4.2
夕食	1,085	55.2	31.3	162.8	21	436	1.87	0.91	79	472	7.1	2.7
間食	241	10.1	11.1	29.5	2	74	0.14	0.34	15	287	1.2	0.2
合計	3,485	154.4	117.7	499.8	61	1,206	3.31	3.12	289	1,735	21.6	11.9
PFC比率（%）		17.7	30.4	51.9	PFC比率：エネルギー産生栄養素バランス（％エネルギー）							

スポーツ選手3,500kcal・グリコーゲン・ローディングの食事計画例

区分	料理名	食品名	摂取量(g)
朝食	ごはん	こめ（はいが精米）	180
	焼のり	ほしのり	4
	魚のホイル焼き	まだら	60
		ぶなしめじ	20
		まいたけ	20
		こねぎ	5
		食塩	0.5
		こいくちしょうゆ	1.5
		合成清酒	5
	いんげんのごま和え	さやいんげん	80
		三温糖	4
		こいくちしょうゆ	4
		いりごま	8
	けんちん汁	さといも	50
		ごぼう	20
		にんじん	20
		だいこん	20
		根深ねぎ	15
		板こんにゃく	25
		木綿豆腐	30
		かつお・昆布だし汁	200
		こいくちしょうゆ	5
		合成清酒	5
		食塩	0.5
	ヨーグルト	ヨーグルト(全脂無糖)	100
		砂糖	6
	果物	干し柿	50
間食	カステラ	カステラ	100
	レモンティ	紅茶	150
		レモン・果汁	3
		砂糖	3
昼食	雑煮	もち	200
		こまつな	80
		生しいたけ	20
		にんじん	20
		かつお・昆布だし汁	300
		こいくちしょうゆ	4
		食塩	1.3
		ゆず・果皮	1
	梅肉和え	きゅうり	15
		ながいも	60
		梅干し	5
		しそ	1
		焼きのり	0.5
	果物	バナナ	100

区分	料理名	食品名	摂取量(g)
間食	オープンサンド	フランスパン	65
		カテージチーズ	20
		はちみつ	20
	オレンジジュース	ストレートジュース	200
夕食	コーンごはん	こめ（はいが精米）	160
		スイートコーン・缶詰	60
		食塩	1.1
		合成清酒	20
		昆布だし汁	195
	棒棒鶏	鶏肉（ささみ）	50
		アボカド	40
		トマト	60
		こいくちしょうゆ	2
		三温糖	1
		穀物酢	2.4
		にんにく	1
		しょうが	2
		トウバンジャン	1
		根深ねぎ	8
		いりごま	3
	千切りじゃがいものオイスターソース炒め	じゃがいも	100
		青ピーマン	10
		赤ピーマン	10
		きくらげ（乾）	0.7
		根深ねぎ	5
		三温糖	1
		こいくちしょうゆ	2
		オイスターソース	4
		合成清酒	5
		こしょう	少々
		ごま油	1
	卵スープ	卵	20
		にんじん	15
		たまねぎ	15
		干しえび	5
		干ししいたけ	1.5
		中華だし汁	150
		片栗粉	1
		食塩	0.9
	飲むヨーグルト	ヨーグルト・ドリンクタイプ	150

■栄養指導上のポイント■

　炭水化物とクエン酸を組み合わせてとれる献立とする。使用する食品はたんぱく質および脂質の含有量ができるだけ少ないものを選択し、調理の際も油の量を制限する。夕食に野菜や乳製品を多くとり、翌朝の排便を促す。

食事区分	エネルギー(kcal)	たんぱく質(g)	脂質(g)	炭水化物(g)	食物繊維(g)	ビタミンA(μgRAE)	ビタミンB₁(mg)	ビタミンB₂(mg)	ビタミンC(mg)	カルシウム(mg)	鉄(mg)	食塩(g)
目標値	3,500	87～130	38～58	610～700	28～35	900	2.1～2.8	2.1～2.8	100～200	1,000～1,200	10～15	12.0
朝食	1,078	36.8	12.0	216.1	18	379	0.54	0.60	28	390	5.1	3.1
昼食	613	14.0	1.9	139.8	7	376	0.31	0.29	56	182	3.4	2.6
夕食	1,028	39.5	15.0	189.8	18	203	0.68	0.65	73	616	4.4	4.3
間食	703	17.5	6.9	143.7	3	106	0.25	0.30	86	69	1.5	1.4
合計	3,422	107.7	35.8	689.3	45	1,064	1.79	1.84	243	1,256	14.5	11.4
PFC比率（%）		12.6	9.4	78.0	PFC比率：エネルギー産生栄養素バランス（%エネルギー）							

第7章 環境と栄養

1. ストレス時の栄養

1.1 ストレスと生体反応

　暑熱や寒冷への曝露，騒音，振動，細菌やウイルス感染，薬剤や各種の有害物質，肉体疲労，精神疲労などさまざまな刺激（ストレッサー）が加わり「ひずみ」が生じる。それに対し生体ではホメオスタシス（恒常性の維持）が働き変化が起こる。例えば体温，血圧，血糖値の低下，消化管の活動低下などがみられると，生体は視床下部―脳下垂体―副腎系のホルモン分泌，神経系の活動を促進させ，生体変化を戻そうとする。このような反応を「ストレス」という（図7-1）。

1.2 ストレス時の生体反応

　ストレス時の生体反応は総合的適応反応であり，警告反応期，抵抗期，疲憊期に区分されている（図7-2）。

（1）警告反応期

　ショック状態に陥り有害なストレッサーに対する警告を発し，ストレスに耐えるための内部環境を急速に準備する時期である。ショック相と反ショック相に分けられる。

1）ショック相

　ストレッサーに対し十分に対応できずショックを受けている状態。体温，血圧などの低

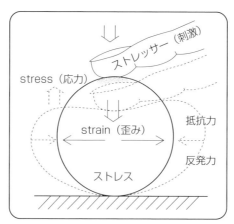

図7-1　ストレスの概念
（Selye. H, 1936 より作図）

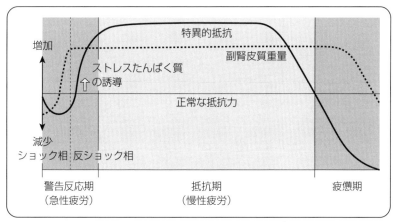

図7-2　ストレスに対する生体の応答
出典）渡邊令子：ストレスと応答栄養，健康・栄養科学シリーズ　応用栄養学改訂
　　　第4版（戸谷誠之ほか編），p.325，南江堂，2012

下，虚脱感などがみられ，外部環境に適応できていない状態である。

2）反ショック相

ショック相で受けたストレッサーに対して，生体のストレス適応反応が本格的に働き始める時期である。

（2）抵　抗　期

ストレッサーが繰り返し生体に作用し続けて，ストレッサーに対して抵抗している状態。適応反応が完成した時期である。

（3）疲　憊　期

長期に及ぶストレス状態によって生体反応が限界に達し，再び体温，血圧などが降下し抵抗力が低下した状態である。

1.3　ストレスとホルモン分泌

ストレス時には主に表7-1に示したホルモンが分泌される。特にグルココルチコイドの分泌が増加することにより体たんぱく質の異化作用が亢進し窒素出納が負に傾く。また，甲状腺ホルモンのサイロキシンによりエネルギー代謝が高まるなど，さまざまなホルモンの作

表7-1　ストレスと主なホルモン

分泌器官	分泌ホルモン	主な作用
脳下垂体前葉	甲状腺刺激ホルモン	甲状腺ホルモンの合成分泌を促進
	副腎皮質刺激ホルモン	副腎皮質ホルモンの合成・分泌を促進
甲状腺	サイロキシン	酸素消費・熱産生を促進
副腎髄質	アドレナリン，ノルアドレナリン	心拍数増加，血圧上昇，糖・脂質代謝の促進
副腎皮質	グルココルチコイド	糖新生，体たんぱく質分解
	ミネラルコルチコイド	ナトリウムの再吸収，カリウムの排泄を促進

出典）三輪一智ほか：第8章ホルモンと生理活性物質，系統看護学講座専門基礎分野　生化学　人体の構造と機能［2］第12版，医学書院，2010

用により代謝が促進される。

1.4 ストレスと栄養

ストレス時には特定のホルモンが合成され，体内での異化が促進されるので十分な栄養素を補給する必要がある。

（1）エネルギー

ストレス時にはエネルギー代謝が30～40％亢進するため，十分なエネルギー摂取が必要である。

（2）たんぱく質

体たんぱく質の異化が促進するため，十分なたんぱく質摂取が必要である。

（3）ビタミン

エネルギー代謝に関与するビタミンB_1，B_2，ナイアシンやたんぱく質代謝に関与するビタミンB_6を十分に摂取する。また，副腎皮質から分泌されるグルココルチコイドの生成にパントテン酸が関与するため，需要が高まる。

ビタミンCは副腎髄質から分泌するアドレナリン，ノルアドレナリン，副腎皮質から分泌されるグルココルチコイドの生成に関与しているため，需要が高まる。ビタミンAは免疫力を高める作用があり，ストレス時には免疫機能低下抑制につながる。

1.5 ストレスと食事計画

ストレス時には代謝亢進が起こるので食事で十分な栄養摂取が求められる。

① 3食規則正しく，一定の時間に食べるよう努める。

② エネルギー代謝が亢進しているので糖質をしっかり摂取する。

③ たんぱく質の異化が亢進しているため，良質たんぱく質（肉，魚，卵，大豆製品）に富んだ食事とする。

④ 糖質，たんぱく質の摂取量増加に伴い，ビタミンB群の豊富な食品を選択する。

⑤ ビタミンC，ビタミンAが十分に摂取できるよう副菜に野菜や果物を取り入れる。

⑥ ストレスにより消化機能が低下している場合は消化の良い食事に努め，食欲が湧くように配慮する。

1.6 ストレスと栄養ケア

（1）栄養アセスメント

① 身長と体重を計測し，BMIを算出する。

② 問診時に過去3か月の体重変化に着目する。

③ 24時間思い出し法や食事記録法により摂取量の把握を行い，ストレスによる摂取量の増減や飲酒量について聞き取る。

（2）食事改善計画作成の要点

食事摂取状況から現状の診断を行い，上記食事計画に基づき優先順位を決定し改善計画を

立てる。3食規則正しく食事ができるように配慮し、ストレスにより摂食量が低下している場合は好みを優先して計画を作成する。3食摂取できない場合は補食の内容と摂取時間の提案をする。過食の傾向が認められる場合は、生化学検査の結果を踏まえ、生活習慣病の発症・重症化予防となるように食事量をコントロールする計画とする。

2. 生活リズムと栄養

2.1 サーカディアンリズム

ヒトの体内は周期性があり自然の状態では約25時間を単位として繰り返される。これをサーカディアンリズム（概日リズム）という。それを外部の刺激により24時間単位へ調節し生活している。これを日内リズムという。この日内リズムを保つことで健康状態が維持され、"ずれ"が生じれば恒常性が崩れ適応能力が低下し、免疫力なども衰え生体に不調が現れる。日内リズムはさまざまな生理機能にみられ、体温・身体機能などは昼間に高くなる。最も大きく影響するのが光の刺激である。

2.2 日内リズムと摂食

日内リズムを持つ生理機能は光の刺激に最も影響を受けるが、消化・吸収能力は摂食に影響を受ける。摂取した食事の量や内容に合わせて変化するが、規則的に食事をとることによって、決まった時間に酵素活性を高めて代謝の準備が体内で行われるのである。

2.3 日内リズムの乱れ

夜間勤務者やシフト勤務者では日内リズムを乱し体調不良を訴える人が多くなる。睡眠・覚醒リズムの障害、不定愁訴、消化器系障害などである。

昼夜逆転生活をすると体温リズムは最初の4日は最高体温と最低体温の差が小さく、リズムは安定していないが、徐々にリズムができてくる。他の日内リズムを示す生理機能も4日から1週間ほどでリズムができてくる。昼夜転倒シミュレーション実験においては食事時間と内容、昼間の睡眠環境を整え、完全に逆転させることにより生体がそのリズムに適応した（図7-3）。しかしながら、夜勤労働者やシフト勤務者では完全に昼夜が逆転した状態ではないことからさまざまな生理機能に乱れが生じ、体調不良を訴える者が多い。

2.4 交代勤務者の栄養ケア

夜間勤務者・シフト勤務者では夜間に食事をとることにより体内での消化・吸収、代謝などの反応が通常とは異なり摂食量が低下しやすいことと、適切な時間や回数の食事が摂取できないことにより栄養不足になることが考えられる。

また、睡眠不足により空腹感を促すグレリンの分泌が増え、食欲を抑えるレプチンの分泌が減少する。このことにより過食となり肥満のリスクが高くなる。

栄養ケアはストレス時を参考に行う。ヒトのサーカディアンリズムは25時間周期である

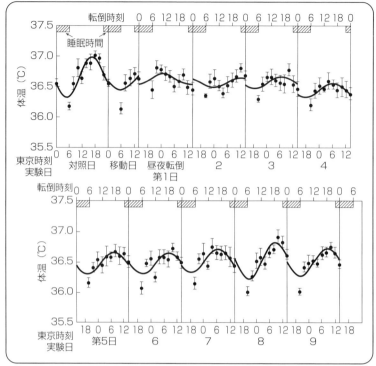

図7-3　昼夜転倒シミュレーション実験中の体温の日内リズムの推移
出典）万木良平：環境適応の生理衛生学，朝倉書店，1987

ことから，日勤から夜勤へずらす方が適応しやすい。生活時間をアセスメントし，活動時間から逆算して，通常の生活パターンをずらすことが有効と考える。食事量は十分に摂取できるように計画を立て，食事量が確保できない場合は補食も考慮に入れることが必要である。また，勤務後は十分な休養と睡眠が確保できるように環境を整える工夫も必要である。栄養素等の摂取不足や過食による肥満などのリスクを十分に考慮し食事改善計画を立案する必要がある。

　大規模疫学調査の結果，夜間勤務者・シフト勤務者では冠動脈疾患による死亡リスクが2倍になり，BMI 26以上の肥満リスクは5倍になることが示されている（図7-4，7-5）。

③. 特殊環境における栄養の特性

3.1　温度環境と栄養

　人間は恒温動物であり，外気温にかかわらず一定の体温になるように体熱の産生と放散を繰り返して調節を行っている。高温環境においては発汗による気化熱と末梢血管の拡張により，体温は放散されやすくなる。逆に低温環境では骨格筋の収縮により「ふるえ」が生じ，熱を発生させ体温を上昇させる。

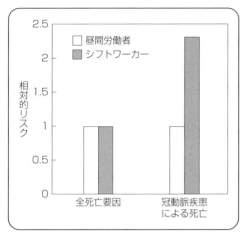

図7-4　昼夜交代勤務者の冠動脈疾患による死亡リスク

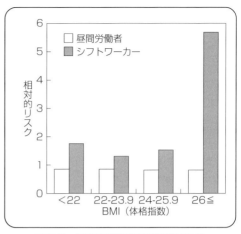

図7-5　昼夜交代勤務者の肥満リスク

出典）Fujino Y, Iso H, Tamakoshi A et al.：A prospective cohort study of shift work and risk of ischemic heart disease in Japanese male workers. Am J Epidemiol, 164, 128-135, 2006

（1）高温環境における熱中症と水分・電解質補給

　高温環境でスポーツ活動や労働を行うと，発汗により水分と同時にナトリウムなどの電解質が排泄され体内バランスが崩れ，体温調節機能が破綻した状態を熱中症と呼ぶ。高齢者では日常生活の中で起こる非労作性熱中症の発生頻度が高い。熱中症は熱失神，熱けいれん，熱疲労（熱疲憊），熱射病に分けられる（表7-2）。

1）栄養ケア

① 水分補給

　体重の2％の水分が失われると運動機能や体温調節能力が低下するので，体重減少が2％

表7-2　熱中症の種類と症状，対処方法

分　類	病　型	症　状	対　処
Ⅰ　度	熱失神	皮膚血管拡張によって血圧が低下，脳血流が減少して起こる。めまい，失神が起こる。顔面蒼白，脈拍が速く，弱くなる。	涼しい場所に運び，衣類を緩めて寝かせ，水分補給を補給すれば回復する。塩分（0.1～0.2％食塩水）と糖分を適切に含んだものが推奨される。現実的には市販の経口補水液が望ましい。
	熱けいれん	大量の汗をかき，水だけを補給すると血液の塩分濃度が低下し起こる。足，腕，腹部の筋肉に痛みを伴ったけいれんが起こる。	
Ⅱ　度	熱疲労	脱水により脱力感，倦怠感，めまい，頭痛，吐き気が起こる。	涼しい場所に運び，体を冷やし，水分と塩分を補給する。水分補給ができない場合は，点滴を受ける必要がある。
Ⅲ　度	熱射病	異常な体温上昇（40℃以上）により中枢神経に異常をきたした状態。意識障害（反応が鈍い，言動がおかしい，意識がない）が起こり，死亡率が高い。	最も重症度が高く，頸，腋下や足の付け根など太い血管のある部分に氷やアイスパックをあて，体を冷やしながら一刻も早く病院へ搬送する。

出典）環境省：熱中症環境保健マニュアル，2020，日本スポーツ協会：スポーツ活動中の熱中症予防ガイドブック，2019，日本救急医学会：熱中症診療ガイドライン，2015

を超えないように水分補給をする。高温環境においては汗で失われた水分と同時に電解質が失われるため，水分の補給時には0.1～0.2％の食塩水が適している。また，経口補水液は水分と電解質が素早く吸収され，体液として保持されやすいため脱水症状の改善が早い。摂取方法はコップ1杯程度（200mL）をこまめに摂取するように心がける。

② 栄養補給

高温環境において食欲の減退から体調不良を訴える者が多い。摂食量が減少すると必然的に水分も摂取量が減り，脱水・熱中症になりやすい。3食規則正しく摂取し，汗で失った水分と電解質を補うことが重要である。しかし，日本人の食塩摂取量は多く，高温環境において増やす必要はない。生活習慣病予防の観点から「日本人の食事摂取基準（2020年版）」の目標量を超えないことが望ましい。

高温環境ではストレス時と同様に代謝が亢進するので，たんぱく質の補給と同時にビタミンB群，ビタミンCの補給が重要となる。

（2）低温環境における熱産生

低温環境においては寒冷刺激により「ふるえ」が生じ骨格筋での熱産生が亢進する。このエネルギーは100％熱となる。低温環境に生体が適応すると褐色脂肪細胞による非ふるえ熱産生機構が働く。この代謝調節には交感神経が関与し，ノルアドレナリンの分泌が亢進する。副腎皮質ホルモンも関与しグルコース取り込みや脂肪分解を促進し，さらに甲状腺ホルモン分泌も亢進し，代謝が亢進する。

1）栄養ケア

低温環境では代謝亢進に伴いエネルギーの補給とともに，代謝にかかわるビタミンB群の十分な摂取が必要となる。各種ホルモンの生成にかかわるビタミンCの需要が高まるため補給に努める。たんぱく質は食事誘発性体熱産生（DIT）を高めるので高たんぱく質食とする。

3.2　気圧環境と栄養

日常生活は1気圧（760mmHg）で営まれているが，潜水作業やスキューバダイビングでは高圧環境に曝露され，3,000m以上の高地や登山では低圧環境に曝露される。

（1）高圧環境

水中では水深10mごとに1気圧の水圧が加わる。これにより肺や気道などが変形し換気量が低下するとともに，水中は低温環境でもあるため体熱放散が増大する。潜水作業では窒素・ヘリウム・酸素の混合ガスが使用されており，ヘリウムは熱伝導率が大きいことから呼吸による熱損失が大きい。

1）栄養ケア

高圧そのものはエネルギー代謝に影響しないといわれている。したがって低温に対する熱放散を考慮し，エネルギー摂取量の増加とビタミンB群の摂取に努めることが重要である。また，高酸素に曝露されるため活性酸素の生成抑制と除去のため，抗酸化作用のあるビタミンA，ビタミンCやビタミンEの摂取を考慮に入れるべきである。

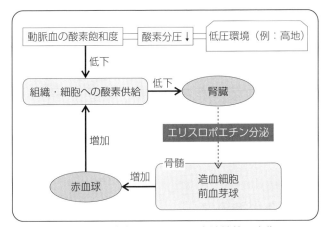

図7-6　低酸素状態における血液性状の変化
出典）田村明：イラスト応用栄養学，東京教学社，2014

（2）低 圧 環 境

　低圧環境は低酸素環境でもある。気圧の低下は吸気中の酸素分圧の低下をもたらし，動脈血の酸素飽和度も低下するので組織・細胞への酸素供給が不足する。したがって，酸素を必要とするエネルギー代謝が低下する。これに対し，生体は酸素の取り込み，運搬機能亢進のために呼吸・循環器系が代償的に働き，安静時の心拍数は増加し，心拍出量を増加させ組織への酸素供給量を高める。また，酸素解離曲線が右へ移動しヘモグロビンが組織で酸素を離しやすくなり，組織へ酸素を供給できるようになる。

　低圧環境が長期化すると血液性状の変化がみられる。腎臓からのエリスロポエチン分泌が亢進することで，赤血球数が増加し，ヘモグロビン濃度，ヘマトクリット，循環血液量が増加し，活動筋への酸素運搬能力を向上させる（図7-6）。

1）栄 養 ケ ア

　低圧環境では一般的に脱水と食欲減退による体重減少が起こる。脱水は高所における湿度の低下，肺換気量の増大，発汗により引き起こされる。しかし，口渇を感じないため飲水量が減り，脱水を助長する。低圧環境では酸素の供給が不十分なため，骨格筋のグリコーゲン分解と解糖が亢進する。

① 水分補給

　高所では1日3～4Lの水分が必要とされる。口渇を感じないため，こまめな水分補給に努める。発汗により電解質バランスを崩すので，水分と同時に塩分，ミネラル補給に努める。

② 栄養補給

　エネルギー代謝は解糖系が亢進するため，糖質を十分摂取することが重要である。同時に糖質の代謝に必要なビタミンB群も補給に努める。高所では紫外線照射も多くなるため，抗酸化作用のあるビタミンA，ビタミンCやビタミンEの摂取にも配慮が必要である。赤血球増加に対しては良質のたんぱく質や鉄を十分に摂取する必要がある。しかし，食欲が減退しているので，香辛料による食欲増進や少量で栄養価の高い食事が望ましい。

4. 災害時の栄養

4.1　災害時の栄養支援

　災害時では生活環境の変化によりさまざまなストレスを受けることとなる。被災後，避難生活が強いられた場合，ライフラインが復旧していない，配給される支援物資が限られる，飲料水が少ないなどの状況が考えられる。また，不安により食欲が減退していることもある。これらのことを十分に理解するとともに，支援者自身の健康管理にも注意し被災者を支援することが求められる。

4.2　災害発生に伴う栄養問題

　災害時では飲食物や調理施設が限られることから栄養問題が発生しやすい。

① 水分摂取を控えることなどによる脱水。

② 支援物資が限られる，冷たく硬い食品が多いなどで食事回数や量が減る。

③ ごはん・パン・カップめんなど炭水化物中心の食事となりやすい。

④ 生鮮食品が不足し，たんぱく質，ビタミン，ミネラル，食物繊維が摂取しづらい。

以上の理由から栄養バランスが崩れ体調不良や疾患の悪化が懸念される。

4.3　避難所における栄養支援

（1）避難所で確認事項

　避難所により1日1食おにぎりのみなどの場合もあれば，1日3食で食料が十分に確保されている場合もあり，それぞれ異なる実情を把握し，具体的な支援の方向性を検討する。

1）避難所の状況

　①水道・ガス・電気などライフラインおよび燃料，②専門家や協力者の人数，③炊き出しのための調理機材，④支援物資の種類と量などを把握する。

2）避難住民の状況

　①人数・年齢構成，②特別な配慮の必要な者（乳幼児，妊婦・授乳婦，食事制限が必要な者，食物アレルギーのある者，高齢者で嚥下・咀嚼困難な者など）を把握する。

（2）食事の確保と支援

　避難生活において健康を維持するためには，エネルギーの確保が第一となる。表7-3を参考に1か月未満では備蓄食料，支援物資などで食料を確保し，水分とエネルギーを摂取できるように配慮する。また，熊本地震や，その後の平成30年7月豪雨の際にも発出された表7-4，7-5も参考になる。

　支援物資としておにぎり・パン・カップめんなど炭水化物が主となり生鮮品が少ないため，たんぱく質，ビタミン，ミネラル，食物繊維が不足しやすくなる。避難生活が長期化してきた場合，1～3か月ほどは体内貯蔵量が短いエネルギーと栄養素（たんぱく質，ビタミンB_1，ビタミンB_2，ビタミンC）の補給を優先できるよう支援物資の状況を確認しながら，可能な範囲でこれらの補給を進める。具体的には麦や強化米，雑穀があれば白米と一緒に炊くこ

表7-3　避難所における食事提供の計画

1か月未満	・水分およびエネルギーの確保
1～3か月	・最低限の必要量の確保（体内貯蔵量が短い栄養素の補給を優先） 　→エネルギー，たんぱく質，ビタミンB₁，ビタミンB₂，ビタミンC ・食事回数，食事量の確保 ・栄養素添加食品（強化米など）の利用も視野に入れる
3～6か月	・対象特性に応じた栄養素の摂取不足への配慮 　→カルシウム，ビタミンA，鉄 ・エネルギーや特定の栄養素の過剰摂取への配慮 ・主食，主菜，副菜が揃う食事の確保
6か月以上	・生活習慣病の一次予防への配慮 ・各人の栄養課題に対応した主食，主菜，副菜が揃う食事の確保

出典）厚生労働省健康局がん対策・健康増進課：「地域における行政栄養士による健康づくり
及び栄養・食生活の改善の基本指針」を実践するための資料集，平成25年4月

表7-4　避難所における食事提供の評価・計画のための栄養の参照量
―エネルギーおよび主な栄養素について―

目　的	エネルギー・栄養素	1歳以上，1人1日当たり
エネルギー摂取の過不足の回避	エネルギー	$1,800 \sim 2,200$ kcal
栄養素の摂取不足の回避	たんぱく質	55 g以上
	ビタミンB₁	0.9 mg以上
	ビタミンB₂	1.0 mg以上
	ビタミンC	80 mg以上

※日本人の食事摂取基準（2015年版）で示されているエネルギーおよび各栄養素の値を基
に，平成27年国勢調査結果（愛媛県，岡山県，広島県）で得られた性・年齢階級別の人
口構成を用いて加重平均により算出。

表7-5　避難所における食事提供の評価・計画のための栄養の参照量
―対象特性に応じて配慮が必要な栄養素について―

目　的	栄養素	配慮事項
栄養素の摂取不足の回避	カルシウム	骨量が最も蓄積される思春期に十分な摂取量を確保する観点から，特に6～14歳においては，600 mg/日を目安とし，牛乳・乳製品，豆類，緑黄色野菜，小魚など多様な食品の摂取に留意すること
	ビタミンA	欠食による成長阻害や骨および神経系の発達抑制を回避する観点から，成長期の子ども，特に1～5歳においては，300 µgRAE/日を下回らないよう主菜や副菜（緑黄色野菜）の摂取に留意すること
	鉄	月経がある場合には，十分な摂取に留意するとともに，特に貧血の既往があるなど個別の配慮を要する場合は，医師・管理栄養士等による専門的評価を受けること
生活習慣病の予防	ナトリウム（食塩）	高血圧の予防の観点から，成人においては，目標量（食塩相当量として，男性8.0 g未満/日，女性7.0 g未満/日*）を参考に，過剰摂取を避けること

＊編集部注：「日本人の食事摂取基準（2015年版）」の目標量である。
出典）表7-4，表7-5ともに，厚生労働省健康局健康課事務連絡：避難所における食事提供に係る適切な
栄養管理の実施について，平成30年8月1日

とや分つき米の利用である。主食以外の食品では果汁100％ジュースや野菜ジュースの利用，ビタミン・ミネラルの表示を見てこれらが強化された食品（ふりかけ，飲料，菓子など），栄養ドリンクや栄養機能食品を利用する。3か月以降は主食・主菜・副菜がそろう食事の確保を行いつつ，特定の栄養素の過不足，生活習慣病の一次予防を視野に入れた支援とする。

（3）避難所における食事提供に係る栄養管理の留意事項

1）利用者の状況やニーズに応じた食事提供

① 食事提供のための栄養量の算定は利用者の性・年齢構成に沿ったものとする。

② 食事提供の計画に当たっては強化米など栄養素添加食品の利用も含め，必要な栄養素量の確保に努める。食事提供後は残食量，利用者の摂取状況等を観察・評価し，提供量の調整（増減）を図る。

③ 献立の作成は食欲不振等にならないよう，利用者の希望や食べやすいメニューを取り入れ，メニューの多様化や適温食の提供に配慮する。

④ 高齢者や疾病を持つ者など個別対応が必要な場合，ニーズの把握に努め，栄養補助食品を活用しつつ，適切な支援を行う。また，アレルギー対応食品の要望があった場合，適切に支援する。治療を目的とした栄養管理が必要な場合は医療機関での専門的支援につなぐ体制を確保する。

⑤ 食中毒防止のため食事や食品の管理，調理・配膳方法等は衛生的に行い，大型冷蔵庫の確保など避難所の環境整備を図る。

2）健康・栄養管理のための情報提供

① 糖尿病や高血圧など食事管理が必要な場合，食事の内容や量の調整ができるよう，可能な範囲で提供食のエネルギー，食塩量等の情報提供やエネルギー量の異なる選択メニューの導入などを検討する。例えば，弁当やインスタント食品が提供される場合は食塩摂取量が増加しやすいため，「塩分濃度の濃いものは残す」，「炊きだしのみそ汁は薄める」など対象者に見合った情報を提供する。

② 利用者が適切な体重を維持できるよう提供食のエネルギー量を調節し，健康管理の観点から，避難所に体重計を用意するなど利用者自身が計測できる環境をつくる。

③ 避難所の食事提供以外に利用者自身が食品を購入できる場合には，避難所で提供される食事で不足しがちな食品を推奨するなど，健康管理につながる情報を提供する。

（4）食事に注意が必要な対象者への配慮

食物アレルギーや疾病による食事制限（腎臓病，糖尿病，高血圧など）が必要な者，乳幼児，妊婦，授乳婦，嚥下困難な高齢者などはできるだけ早く把握する。これらの食事に注意が必要な人は，不適切な食事の影響がより強く，長期間生じる可能性があるため，必要な食材については災害対策本部など関係機関を通じ要請を出し，対策を講じる必要がある。

（5）避難所における食品構成例

避難所における食品構成例を表7-6に示した。各食品群から偏らずに提供できるよう配慮する。菓子パンや菓子類は災害直後の食料確保が十分でない時期のエネルギー確保には活用できるが，長期間の活用に際しては過剰摂取となりかねないため留意が必要である。

表7-6　避難所における食品構成例

食品群	パターン1 （加熱調理が困難な場合）		パターン2 （加熱調理が可能な場合）	
	1日当たり の回数※1	食品例および1回当たりの量 の目安	1日当たり の回数※1	食品例および1回当たりの量 の目安
穀類	3回	●ロールパン2個 ●コンビニおにぎり2個 ●強化米入りごはん1杯	3回	●ロールパン2個 ●コンビニおにぎり2個 ●強化米入りごはん1杯
いも・野菜類	3回	●さつまいも煮レトルト3枚 ●干しいも2枚 ●野菜ジュース（200mL）1缶 ●トマト1個ときゅうり1本	3回	●下記の内1品 　肉入り野菜たっぷり汁物　1杯 　肉入り野菜煮物（ひじきや切干しだいこん等乾物利用も可）　1皿 　レトルトカレー　1パック 　レトルトシチュー　1パック 　牛丼　1パック ●野菜の煮物　1パック（100g） ●生野菜（トマト1個など）
魚介・肉・卵・豆類	3回	●魚の缶詰　1/2缶 ●魚肉ソーセージ1本 ●ハム　2枚 － ●豆缶詰　1/2缶 ●豆レトルトパック　1/2パック ●納豆　1パック	3回	●魚の缶詰　1/2缶 ●魚肉ソーセージ1本 ●カレー，シチュー，牛丼，いも・野菜の汁物，煮物に含まれる肉類 ●卵1個 ●豆缶詰　1/2缶 ●豆レトルトパック　1/2パック ●納豆　1パック
乳類	1回	●牛乳（200mL）1本 ●ヨーグルト　1パック＋プロセスチーズ1つ	1回	●牛乳（200mL）1本 ●ヨーグルト　1パック＋プロセスチーズ1つ
果物類	1回	●果汁100%ジュース（200mL）1缶 ●果物缶詰1カップ程度 ●りんご，バナナ，みかんなど1～2個	1回	●果汁100%ジュース（200mL）1缶 ●果物缶詰1カップ程度 ●りんご，バナナ，みかんなど1～2個

　水（水分）を積極的に摂取するように留意する。
※1：「1日当たりの回数」を基本に「食品例」の●を選択する。例えば，穀類で「1日当たりの回数」が
　　3回であれば，朝：●ロールパン2個，昼：●コンビニおにぎり2個，夕：●コンビニおにぎり2個，
　　といった選択を行う。
出典）国立健康・栄養研究所，平成23年度厚生労働科学研究費補助金，循環器疾患・糖尿病等生活習慣病
　　　対策総合研究事業「日本人の食事摂取基準の改定と活用に資する総合研究」活用研究班，2011，一部
　　　改変

コラム　乳児の栄養について

　災害時における乳児の注意点として脱水がある。特に母乳栄養の場合，母親がストレスを
受けることにより食事・水分が十分に摂取できないなどが原因で，母乳量が減少もしくは一
時的に止まってしまうことがある。母乳不足の場合は粉ミルクや液体ミルクの利用を検討す
る。粉ミルクの調製には飲用水が必要となるが，硬度の高いミネラルウォーターは腎臓に負
担がかかり消化不良を引き起こす可能性があるため，軟水が望ましい。液体ミルクについて
は，p.21コラム参照。

災害時の授乳および離乳に関する支援

（厚生労働省「授乳・離乳の支援ガイド（2019年改定）」，p.26「事例4－①」より）

概要・目的

○ 2007年の新潟県中越沖地震以降，大規模な災害が発生した際は，避難所等で生活している妊産婦および乳幼児に対する専門的な支援を行う際のポイントを整理して，地方自治体および関係団体等へ周知。

○ 過去の災害支援を踏まえて，支援のポイントの検証・更新を行うことで，避難所等での支援の改善を図る。

妊産婦および乳幼児等に対する支援のポイント（概要）

1. 妊産婦，乳幼児の所在を把握する。
2. 要援護者として生活環境の確保，情報伝達，食料・水の配布等に配慮する。
3. 健康と生活への支援
4. 妊婦健診や出産予定施設の把握をし，必要に応じて調整をする。
5. 乳幼児の保健・医療サービス利用状況の把握と支援
6. 気をつけたい症状
7. 災害による生活の変化と対策について

　食事・水分

　　乳児は，母乳または粉ミルクを続けるよう声かけをする。離乳食が始まっている場合で，適当な固さの食品が確保できない場合は，大人用の食事をつぶしたり，お湯を加えて粥状にして食べさせるように伝える。調理調達体制が整っている場合は，入手可能な食材で，粥状にして食べさせるように伝える。

　授　乳

- 母乳育児をしていた場合は，ストレスなどで一時的に母乳分泌が低下することもあるが，おっぱいを吸わせられるよう，安心して授乳できるプライベートな空間を確保できるよう配慮する。なお，助産師等の専門職により，母乳不足や母親の疲労が認められる等，総合的に母子の状況を判断し，必要に応じて粉ミルクによる授乳も検討する。
- 調乳でペットボトルの水を使用する場合は，赤ちゃんの腎臓への負担や消化不良などを生じる可能性があるため，硬水（ミネラル分が多く含まれる水）は避ける。
- 哺乳瓶の準備が難しい場合は，紙コップや衛生的なコップなどで代用する。残ったミルクは処分する。
- コップを煮沸消毒や薬液消毒できないときは，衛生的な水でよく洗って使う。

8. その他
- 食料（アレルギー対応食品含む），離乳食，粉ミルク，おむつなどの物資については，避難所等ごとに必要量を把握しておく。

授乳を行うに当たっての配慮

○ 避難所でも安心して授乳できるスペースの確保

「特殊栄養食品ステーション」での取り組み

○ 被災された方からの相談を受け，状況を踏まえて必要な食品（アレルギー対応食，母乳代替食品，離乳食等）を提供・管理

資　料

資料1　日本人の食事摂取基準（2020年版）から

参照体重における基礎代謝量

性　別	男　性			女　性		
年齢（歳）	基礎代謝基準値 (kcal/kg 体重/日)	参照体重 (kg)	基礎代謝量 (kcal/日)	基礎代謝基準値 (kcal/kg 体重/日)	参照体重 (kg)	基礎代謝量 (kcal/日)
1〜2	61.0	11.5	700	59.7	11.0	660
3〜5	54.8	16.5	900	52.2	16.1	840
6〜7	44.3	22.2	980	41.9	21.9	920
8〜9	40.8	28.0	1,140	38.3	27.4	1,050
10〜11	37.4	35.6	1,330	34.8	36.3	1,260
12〜14	31.0	49.0	1,520	29.6	47.5	1,410
15〜17	27.0	59.7	1,610	25.3	51.9	1,310
18〜29	23.7	64.5	1,530	22.1	50.3	1,110
30〜49	22.5	68.1	1,530	21.9	53.0	1,160
50〜64	21.8	68.0	1,480	20.7	53.8	1,110
65〜74	21.6	65.0	1,400	20.7	52.1	1,080
75以上	21.5	59.6	1,280	20.7	48.8	1,010

身体活動レベル別にみた活動内容と活動時間の代表例

	低い（Ⅰ）	ふつう（Ⅱ）	高い（Ⅲ）
身体活動レベル[1]	1.50 (1.40〜1.60)	1.75 (1.60〜1.90)	2.00 (1.90〜2.20)
日常生活の内容	生活の大部分が座位で，静的な活動が中心の場合	座位中心の仕事だが，職場内での移動や立位での作業・接客等，通勤・買い物での歩行，家事，軽いスポーツ，のいずれかを含む場合	移動や立位の多い仕事への従事者，あるいは，スポーツ等余暇における活発な運動習慣を持っている場合
中程度の強度（3.0〜5.9メッツ）の身体活動の1日当たりの合計時間（時間/日）	1.65	2.06	2.53
仕事での1日当たりの合計歩行時間（時間/日）	0.25	0.54	1.00

[1]　代表値。（　）内はおよその範囲。

年齢階級別に見た身体活動レベルの群分け（男女共通）

身体活動レベル	レベルⅠ（低い）	レベルⅡ（ふつう）	レベルⅢ（高い）
1～ 2（歳）	－	1.35	－
3～ 5（歳）	－	1.45	－
6～ 7（歳）	1.35	1.55	1.75
8～ 9（歳）	1.40	1.60	1.80
10～11（歳）	1.45	1.65	1.85
12～14（歳）	1.50	1.70	1.90
15～17（歳）	1.55	1.75	1.95
18～29（歳）	1.50	1.75	2.00
30～49（歳）	1.50	1.75	2.00
50～64（歳）	1.50	1.75	2.00
65～74（歳）	1.45	1.70	1.95
75以上（歳）	1.40	1.65	－

成長を伴う組織増加分のエネルギー（エネルギー蓄積量）

性　別	男　性				女　性			
	A. 参照体重（kg）	B. 体重増加量（kg/年）	組織増加分 C. エネルギー密度（kcal/g）	組織増加分 D. エネルギー蓄積量（kcal/日）	A. 参照体重（kg）	B. 体重増加量（kg/年）	組織増加分 C. エネルギー密度（kcal/g）	組織増加分 D. エネルギー蓄積量（kcal/日）
年齢等								
0～ 5(月)	6.3	9.4	4.4	115	5.9	8.4	5.0	115
6～ 8(月)	8.4	4.2	1.5	15	7.8	3.7	1.8	20
9～11(月)	9.1	2.5	2.7	20	8.4	2.4	2.3	15
1～ 2(歳)	11.5	2.1	3.5	20	11.0	2.2	2.4	15
3～ 5(歳)	16.5	2.1	1.5	10	16.1	2.2	2.0	10
6～ 7(歳)	22.2	2.6	2.1	15	21.9	2.5	2.8	20
8～ 9(歳)	28.0	3.4	2.5	25	27.4	3.6	3.2	30
10～11(歳)	35.6	4.6	3.0	40	36.3	4.5	2.6	30
12～14(歳)	49.0	4.5	1.5	20	47.5	3.0	3.0	25
15～17(歳)	59.7	2.0	1.9	10	51.9	0.6	4.7	10

体重増加量（B）は，比例配分的な考え方により，参照体重（A）から以下のようにして計算した。
例：9～11か月の女性における体重増加量（kg/年）
$X = 〔(9～11 か月（10.5か月時）の参照体重）－(6～8 か月（7.5か月時）の参照体重)〕/〔0.875（歳）－0.625（歳）〕+〔(1～2歳の参照体重)－(9～11か月の参照体重)〕/〔2（歳）－0.875（歳）〕$
体重増加量 $= X/2$
　$= 〔(8.4 - 7.8)/0.25 + (11.0 - 8.4)/1.125〕/2$
　$≒ 2.4$
組織増加分のエネルギー密度（C）は，アメリカ・カナダの食事摂取基準より計算。
組織増加分のエネルギー蓄積量（D）は，組織増加量（B）と組織増加分のエネルギー密度（C）の積として求めた。

資料2-1

（参考様式）※「保育所におけるアレルギー対応ガイドライン」(2019年改訂版)

保育所におけるアレルギー疾患生活管理指導表（食物アレルギー・アナフィラキシー・気管支ぜん息）

名前 ＿＿＿＿＿ 男・女 ＿＿年＿＿月＿＿日生（＿＿歳＿＿ヶ月）＿＿＿組 提出日 ＿＿年＿＿月＿＿日

※ この生活管理指導表は、保育所の生活において特別な配慮や管理が必要となった子どもに限って、医師が作成するものです。

病型・治療	保育所での生活上の留意点	★保護者 電話： ★連絡医療機関 医療機関名： 電話：

食物アレルギー（あり・なし）　アナフィラキシー（あり・なし）

病型・治療

A. 食物アレルギー病型
1. 食物アレルギーの関与する乳児アトピー性皮膚炎
2. 即時型
3. その他（新生児・乳児消化管アレルギー・口腔アレルギー症候群・
　食物依存性運動誘発アナフィラキシー・その他　　　　　）

B. アナフィラキシー病型
1. 食物（原因：　　　　　　　　　　　　　　　　）
2. その他（医薬品・食物依存性運動誘発アナフィラキシー・ラテックスアレルギー・
　昆虫・動物のフケや毛）

C. 原因食品・除去根拠 該当する食品の番号に○をし、かつ（　）内に除去根拠を記載

[除去根拠] 該当するものを全て（　）内に番号を記載
① 明らかな症状の既往
② 食物負荷試験陽性
③ IgE抗体等検査結果陽性
④ 未摂取

1. 鶏卵（　　　）
2. 牛乳・乳製品（　　　）
3. 小麦（　　　）
4. ソバ（　　　）
5. ピーナッツ（　　　）
6. 大豆（　　　）
7. ゴマ（　　　）
8. ナッツ類*（　　　）（すべて・クルミ・カシューナッツ・アーモンド・　）
9. 甲殻類*（　　　）（すべて・エビ・カニ・　）
10. 軟体類・貝類*（　　　）（すべて・イカ・タコ・ホタテ・アサリ・　）
11. 魚卵*（　　　）（すべて・イクラ・タラコ・　）
12. 魚類*（　　　）（すべて・サバ・サケ・　）
13. 肉類*（　　　）（鶏肉・牛肉・豚肉・　）
14. 果物類*（　　　）（キウイ・バナナ・　）
15. その他（　　　　　　　）
*（　）の中の該当する項目に○をするか具体的に記載すること

D. 緊急時に備えた処方薬
1. 内服薬（抗ヒスタミン薬・ステロイド薬）
2. アドレナリン自己注射薬「エピペン®」
3. その他（　　　）

保育所での生活上の留意点

A. 給食・離乳食
1. 管理不要
2. 管理必要（管理内容については、病型・治療のC. 欄及びE. 欄を参照）

B. アレルギー用調整粉乳
1. 不要
2. 必要　下記該当ミルクに○、又は（　）内に記入
　ミルフィーHP ・ ニューMA-1 ・ MA-mi ・ ペプディエット ・ エレメンタルフォーミュラ
　その他（　　　　　　）

**C. 除去食品においてより厳しい除去
が必要なもの**
病型・治療のC. 欄で除去の際に、より厳しい除去
が必要となるもののみに○をつける
※本欄に○がついた場合、該当する食品を使
用した料理については、給食対応が困難となる
場合があります。
1. 鶏卵：　卵殻カルシウム
2. 牛乳・乳製品：　乳糖
3. 小麦：　醤油・酢・麦茶
6. 大豆：　大豆油・醤油・味噌
7. ゴマ：　ゴマ油
12. 魚類：　かつおだし・いりこだし
13. 肉類：　エキス

D. 食物・食材を扱う活動
1. 管理不要
2. 原因食材を教材とする活動の制限（　　　）
3. 調理活動時の制限（　　　）
4. その他（　　　）

E. 特記事項
（その他に特別な配慮や管理が必要な事項がある場合に
は、医師が保護者と相談のうえ記載。対応内容は保育所
が保護者と相談のうえ決定）
（　　　　　　　　　　　　　）

記載日 ＿＿年＿＿月＿＿日
医師名 ＿＿＿＿＿＿
医療機関名 ＿＿＿＿＿
電話 ＿＿＿＿＿

気管支ぜん息（あり・なし）

病型・治療

A. 症状のコントロール状態
1. 良好
2. 比較的良好
3. 不良

B. 長期管理薬（短期追加治療薬を含む）
1. ステロイド吸入薬
　剤形：
　投与量（日）：
2. ロイコトリエン受容体拮抗薬
3. DSCG吸入薬
4. ベータ刺激薬（内服・貼付薬）
5. その他（　　　）

C. 急性増悪（発作）治療薬
1. ベータ刺激薬吸入
2. ベータ刺激薬内服
3. その他（　　　）

D. 急性増悪（発作）時の対応
（自由記載）
（　　　　　　　　　　　　）

保育所での生活上の留意点

A. 寝具に関して
1. 管理不要
2. 防ダニシーツ等の使用
3. その他の管理が必要（　　　）

B. 動物との接触
1. 管理不要
2. 動物への反応が強いため不可
　動物名（　　　）
3. 飼育活動等の制限（　　　）

C. 外遊び、運動に対する配慮
1. 管理不要
2. 管理必要
　（管理内容　　　　　）

D. 特記事項
（その他に特別な配慮や管理が必要な事項がある場合に
は、医師が保護者と相談のうえ記載。対応内容は保育所
が保護者と相談のうえ決定）
（　　　　　　　　　　　　　）

記載日 ＿＿年＿＿月＿＿日
医師名 ＿＿＿＿＿＿
医療機関名 ＿＿＿＿＿
電話 ＿＿＿＿＿

● 保育所における日常の取り組み及び緊急時の対応に活用するため、本表に記載された内容を保育所の職員及び消防機関・医療機関等と共有することに同意しますか。
・ 同意する
・ 同意しない

保護者氏名 ＿＿＿＿＿＿

資料2-2

（参考様式）※「保育所におけるアレルギー疾患対応ガイドライン」（2019年改訂版）

保育所におけるアレルギー疾患生活管理指導表 （アトピー性皮膚炎・アレルギー性結膜炎・アレルギー性鼻炎）

名前＿＿＿＿＿＿＿＿＿＿　男・女　＿＿＿＿年＿＿月＿＿日生（＿＿＿歳＿＿＿ヶ月）　＿＿＿＿組　　　提出日　＿＿＿＿年＿＿月＿＿日

※ この生活管理指導表は、保育所の生活において特別な配慮や管理が必要となった子どもに限って、医師が作成するものです。

アトピー性皮膚炎（あり・なし）

病型・治療

A. 重症度のめやす（厚生労働科学研究班）
1. 軽症：面積に関わらず、軽度の皮疹のみみられる。
2. 中等症：強い炎症を伴う皮疹が体表面積の10%未満にみられる。
3. 重症：強い炎症を伴う皮疹が体表面積の10%以上、30%未満にみられる。
4. 最重症：強い炎症を伴う皮疹が体表面積の30%以上にみられる。

※軽度の皮疹：軽度の紅斑、乾燥、落屑主体の病変
※強い炎症を伴う皮疹：紅斑、丘疹、びらん、浸潤、苔癬化などを伴う病変

B-1. 常用する外用薬
1. ステロイド軟膏
2. タクロリムス軟膏（「プロトピック®」）
3. 保湿剤
4. その他（　　　　）

B-2. 常用する内服薬
1. 抗ヒスタミン薬
2. その他（　　　　）

C. 食物アレルギーの合併
1. あり
2. なし

保育所での生活上の留意点

A. プール・水遊び及び長時間の屋外での活動
1. 管理不要
2. 管理必要（　　　　）

B. 動物との接触
1. 管理不要
2. 動物への反応が強いため不可　動物名（　　　　）
3. 飼育活動等の制限（　　　　）

C. 発汗後
1. 管理不要
2. 管理必要（管理内容：　　　　）
3. 夏季シャワー浴（施設で可能な場合）

D. 特記事項
（その他に特別な配慮や管理が必要な事項がある場合には、医師が保護者と相談のうえ記載。対応内容は保育所が保護者と相談のうえ決定）

記載日　　　年　　　月　　　日

医師名

医療機関名

電話

アレルギー性結膜炎（あり・なし）

病型・治療

A. 病型
1. 通年性アレルギー性結膜炎
2. 季節性アレルギー性結膜炎（花粉症）
3. 春季カタル
4. アトピー性角結膜炎
5. その他（　　　　）

B. 治療
1. 抗アレルギー点眼薬
2. ステロイド点眼薬
3. 免疫抑制点眼薬
4. その他（　　　　）

保育所での生活上の留意点

A. プール指導
1. 管理不要
2. 管理必要（管理内容：　　　　）
3. プールへの入水不可

B. 屋外活動
1. 管理不要
2. 管理必要（管理内容：　　　　）

C. 特記事項
（その他に特別な配慮や管理が必要な事項がある場合には、医師が保護者と相談のうえ記載。対応内容は保育所が保護者と相談のうえ決定）

記載日　　　年　　　月　　　日

医師名

医療機関名

電話

アレルギー性鼻炎（あり・なし）

病型・治療

A. 病型
1. 通年性アレルギー性鼻炎
2. 季節性アレルギー性鼻炎（花粉症）　主な症状の時期：春・夏・秋・冬

B. 治療
1. 抗ヒスタミン薬・抗アレルギー薬（内服）
2. 鼻噴霧用ステロイド薬
3. 舌下免疫療法
4. その他（　　　　）

保育所での生活上の留意点

A. 屋外活動
1. 管理不要
2. 管理必要（管理内容：　　　　）

B. 特記事項
（その他に特別な配慮や管理が必要な事項がある場合には、医師が保護者と相談のうえ記載。対応内容は保育所が保護者と相談のうえ決定）

記載日　　　年　　　月　　　日

医師名

医療機関名

電話

● 保育所における日常の取り組み及び緊急時の対応に活用するため、本表に記載された内容を保育所の職員及び消防機関・医療機関等と共有することに同意しますか。　　　・同意する　　　・同意しない

保護者氏名

資料3

表 学校生活管理指導表（アレルギー疾患用）

名前　　　　　　　　　（男・女）　　　　年　　　月　　　日生　　　　年　　　組

※この生活管理指導表は、学校の生活において特別な配慮や管理が必要となった場合に医師が作成するものです。

提出日　　　　年　　月　　日

アナフィラキシー

病型・治療	学校生活上の留意点
Ⓐ食物アレルギー病型（食物アレルギーありの場合のみ記載） 1. 即時型 2. 口腔アレルギー症候群 3. 食物依存性運動誘発アナフィラキシー Ⓑアナフィラキシー病型（アナフィラキシーの既往ありの場合のみ記載） 1. 食物（原因　　　　　　　　　　　　　　　） 2. 食物依存性運動誘発アナフィラキシー 3. 運動誘発アナフィラキシー 4. 昆虫 5. 医薬品 6. その他（　　　　　　　　　　　　　　　　）	Ⓐ給食 　1. 管理不要　　2. 管理必要 Ⓑ食物・食材を扱う授業・活動 　1. 管理不要　　2. 管理必要 Ⓒ運動（体育・部活動等） 　1. 管理不要　　2. 管理必要 Ⓓ宿泊を伴う校外活動 　1. 管理不要　　2. 管理必要 Ⓔ原因食物を除去する場合により厳しい除去が必要となる料理

食物アレルギー

Ⓒ原因食物・除去根拠 該当する食品の番号に○をし、かつ（　）内に除去根拠を記載 【除去根拠】該当するものを全て（　）内に記載 ①明らかな症状の既往 ②食物経口負荷試験陽性 ③IgE抗体等検査結果陽性 ④未摂取 1. 鶏卵　　　　　（　　） 2. 牛乳・乳製品　（　　） 3. 小麦　　　　　（　　） 4. ソバ　　　　　（　　） 5. ピーナッツ　　（　　） 6. 甲殻類（すべて・エビ・カニ）（　　） 7. 木の実類（すべて・クルミ・カシュー・アーモンド 　　　　　　　　　　　　　　）（　　） 8. 果物類（　　　　　　　　　）（　　） 9. 魚類（　　　　　　　　　　）（　　） 10. 肉類（　　　　　　　　　　）（　　） 11. その他1（　　　　　　　　）（　　） 12. その他2（　　　　　　　　）（　　） Ⓓ緊急時に備えた処方薬 1. 内服薬（抗ヒスタミン薬、ステロイド薬） 2. アドレナリン自己注射薬（「エピペン®」） 3. その他（　　　　　　　　　　　　　　　　）	について（　）内に除去根拠を記載 ※本欄にॱ॑がついた場合、該当する食品を使用した料理 については、給食対応が困難となる場合があります。 鶏卵：卵殻カルシウム 牛乳：乳糖・乳清焼成カルシウム 小麦：醤油・酢・味噌 　　大豆油・醤油・味噌 ゴマ：ゴマ油 魚類：かつおだし・いりこだし・魚醤 肉類：エキス Ⓕその他の配慮・管理事項（自由記述）

気管支ぜん息

病型・治療	学校生活上の留意点
Ⓐ症状のコントロール状態 1. 良好　　2. 比較的良好　　3. 不良 Ⓑ-1 長期管理薬（吸入） 1. ステロイド吸入薬　　　　　　投与量／日 　　薬剤名（　　　　　　　　）（　　　　） 2. ステロイド吸入薬・長時間作用性吸入ベータ刺激薬配合剤 　　薬剤名（　　　　　　　　）（　　　　） 3. その他 　　薬剤名（　　　　　　　　）（　　　　） Ⓑ-2 長期管理薬（内服） 1. ロイコトリエン受容体拮抗薬 2. その他 　　薬剤名（　　　　　　　　） Ⓑ-3 長期管理薬（注射）　　　　投与量／日 1. 生物学的製剤 　　薬剤名（　　　　　　　　）（　　　　） Ⓒ発作時の対応 1. ベータ刺激薬吸入 2. ベータ刺激薬内服	Ⓐ運動（体育・部活動等） 　1. 管理不要　　2. 管理必要 Ⓑ動物との接触やホコリ等の舞う環境での活動 　1. 管理不要　　2. 管理必要 Ⓒ宿泊を伴う校外活動 　1. 管理不要　　2. 管理必要 Ⓓその他の配慮・管理事項（自由記述）

【緊急時連絡先】

★保護者
電話：
★連絡医療機関
医療機関名：
電話：

記載日　　　　年　　月　　日
医師名
医療機関名

★保護者
電話：
★連絡医療機関
医療機関名：
電話：

記載日　　　　年　　月　　日
医師名
医療機関名

（公財）日本学校保健会 作成

学校生活管理指導表（アレルギー疾患用）

名前＿＿＿＿＿＿（男・女）＿＿年＿＿月＿＿日生　＿＿年＿＿組　　　提出日　＿＿年＿＿月＿＿日

アトピー性皮膚炎（あり・なし）

病型・治療

A 重症度のめやす（厚生労働科学研究班）
1. 軽症：面積に関わらず、軽度の皮疹のみ見られる。
2. 中等症：強い炎症を伴う皮疹が体表面積の10％未満に見られる。
3. 重症：強い炎症を伴う皮疹が体表面積の10％以上、30％未満に見られる。
4. 最重症：強い炎症を伴う皮疹が体表面積の30％以上に見られる。
  ＊軽度の皮疹：軽度の紅斑、乾燥、落屑主体の病変
  ＊強い炎症を伴う皮疹：紅斑、丘疹、びらん、浸潤、苔癬化などを伴う病変

B-1 常用する外用薬
1. ステロイド軟膏
2. タクロリムス軟膏（「プロトピック®」）
3. 保湿剤
4. その他（　　　　　）

B-2 常用する内服薬
1. 抗ヒスタミン薬
2. その他（　　　　　）

B-3 常用する注射薬
1. 生物学的製剤

学校生活上の留意点

A プール指導及び長時間の紫外線下での活動
1. 管理不要
2. 管理必要

B 動物との接触
1. 管理不要
2. 管理必要

C 発汗後
1. 管理不要
2. 管理必要

D その他の配慮・管理事項（自由記述）

記載日　＿＿年＿＿月＿＿日
医師名　　　　　　　　㊞
医療機関名

アレルギー性結膜炎（あり・なし）

病型・治療

A 病型
1. 通年性アレルギー性結膜炎
2. 季節性アレルギー性結膜炎（花粉症）
3. 春季カタル
4. アトピー性角結膜炎
5. その他（　　　　　）

B 治療
1. 抗アレルギー点眼薬
2. ステロイド点眼薬
3. 免疫抑制点眼薬
4. その他（　　　　　）

学校生活上の留意点

A プール指導
1. 管理不要
2. 管理必要

B 屋外活動
1. 管理不要
2. 管理必要

C その他の配慮・管理事項（自由記載）

記載日　＿＿年＿＿月＿＿日
医師名　　　　　　　　㊞
医療機関名

アレルギー性鼻炎（あり・なし）

病型・治療

A 病型
1. 通年性アレルギー性鼻炎
2. 季節性アレルギー性鼻炎（花粉症）
  主な症状の時期：春、夏、秋、冬

B 治療
1. 抗ヒスタミン薬・抗アレルギー薬（内服）
2. 鼻噴霧用ステロイド薬
3. 舌下免疫療法（ダニ、スギ）
4. その他（　　　　　）

学校生活上の留意点

A 屋外活動
1. 管理不要
2. 管理必要

B その他の配慮・管理事項（自由記載）

記載日　＿＿年＿＿月＿＿日
医師名　　　　　　　　㊞
医療機関名

学校における日常の取組及び緊急時の対応に活用するため、本票に記載された内容を学校の全教職員及び関係機関等で共有することに同意します。

保護者氏名＿＿＿＿＿＿＿＿＿＿

（公財）日本学校保健会作成

資料4-1

事前アセスメント表（例）

お名前 ＿＿＿＿＿＿＿＿＿＿＿＿＿＿＿＿＿＿＿＿＿　　記入日　　　年　　　月　　　日

A. 個別相談や医師への相談の必要性			
1	この3ヶ月以内に，手術や食事療法の必要な入院をしましたか	はい	いいえ
2	呼吸器疾患，消化器疾患，糖尿病，腎臓病などの慢性的な病気はありますか	はい	いいえ
3	下痢や便秘が続いていますか	はい	いいえ
B. 体重			
1	定期的に体重を測定していますか 直近の時期に測定した身長　　　　　cm，体重　　　　　kg	はい	いいえ
2	この3ヶ月間に体重が減少しましたか	はい	いいえ
3	この3ヶ月間に体重が増加しましたか	はい	いいえ
C. 食事の内容			
1	1日に何回食事をしますか		回
2	肉，魚，豆類，卵などを1日に何回，食べますか	1日に　　　回 または週に　　　回	
3	野菜や果物を1日にどの位食べますか	1日に　　　皿 または週に　　　皿	
4	牛乳やヨーグルト，チーズなどの乳製品，豆乳を1日に何回位食べますか	1日に　　　回 または週に　　　回	
5	水，お茶，ジュース，コーヒーなどの飲み物を1日に何杯位飲みますか	1日に　　　杯	
6	健康のためなどで，意識して食べている食品，補助食品，サプリメントなどはありますか	はい	いいえ
D. 食事の準備状況			
1	自分（料理担当者の（　　　　　　　）），が，食べ物を買いに行くのに不自由を感じますか	はい	いいえ
2	自分（料理担当者の（　　　　　　　）），が，食事の支度をするのに不自由を感じますか	はい	いいえ
E. 食事の状況			
1	食欲はありますか	はい	いいえ
2	食事をすることは楽しいですか	はい	いいえ
3	1日に1回以上は，誰かと一緒に食事をしますか	はい	いいえ
4	毎日，ほぼ決まった時間に食事や睡眠をとっていますか	はい	いいえ
F. 特別な配慮の必要性			
1	食べ物でアレルギー症状（食べると下痢や湿疹がでる）がでますか	はい	いいえ
2	1日に5種類以上の薬を飲んでいますか	はい	いいえ
3	医師に食事療法をするように言われていますか	はい	いいえ
G. 口腔・嚥下			
1	小さくしたり刻まないと食べられない食品がありますか	はい	いいえ
2	飲み込みにくいと感じることがありますか	はい	いいえ
H. 主観的な意識			
1	自分の健康状態をどう思いますか	1（良い）2　　3　　4　　5（良くない）	
2	自分の健康状態を良くするために，食事の調整を出来ると思いますか	1（できる）　2　3　4（できない）	

出典）厚生労働省：介護予防マニュアル（改訂版：平成24年3月），別添資料4-1，2012

食事内容の記録（例）

食事は主に、いつ、どんなものを食べていますか？（たとえば、昨日はどうでしたか？）

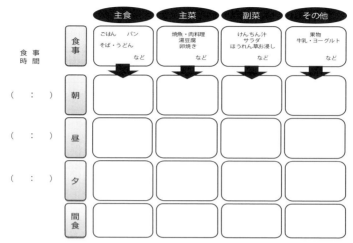

		主食 ごはん　パン そば・うどん など	主菜 焼魚・肉料理 湯豆腐 卵焼き　など	副菜 けんちん汁 サラダ ほうれん草お浸し　など	その他 果物 牛乳・ヨーグルト など
食事時間	食事				
（　：　）	朝				
（　：　）	昼				
（　：　）	夕				
	間食				

出典）厚生労働省：介護予防マニュアル（改訂版：平成24年3月），別添資料4-2，2012

資料5

食事用自助具の種類と用途

状態と自助具の特徴	自助具の例	状態と自助具の特徴	自助具の例
細いものをもって保持できない ① 柄の部分が太く，指の形の凹みがついている ② ソフトなフォーラムラバーの筒に，フォークやスプーンをはめ込み，握りを太くしてある	① ②	コップを握りにくい 手を入れられるフォルダーによって，コップを保持できる	
手首やひじが曲がりにくく，また口までスプーンやフォークが届かない スプーンやフォークの先が手前に約40度曲っていて口へ運ぶ動作が楽になる 左手用・右手用がある 角度が自由に調節できるものもある		手首や腕の動きが悪く食べ物がすくえない 食器のふちにガードをつけたものや，食器の片側が高くなっていて，内側に湾曲している	シリコンのすべりどめ
細いものを握れない マジックテープつきのバンドタイプや，プラスチック製があり，フォルダーを手に固定して，使用する			

資料6-1

栄養ケア計画書（施設）記入例

氏名：　　　　　　　　A様	入 所 (院) 日：　○年　10月　24日
	初 回 作 成 日：　○年　 9月　30日
作成者：	作成（変更）日：　○年　12月　 5日

利用者及び家族の意向	ご家族様より；ゆっくり食事をさせていただけると嬉しいです。ご本人様より；今のままの対応でいいです。といただきました。	説明と同意日　　年　　月　　日
解決すべき課題（ニーズ）	低栄養状態のリスク（低・⊕・高）①むせ込みがないよう食事がしたい。②体重が減少している。しっかり食べられるようになりたい。	サイン
長期目標と期間	①むせ込まないようゆっくり食事をする。（6ヶ月）②提供食事量の全量摂取を目指し健康に過ごす。（6ヶ月）	続柄

短期目標と期間		栄養ケアの具体的内容	担当者	頻度	期間
① 栄養補給・食事	①むせ込みを防ぐ。（3ヶ月）	①食事形態を　主食；粥　副食；ムース食など飲み込みやすい形態に変更し、水分にはトロミをつけて提供する。	医師管理栄養士	毎食	3ヶ月
② 栄養食事相談	①食事摂取量の増加を目指す。（3ヶ月）	①食事チェックにより摂取栄養量を把握し、少ないときは栄養補助食品の提供も検討する。	介護職員管理栄養士	毎食	3ヶ月
		②体重を測定する。	看護師	1回/2週	3ヶ月
③ 多職種による課題の解決など	①むせることなく食事を摂る。	①食事中は、口の中に物が残っていないか飲み込みの確認をしながら介助をする。眠気のあるときは食事時間をずらして食事介助をする。	介護職員	毎食	3ヶ月
		②食前に口の周りのマッサージを行い、食後は口腔用綿棒にて口の中に残った食物を拭き取り、清潔にする。	介護職員	随時	3ヶ月
特記事項		6ヶ月で体重が2.5kg減少しています。むせ込む、入眠傾向が強い日は、食事を中止しています。摂取量が減っているので、栄養ゼリーの提供を継続し経過をみていきます。臀部の皮膚剥離がなかなか完治しません。薬を塗布していきます。			

栄養ケア提供経過記録

月　日	サービス提供項目
	体重；○年10月30.2kg、11月28.9kg、12月29.5kg
11月	食事形態をムース食で提供してみる。
12月	本人の要望で、食事形態をムース食に変更。（1日のトータルで9割以上の摂取目標にする）

出典）西堀すき江編集：栄養ケア・マネジメントハンドブック第3版，p.63，中央法規出版，2013

栄養スクリーニング・アセスメント・モニタリング（施設）記入例

ふりがな		□男 □女	□明□大□昭	年	月	日生まれ	歳

氏名	A様	要介護度・病名・特記事項等		記入者名：管理栄養士	
				作成年月日：	年　月　日

身体状況，栄養・食事に関する意向	ご家族より；ゆっくり食事をさせていただけると嬉しいです。	家族構成とキーパーソン（支援者）	本人―長男

(以下は，入所（入院）者個々の状態に応じて作成。)

実　施　日		○年10月○日（記入者名）（スクリーニング・アセスメント）	○年11月○日（記入者名）（モニタリング）	○年12月○日（記入者名）（モニタリング）	年　月　日（記入者名）（プロセスを記入）
低栄養状態のリスクレベル		低・⊕・高	低・⊕・高	低・⊕・高	低・中・高
本人の意欲（健康感，生活機能，身体機能など）		［ふつう］（ B₂ 食事全介助 ）	［ふつう］（ B₂ 食事全介助 ）	［あまりよくない］（ B₂ 食事全介助 ）	［　　］（　　　　　　）
低栄養状態のリスク（状況）	身　長（cm）	141.9（cm）	141.9（cm）	141.9（cm）	（cm）
	体　重（kg）	30.2（kg）	28.9（kg）	29.5（kg）	（kg）
	BMI（kg/m²）	15.0（kg/m²）	14（kg/m²）	14.7（kg/m²）	（kg/m²）
	3％以上の体重減少	■無 □有（　kg/　ヶ月）	□無 ■有（1.3kg/1ヶ月）	□無 ■有（2.5kg/6ヶ月）	□無 □有（　kg/　ヶ月）
	血清アルブミン値（g/dl）	□無 □有（　g/dl）	□無 □有（3.5（g/dl））	□無 □有（　g/dl）	□無 □有（　g/dl）
	褥　瘡	■無 □有	■無 □有	□無 □有	□無 □有
	栄養補給法	□経腸栄養法 □静脈栄養法	□経腸栄養法 □静脈栄養法	□経腸栄養法 □静脈栄養法	□経腸栄養法 □静脈栄養法
	その他				
食生活状況等	栄養補給の状況 ・主食の摂取量 ・主菜，副菜の摂取量 ・その他（補助食品など）	食事摂取量 90% 主食 90% 主菜100%　副菜 80% （　　　）	93% 主食 90% 主菜100%　副菜 90% （　　　）	80% 主食 70% 主菜 90%　副菜 90% （○○ゼリー1日1個提供）	% 主食　　% 主菜　　%　副菜　　% （　　　）
	必要栄養量（エネルギー・たんぱく質など）	1050kcal　35g	1050kcal　35g	1150kcal　40g（アップ）	kcal　g
	食事の留意事項の有無（療養食の指示，食事形態，嗜好，禁忌，アレルギーなど）	□無 ■有（粥・きざみ食 むせ込み時々有・水分注意）	□無 ■有（粥・ムース食 むせ込み時々有・水分注意）	□無 ■有（粥・ムース食 むせ込み時々有・水分注意）	□無 □有（　　　）
	食事時の摂食・嚥下状況（姿勢，食べ方，むせ等）	［水分でむせる］	［食べ物を口腔内にため込む，固形の食べ物を咀嚼中むせる，水分でむせる］	［固形の食べ物を咀嚼中むせる，食後頬の内側や口腔内に残渣がある，水分でむせる］	［　　］
	食欲・食事の満足感 食事に対する意識	［おおいにある］［ややある］	［おおいにある］［ややある］	［ややない］［全くない］	［　　］［　　］
	その他（食習慣，生活習慣，食行動などの留意事項など）	食事時間が長いと飲み込み悪くなる	食事時間が長いと飲み込み悪くなる	覚醒しているかを確認	
多職種による栄養ケアの課題（低栄養関連問題）		□無 ■有［②⑭］	□無 ■有［②⑭⑮］	□無 ■有［②⑭⑮］	□無 □有［　　］
①褥瘡 ②口腔及び摂食・嚥下 ③嘔気・嘔吐 ④下痢 ⑤便秘 ⑥浮腫 ⑦脱水 ⑧感染・発熱 ⑨経腸・静脈栄養 ⑩生活機能低下 ⑪閉じこもり ⑫うつ ⑬認知機能 ⑭医薬品 ⑮その他		・臀部皮膚剥離 ・水分でむせる ・下剤	・臀部皮膚剥離 ・むせ時々有 ・体重減少 ・下剤	・臀部皮膚剥離・掻き傷 ・むせ込み・入眠傾向強い日が多く、食事を中止している ・体重減少 ・下剤	
特記事項			ゾル状の物とゲル化の物を提供してみる	活気なく食事の拒否有。栄養ゼリー喫食良好	
評価・判定	問題点 ①食事摂取・栄養補給の状況（補助食品，経腸・静脈栄養など）②身体機能・臨床症状（体重，摂食・嚥下機能，検査データなど）③習慣・周辺環境（食・生活習慣，意欲，購買など）④その他	□無 ■有［　②　］ ・むせ込み時々みられている ・水分のとろみ濃度に注意	□無 ■有［　②　］ ・体重減少 ・意欲はあるが、むせ込みがみられている ・臀部の皮膚完治せず	□無 ■有［①②③］ ・むせ込みによる中止、本人の食事拒否により摂取量減少、栄養ゼリーは摂取 ・臀部の皮膚が治りかけたが本人が掻き、傷となって悪化 ・意欲低下	□無 □有［　　］
総合評価		□改善 □改善傾向 ■維持 □改善が認められない	□改善 ■改善傾向 □維持 □改善が認められない	□改善 ■改善傾向 □維持 □改善が認められない	□改善 □改善傾向 □維持 □改善が認められない

出典）西堀すき江編集：栄養ケア・マネジメントハンドブック第3版，p.64，中央法規出版，2013，一部改変

資料7

嚥下調整食分類　日本摂食嚥下リハビリテーション学会分類2021（食事）早見表

コード【I-8項】		名称	形態	目的・特色	主食の例	必要な咀嚼能力【I-10項】	他の分類との対応【I-7項】
0	j	嚥下訓練食品0j	均質で、付着性・凝集性・かたさに配慮したゼリー　離水が少なく、スライス状にすくうことが可能なもの	重度の症例に対する評価・訓練用　少量をすくってそのまま丸呑み可能　残留した場合にも吸引が容易　たんぱく質含有量が少ない		（若干の送り込み能力）	嚥下食ピラミッドL0　えん下困難者用食品許可基準I
	t	嚥下訓練食品0t	均質で、付着性・凝集性・かたさに配慮したとろみ水　（原則的には、中間のとろみあるいは濃いとろみ*のどちらかが適している）	重度の症例に対する評価・訓練用　少量ずつ飲むことを想定　ゼリー丸呑みで誤嚥したりゼリーが口中で溶けてしまう場合　たんぱく質含有量が少ない		（若干の送り込み能力）	嚥下食ピラミッドL3の一部（とろみ水）
1	j	嚥下調整食1j	均質で、付着性、凝集性、かたさ、離水に配慮したゼリー・プリン・ムース状のもの	口腔外で既に適切な食塊状となっている（少量をすくってそのまま丸呑み可能）　送り込む際に多少意識して口蓋に舌を押しつける必要があるもの	おもゆゼリー、ミキサー粥のゼリーなど	（若干の食塊保持と送り込み能力）	嚥下食ピラミッドL1・L2　えん下困難者用食品許可基準II　UDF区分かまなくてもよい（ゼリー状）（UDF：ユニバーサルデザインフード）
2	1	嚥下調整食2-1	ピューレ・ペースト・ミキサー食など、均質でなめらかで、べたつかず、まとまりやすいもの　スプーンですくって食べることが可能なもの	口腔内の簡単な操作で食塊状となるもの（咽頭では残留、誤嚥をしにくいように配慮したもの）	粒がなく、付着性の低いペースト状のおもゆや粥	（下顎と舌の運動による食塊形成能力および食塊保持能力）	嚥下食ピラミッドL3　えん下困難者用食品許可基準III　UDF区分かまなくてもよい
	2	嚥下調整食2-2	ピューレ・ペースト・ミキサー食などで、べたつかず、まとまりやすいもので不均質なものも含む　スプーンですくって食べることが可能なもの	口腔内の簡単な操作で食塊状となるもの（咽頭では残留、誤嚥をしにくいように配慮したもの）	やや不均質（粒がある）でもやわらかく、離水もなく付着性も低い粥類	（下顎と舌の運動による食塊形成能力および食塊保持能力）	嚥下食ピラミッドL3　えん下困難者用食品許可基準III　UDF区分かまなくてもよい
3		嚥下調整食3	形はあるが、押しつぶしが容易、食塊形成や移送が容易、咽頭でばらけず嚥下しやすいように配慮されたもの　多量の離水がない	舌と口蓋間で押しつぶしが可能なもの　押しつぶしや送り込みの口腔操作を要し（あるいはそれらの機能を賦活し）、かつ誤嚥のリスク軽減に配慮がなされているもの	離水に配慮した粥など	舌と口蓋間の押しつぶし能力以上	嚥下食ピラミッドL4　UDF区分舌でつぶせる
4		嚥下調整食4	かたさ・ばらけやすさ・貼りつきやすさなどのないもの　箸やスプーンで切れるやわらかさ	誤嚥と窒息のリスクを配慮して素材と調理方法を選んだもの　歯がなくても対応可能だが、上下の歯槽堤間で押しつぶすあるいはすりつぶすことが必要で舌と口蓋間で押しつぶすことは困難	軟飯・全粥など	上下の歯槽堤間の押しつぶし能力以上	嚥下食ピラミッドL4　UDF区分舌でつぶせるおよびUDF区分歯ぐきでつぶせるおよびUDF区分容易にかめるの一部

学会分類2021は、概説・総論、学会分類2021（食事）、学会分類2021（とろみ）から成り、それぞれの分類には早見表を作成した。
本表は学会分類2021（食事）の早見表である。本表を使用するにあたっては必ず「嚥下調整食学会分類2021」の本文を熟読されたい。
なお、本表中の【　】表示は、本文中の該当箇所を指す。
＊上記0tの「中間のとろみ・濃いとろみ」については、学会分類2021（とろみ）を参照されたい。

本表に該当する食事において、汁物を含む水分のとろみについては原則とろみを付ける。［I-9項］
ただし、個別に水分のとろみ嚥下評価を行ってとろみ付けが不要と判断された場合には、その原則は解除できる。他の分類との対応については、学会分類2021との整合性や相互の対応が完全に一致するわけではない。［I-7項］

出典）日摂食嚥下リハ会誌. 25(2):135-149. 2021

資料8　主な栄養素を多く含む食品（日本食品標準成分表2020年版（八訂）より）

ビタミンAを多く含む食品

100g当たり：レチノール活性当量μg

食品名	成分量	食品名	成分量	食品名	成分量
鶏レバー，生	14,000	牛レバー，生	1,100	卵黄，生	480
豚レバー，生	13,000	あなご，蒸し	890	うずら卵，水煮缶詰	480
うなぎ肝，生	4,400	しそ，生	880	あゆ，焼き	480
レバーペースト	4,300	モロヘイヤ，生	840	わかさぎ佃煮	460
うなぎ，生	2,400	にんじん，生	720	あんず，乾	410
焼きのり	2,300	すじこ	670	乳クリーム	390
あおのり	1,700	パセリ，生	620	しゅんぎく，生	380
うなぎ，かば焼き	1,500	バジル，生	520	ほうれんそう，生	350
ほたるいか，生	1,500	有塩バター	520	だいこん，葉，生	330
ぎんだら，生	1,500	あなご，生	500	にら，生	290

ビタミンB₁を多く含む食品

100g当たり：mg

食品名	成分量	食品名	成分量	食品名	成分量
米ぬか	3.12	焼き豚	0.85	豚ひき肉，生	0.69
ひまわりの種，フライ	1.72	らっかせい，乾	0.85	松の実	0.63
即席中華めん	1.46	豚ロース赤肉，生	0.80	板わかめ	0.62
豚ヒレ肉，生	1.22	たらこ，焼き	0.77	味付けのり	0.61
豚もも赤肉，生	1.01	豚ロース，脂身つき，生	0.77	ベーコン	0.59
ごま，乾	0.95	うなぎ，かば焼き	0.75	即席焼きそば	0.56
生ハム	0.92	大豆，乾	0.71	かつお節	0.55
あおのり	0.92	たらこ，生	0.71	プレスハム	0.55
ボンレスハム	0.90	豚かたロース，脂身つき，生	0.70	うなぎ，白焼き	0.55
豚もも肉，脂身つき，生	0.90	ロースハム	0.70	えごま，乾	0.54
だいず，乾	0.88	焼きのり	0.69	カシューナッツ	0.54

ビタミンB₂を多く含む食品

100g当たり：mg

食品名	成分量	食品名	成分量	食品名	成分量
豚レバー，生	3.60	しいたけ，乾	1.40	いかなご，生	0.81
牛レバー，生	3.00	鶏ハツ，生	1.10	うなぎ肝，生	0.75
即席みそ汁，粉末	2.58	どじょう，生	1.09	うなぎ，かば焼き	0.74
焼きのり	2.33	アーモンド，フライ	1.07	うずら卵，生	0.72
味付けのり	2.31	いなご佃煮	1.00	即席焼きそば	0.72
鶏レバー，生	1.80	豚ハツ，生	0.95	鴨肉，生	0.69
即席中華めん	1.67	からすみ	0.93	パルメザンチーズ	0.68
あおのり	1.66	牛ハツ，生	0.90	粒うに	0.65
脱脂粉乳	1.60	きくらげ，乾	0.87	すじこ	0.61
板わかめ	1.50	さば節	0.85	魚肉ソーセージ	0.60
レバーペースト	1.45	てんぐさ，素干し	0.83	ずわいがに，生	0.60

ビタミンCを多く含む食品

100g当たり：mg

食品名	成分量	食品名	成分量	食品名	成分量
グァバ，生	220	ながさきはくさい，生	88	キウイフルーツ，生	69
焼きのり	210	なすからし漬	87	ルッコラ，生	66
味付けのり	200	かぶ，葉，生	82	モロヘイヤ，生	65
赤ピーマン，生	170	ケール，生	81	からしな，生	64
芽キャベツ，生	160	カリフラワー，生	81	いちご，生	62
黄ピーマン，生	150	からしな漬	80	ほうれんそう，冬採り，生	60
ブロッコリー，生	140	トウミョウ，生	79	さやえんどう，生	60
なばな，生	130	にがうり，生	76	ネーブル，生	60
パセリ，生	120	明太子	76	ししとうがらし，生	57
アセロラ，10%果汁飲料	120	ピーマン，生	76	グレープフルーツジュース	53
おろししょうが	120	柿，生	70	だいこん，葉，生	53
レモン，生	100	たかな，生	69	たくあん漬	53

カルシウムを多く含む食品

100g当たり：mg

食品名	成分量	食品名	成分量	食品名	成分量
干しえび	7,100	いわしみりん干し	800	ししゃも，生干し	330
田作り	2,500	こんぶ，素干し	780	ハードビスケット	330
干しさくらえび	2,000	あおのり	750	きくらげ，乾	310
パルメザンチーズ	1,300	ゴーダチーズ	680	油揚げ，生	310
エメンタールチーズ	1,200	凍り豆腐	630	焼きのり	280
ふな甘露煮	1,200	プロセスチーズ	630	がんもどき	270
いりごま	1,200	いわし丸干し	570	だいこん，葉，生	260
どじょう，生	1,100	しらす干し，半乾燥	520	かぶ，葉，生	250
脱脂粉乳	1,100	切干しだいこん	500	かんぴょう，乾	250
干しひじき	1,000	あみ佃煮	490	ミルクチョコレート	240
たたみいわし	970	カマンベールチーズ	460	南部せんべい	240
刻み昆布	940	わかさぎ，生	450	きな粉	190
カットわかめ	870	即席中華めん	430	だいず，乾	180

鉄を多く含む食品

100g当たり：mg

食品名	成分量	食品名	成分量	食品名	成分量
あおのり	77.0	アマランサス	9.4	はまぐり佃煮	7.2
干しひじき，鉄釜	58.2	かつお削り節	9.0	あみ佃煮	7.1
きくらげ，乾	35.2	干しずいき	9.0	梅びしお	7.0
あさり水煮缶詰	29.7	鶏レバー，生	9.0	だいず，乾	6.8
スモークレバー	19.8	しじみ，生	8.3	ふな甘露煮	6.5
あさり佃煮	18.8	干しゆば	8.3	カットわかめ	6.5
干しえび	15.1	味付けのり	8.2	ビーフジャーキー	6.4
ピュアココア	14.0	きな粉	8.0	卵黄，生	6.0
豚レバー，生	13.0	干しぜんまい	7.7	あずき，乾	5.5
はぜ佃煮	12.4	レバーペースト	7.7	みついしこんぶ，素干し	5.1
焼きのり	11.4	凍り豆腐	7.5	カシューナッツ	4.8
いりごま	9.9	パセリ，生	7.5	うなぎ肝，生	4.6
ごま，乾	9.6	さらしあん	7.2	いわし丸干し	4.5

日常の主な料理の調味パーセント　(%)

		塩分	糖分	油	酢
和え物	おひたし	0.8			
	ごま和え	0.8	2〜3		
	酢の物	0.7	5		6〜8
	サラダ	0.7			6
煮物	煮物（通常）	1.0	3		
	炒め煮	0.9	2〜3	2	
炒め物・焼き物	炒め物・ソテー	0.7		3〜4	
	中華料理炒め物	0.8		5〜6	
	ムニエル・バター焼き	0.7		5〜6	
	卵焼き	0.5	3〜6		
揚げ物	揚げ物	0.5		10〜15	
ご飯物	すし飯	0.5	5		5〜7
	五目ごはん	0.6			
汁物	すまし汁	0.7			
	みそ汁	0.9			

乾物の戻し率

食品名	戻し率	方　法
長ひじき	4.5	水に30分
塩蔵わかめ	1.5	水に10分
即席わかめ	12	水に5分
こんぶ	2.5	水に15分
身欠きにしん	2	米のとぎ汁に2晩
干しむきえび	1.4	ぬるま湯に20分
干ししいたけ（冬菇）	4.5	水に2時間冷水に5〜8時間
切干しだいこん	4	水に15分
かんぴょう	5.3	ゆでる
きくらげ	7	水に20分
だいず	2.5	水に1晩
あずき	2.3	60〜90分ゆでる
凍り豆腐	6	湯に25分
はるさめ（りょくとうでんぷん）	4.4	1分ゆで，5分蒸らす
くずきり	2.5	3分ゆで，10分蒸らす
焼き麸（小町麸）	13	水に5分

出典）調理のためのベーシックデータ（第5版），女子栄養大学出版部，2018

かゆの種類と名称

名　称	仕上がり倍率	通常調理での加水量	
		米	水
全がゆ	5倍	1	5
七分がゆ	7倍	1	7
五分がゆ	10倍	1	10
三分がゆ	20倍	1	20

出典）柳沢幸江ほか編：調理学　健康・栄養・調理（改訂第2版），p.48，アイケイコーポレーション，2017

標準計量カップ・スプーンによる重量表（g，実測値）　2017年1月改訂

食品名	小さじ(5mL)	大さじ(15mL)	カップ(200mL)	食品名	小さじ(5mL)	大さじ(15mL)	カップ(200mL)
水・酒・酢	5	15	200	豆板醤・甜麺醤	7	21	–
あら塩（並塩）	5	15	180	コチュジャン	7	21	–
食塩・精製塩	6	18	240	オイスターソース	6	18	–
しょうゆ（濃い口・うす口）	6	18	230	ナンプラー	6	18	–
みそ（淡色辛みそ）	6	18	230	めんつゆ（ストレート）	6	18	230
みそ（赤色辛みそ）	6	18	230	めんつゆ（3倍希釈）	7	21	240
みりん	6	18	230	ポン酢しょうゆ	6	18	–
砂糖（上白糖）	3	9	130	焼き肉のたれ	6	18	–
グラニュー糖	4	12	180	顆粒だしのもと（和洋中）	3	9	–
はちみつ	7	21	280	小麦粉（薄力粉・強力粉）	3	9	110
メープルシロップ	7	21	280	小麦粉（全粒粉）	3	9	100
ジャム	7	21	250	米粉	3	9	100
油・バター	4	12	180	かたくり粉・上新粉	3	9	130
ラード	4	12	170	コーンスターチ	2	6	100
ショートニング	4	12	160	ベーキングパウダー	4	12	–
生クリーム	5	15	200	重曹	4	12	–
マヨネーズ	4	12	190	パン粉・生パン粉	1	3	40
ドレッシング	5	15	–	すりごま・いりごま	2	6	–
牛乳（普通牛乳）	5	15	210	練りごま	6	18	–
ヨーグルト	5	15	210	粉ゼラチン	3	9	–
脱脂粉乳	2	6	90	煎茶・番茶・紅茶（茶葉）	2	6	–
粉チーズ	2	6	90	抹茶	2	6	–
トマトピュレ	6	18	230	レギュラーコーヒー	2	6	–
トマトケチャップ	6	18	240	ココア（純ココア）	2	6	–
ウスターソース	6	18	240	米（胚芽精米・精白米・玄米）	–	–	170
中濃ソース	7	21	250	米（もち米）	–	–	175
わさび（練り）	5	15	–	米（無洗米）	–	–	180
からし（練り）	5	15	–				
粒マスタード	5	15	–				
カレー粉	2	6	–				

胚芽精米・精白米1合（180mL）=150g
もち米1合（180mL）=150g
無洗米1合（180mL）=160g

出典）香川明夫監修：食品成分表2019，女子栄養大学出版部，2019

揚げ物の吸油率

吸油率（主となる食品重量に対するパーセント）	揚げ物の分類	料　理　名
1〜5%	素揚げ	揚げ団子，揚げ冷凍ぎょうざ，揚げしゅうまい，くし形切りじゃがいも，拍子木切りじゃがいも，揚げもち
	から揚げ	小魚（1尾），鶏肉
	変わり衣揚げ	たらの紙包み揚げ，バナナのフリッター
5〜10%	素揚げ	いわしのつくね揚げ，かぼちゃ，ししとうがらし，せん切りじゃがいも
	から揚げ	魚（1尾，切り身），豚もも肉，揚げ出し豆腐
	天ぷら	えび，さつまいも
	フライ（パン粉揚げ）	魚（切り身），メンチカツ，卵クリームコロッケ，ポテトコロッケ
	変わり衣揚げ	たらのフリッター，たらのアーモンド衣揚げ
10〜15%	素揚げ	揚卵，春巻き，なす，こんぶ，薄切りじゃがいも，ドーナツ
	から揚げ	小わかさぎ
	天ぷら	あじ（2枚おろし）
	フライ（パン粉揚げ）	いか，えび，豚ロース，チキン，はんぺんのチーズサンド
15〜20%	素揚げ	極細せん切りじゃがいも（20%）
	天ぷら	きす（2枚おろし），いか，ししとうがらし，なす，かぼちゃ，れんこん
	フライ（パン粉揚げ）	いか，あじ（2枚おろし），かき
その他	素揚げ	パセリ（60%），クルトン（100%）
	天ぷら	生しいたけ（23%），さやいんげん5本（24%），小えびとみつばのかき揚げ（35%），揚げ玉（43%），せん切り野菜のかき揚げ（6%），のり（430%），青じそ（500〜620%）
	変わり衣揚げ	たらのクラッカー衣揚げ（28%），たらの中国風衣揚げ（35%），たらのはるさめ衣揚げ（36%）

出典）調理のためのベーシックデータ（第5版），女子栄養大学出版部，2018を参考に作成

参 考 文 献

- 五関正江・小林三智子編著：四訂応用栄養学実習，建帛社，2020
- 吉岡慶子・三成由美・徳井教孝編著：三訂ライフステージ別栄養管理・実習，建帛社，2021
- 伊藤節子・渡邊令子・瀧本秀美編：健康・栄養科学シリーズ 応用栄養学 改訂第5版，南江堂，2015
- 津田博子・麻見直美編著：Nブックス 五訂応用栄養学，建帛社，2020
- 渡邉早苗ほか編著：栄養食事療法シリーズ7 思春期・妊娠期の疾患と栄養食事療法，建帛社，2009
- 宮澤節子・長浜幸子編著：新編応用栄養学実習，学建書院，2015
- 桑守豊美・志塚ふじ子編著：五訂 ライフステージの栄養学 理論と実習，みらい，2015
- 医歯薬出版編：妊娠・授乳期の食事，医歯薬出版，2003
- 厚生労働省：授乳・離乳の支援ガイド，2019
- 杉山隆・瀧本秀美編：臨床栄養別冊 はじめてとりくむ妊娠期・授乳期の栄養ケア―リプロダクティブステージの視点から，医歯薬出版，2021
- 日本糖尿病学会編・著：糖尿病治療ガイド2020-2021，文光堂，2020
- 日本産科婦人科学会，日本産婦人科医会：産婦人科診療ガイドライン―産科編2020，2020
- 日本妊娠高血圧学会編：妊娠高血圧症候群の診療指針2015 Best Practice Guide，メジカルビュー社，2015
- 日本妊娠高血圧学会編：妊娠高血圧症候群の診療指針2021 Best Practice Guide，メジカルビュー社，2021
- 柳沢幸江編著：改訂 応用栄養学実習書，建帛社，2010
- 乳児用調製粉乳の安全な調乳，保存及び取り扱いに関するガイドライン：世界保健機関／国連食糧農業機関共同作成，2007
- 日本ベビーフード協議会：ベビーフード自主規格第Ⅴ版，2017
- 厚生労働省：平成22年乳幼児身体発育調査報告書，2011
- 厚生労働省：児童福祉施設における食事の提供ガイド，2010
- 児童育成協会：児童福祉施設給食関係者ハンドブック，2010
- 国立研究開発法人日本医療研究開発機構：食物アレルギーの診療の手引き2017
- 日本小児アレルギー学会：食物アレルギー診療ガイドライン2016
- 日本アレルギー学会：アナフィラキシーガイドライン，2014
- 海老澤元宏監修：新版 食物アレルギーの栄養指導，医歯薬出版，2018
- 厚生労働省：保育所におけるアレルギー対応ガイドライン（2019年改定版）
- 日本学校保健会：学校のアレルギー疾患に対する取り組みガイドライン，2008
- 文部科学省：学校給食における食物アレルギー対応指針，2015
- 田中明・加藤昌彦編著：Nブックス 新版臨床栄養学 第4版，建帛社，2018
- 城田知子編：ライフステージ実習栄養学 第6版，医歯薬出版，2016
- 文部科学省：令和2年度学校保健統計調査報告書，2021
- 朝山光太郎・大関武彦ほか：小児肥満の判定基準，肥満研究，8(2)；96-103，2002
- 大関武彦：子供のメタボリックシンドロームと食育，母子保健情報，56；57-62，2007
- 文部科学省：学校給食摂取基準の策定について（報告），2020
- 竹中優・土江節子編：応用栄養学 栄養マネジメント演習・実習 第4版，医歯薬出版，2016
- 高野陽ほか：子どもの食と栄養 第5版，医歯薬出版，2013
- 新しい食生活を考える会編著：新ビジュアル食品成分表新訂第2版，大修館書店，2016
- 渡邉早苗・宮崎由子ほか編：これからの応用栄養学演習・実習，朝倉書店，2012
- 厚生労働省：国民健康・栄養調査報告，各年
- 吉田勉監修，布施眞里子・篠田粧子編：応用栄養学 第2版，学文社，2015
- 渡辺久子：思春期やせ症（小児期発症神経性食欲不振症），母子保健情報，55；41-45，2007
- 友竹正人：摂食障害の診断と治療，四国医誌，68(1)(2)；19-22，2012

参 考 文 献

・日本スポーツ振興センター：平成22年度児童生徒の食事状況等実態調査結果報告書，2013

・小児基準値研究班編：日本人小児の臨床検査基準値，日本公衆衛生協会出版，1996

・馬場園明編著：介護予防のための栄養指導・栄養支援ハンドブック，化学同人，2009

・西堀すき江編集：よくわかる「栄養ケア・マネジメント」ハンドブック，中央法規出版，2013

・小島康子：臨床栄養別冊　高齢者のための栄養ケア・マネジメントと食事支援　カラー特選レシピ60，医歯薬出版，2010

・清水幸子・田中和美・麻植有希子ほか：高齢者のための栄養ケア・マネジメント事例集　施設別栄養ケア計画書作成事例50，日本医療企画，2013

・杉山みち子：平成17年度厚生労働科学研究費補助金（長寿科学総合研究事業）介護予防のための低栄養状態スクリーニング・システムに関する研究「地域支援事業特定高齢者施策；栄養改善プログラム及び新予防給付；栄養改善サービスに関する事例研究報告書」，2006

・鴫原正世・鈴木和枝・逸見幾代ほか：新・ライフステージの栄養学実習，ドメス出版，2011

・森基子・玉川和子・澤純子ほか：応用栄養学　第10版—ライフステージからみた人間栄養学—，医歯薬出版，2015

・木戸康博・小林ゆき子編：栄養科学シリーズ NEXT 応用栄養学実習，講談社サイエンティフィク，2013

・五明紀春・渡邉早苗・山田哲雄ほか編：スタンダード人間栄養学　応用栄養学，朝倉書店，2010

・広瀬喜久子監修：高齢者に喜ばれる楽しい食事　福祉調理のメニューと調理，日本医療企画，2006

・在宅チーム医療栄養管理研究会監修：スリーステップ栄養アセスメント（NA123）を用いた在宅高齢者食事ケアガイド，第一出版，2014

・由田克士・石田裕美編著：食事摂取基準による栄養管理・給食管理—PDCAサイクルの実践—，建帛社，2015

・本田佳子編：新臨床栄養学　第3版・栄養ケアマネジメント，医歯薬出版，2016

・松浦正子監：褥瘡・嚥下・栄養ケア，照林社，2012

・江頭文江編：チームで実践　高齢者の栄養ケア・マネジメント，中央法規出版，2013

・Fried LP, Tangen CM, Walston J, et al.：Cardiovascular Health Study Collaborative Research Group. Frailty in older adults：evidence for a phenotype. J Gerontol A Biol Sci Med Sci, 56：M146-56, 2001

・Chen LK, Liu LK, Woo J, et al.：Sarcopenia in Asia：consensus report of the Asian Working Group for Sarcopenia. J Am Med Dir Assoc, 5：95-101, 2014

・Xue QL, Bandeen-Roche K, Varadhan R, et al.：Initial manifestations of frailty criteria and the development of frailty phenotype in the Women's Health and Aging Study II. J Gerontol A Biol Sci Med Sci, 63：984-90, 2008

・島田裕之・古名丈人ほか：高齢者を対象とした地域保健活動における Timed Up & Go Test の有用性．理学療法学，33：105-111，2006

・Shumway-Cook A, Brauer S, Woollacott M.：Predicting the probability for falls in community-dwelling older adults using the Timed Up & Go Test.Phys Ther, 81(4)：1060-1061, 2001

・若林秀隆・栢下淳：摂食嚥下障害スクリーニング質問紙票EAT-10の日本語版作成と信頼性・妥当性と検証．静脈経腸栄養，29(3)；871-876，2014

・梶井文子：高齢者の摂食・嚥下機能，口腔機能の低下の早期発見のためのインデックス．日本地域看護学会誌，22(1)：73-78，2019

・髙松薫・山田哲雄編著：Nブックス　三訂　運動生理・栄養学，建帛社，2021

・岸恭一・上田伸男・塚原丘美編：栄養科学シリーズ NEXT 運動生理学　人体の構造と機能　第2版，講談社サイエンティフィク，2011

・日本体育協会スポーツ医・科学専門委員会監修，小林修平・樋口満編著：アスリートのための栄養・食事ガイド，第一出版，2014

・日本栄養改善学会監修：管理栄養士養成課程におけるモデルコアカリキュラム準拠　第3巻　応用栄養学　ライフステージ別・環境別，医歯薬出版，2012

・進藤宗洋・田中宏暁・田中守編：健康づくりトレーニングハンドブック，朝倉書店，2010

・三輪一智ほか：系統看護学講座専門基礎分野　生化学　人体の構造と機能2　第13版，医学書院，2014

・環境省：熱中症環境保健マニュアル，2018

・日本スポーツ協会：スポーツ活動中の熱中症予防ガイドブック，2019

・日本救急医学会：熱中症診療ガイドライン，2020

・万木良平：環境適応の生理衛生学，朝倉書店，1987

・Fujino Y, Iso H, Tamakoshi A, et al.：A prospective cohort study of shift work and risk of ischemic heart disease in Japanese male workers．Am J Epidemiol，164；128-135，2006

・谷口英喜：イラストでやさしく解説「脱水症」と「経口補水液」のすべてがわかる本，日本医療企画，2014

・田村明・天本理恵・熊原秀晃ほか：イラスト応用栄養学 第2版，東京教学社，2015

・山本由喜子編：応用栄養学実習ワークブック 第2版，みらい，2015

・国立健康・栄養研究所，日本栄養士会：災害時の栄養・食生活支援マニュアル，2019

〔編著者〕　　　　　　　　　　　　　　　　　　　　　　　　　　（執筆分担）

柳沢幸江（やなぎさわゆきえ）　和洋女子大学家政学部 教授　博士（栄養学）　　第5章3.

松井幾子（まついいくこ）　和洋女子大学家政学部 准教授　博士（保健学）　　第4章

〔著　者〕（執筆順）

岸　昌代（きしまさよ）　東京家政大学栄養学部 准教授　修士（スポーツ科学）　第1章1.

伊藤智子（いとうともこ）　東京家政大学栄養学部 特任講師　博士（スポーツ科学）第1章2.

佐久間理英（さくままさえ）　福岡女子大学国際文理学部 准教授　博士（栄養学）　第2章1.

酒井治子（さかいはるこ）　東京家政学院大学人間栄養学部 教授　博士（栄養学）　第2章2.

池谷真梨子（いけやまりこ）　和洋女子大学家政学部 助教　博士（家政学）　　　第2章3.

増野弥生（ますのやよい）　つくば国際大学医療保健学部 教授　修士（家政学）　　第3章

平岡真実（ひらおかまみ）　千葉県立保健医療大学健康科学部 教授　博士（保健学）　第5章1.

豊島裕子（としまひろこ）　西武学園医学技術専門学校栄養士科 学科長　博士（医学）第5章2.

加藤理津子（かとうりつこ）　東京家政学院大学人間栄養学部 准教授　博士（医学）　第6章

小池亜紀子（こいけあきこ）　東海学園大学健康栄養学部 准教授　博士（学術）　　第7章

改訂 応用栄養学実習書 [第2版]
—PDCAサイクルによる栄養ケア—

2015年（平成27年）　4月10日　初 版 発 行～第5刷
2020年（令和 2 年）　2月20日　改訂版発行～第2刷
2022年（令和 4 年）　3月31日　改訂版第2版発行
2023年（令和 5 年）12月20日　改訂版第2版第3刷発行

編著者　柳沢幸江
　　　　松井幾子

発行者　筑紫和男

発行所　株式会社 建帛社 KENPAKUSHA

〒112-0011 東京都文京区千石4丁目2番15号
TEL (03) 3944－2611
FAX (03) 3946－4377
https://www.kenpakusha.co.jp/

ISBN 978-4-7679-0726-0　C3047
©柳沢・松井ほか, 2015, 2020, 2022.
（定価はカバーに表示してあります）

壮光舎印刷／田部井手帳
Printed in Japan